Docteur A. COLIN

OUVRAGE DE VULGARISATION

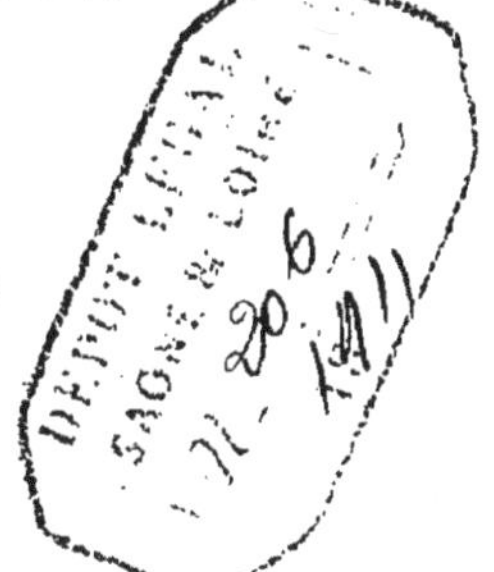

Comment lutter contre LA TUBERCULOSE et contre L'ALCOOLISME

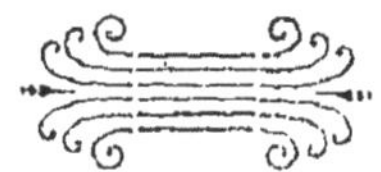

BOURG
GENIN & Cie, EDITEURS

1911

Comment lutter

contre la Tuberculose

et contre l'Alcoolisme

Docteur A. COLIN

OUVRAGE DE VULGARISATION

Comment lutter contre LA TUBERCULOSE et contre L'ALCOOLISME

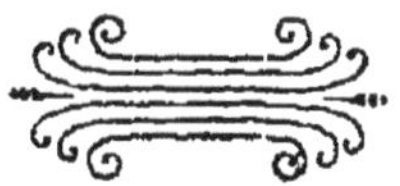

BOURG
GENIN & Cie, EDITEURS

1911

AVANT-PROPOS

C'est presque une banalité de dire que la tuberculose est un fléau épouvantable, quand il suffit de jeter les yeux autour de soi pour voir sans cesse de malheureuses victimes, de tout âge et de toute condition, à la campagne comme en ville, s'éteindre doucement sous la morsure de la phtisie, sans que la thérapeutique semble pouvoir intervenir utilement pour enrayer l'évolution de ce mal redoutable.

En France, la tuberculose cause plus de 100,000 décès par an et immobilise plus de 800,000 malades ; Paris, à lui seul, lui paye un tribut annuel de 12,000 à 13,000 victimes. Par son influence néfaste, les individus dépérissent, les familles se débilitent, les peuples s'anémient et l'espèce dégénère.

L'assistance de ces huit cent mille tuberculeux

réclame des sommes énormes. Rochard a calculé que la tuberculose coûte par an à la France plus d'un demi-milliard de francs par les journées perdues ainsi que par les frais de traitement (opérations, appareils, médicaments, invalidités, assistance).

Et ce qu'il y a de terriblement navrant, c'est que le taux de la mortalité par tuberculose semble rester stationnaire. Les maux les plus redoutés, tels que le choléra, la diphtérie, la peste, s'annoncent à grands fracas, fauchent à tort et à travers et se retirent ensuite, emportant avec eux, pour une période quelquefois très longue, les terribles menaces de mort qui les accompagnent. La tuberculose, au contraire, ne nous laisse aucun répit ; c'est un danger permanent, et le nombre de ses victimes, dans une année, ne paraît guère diminuer sur celui de l'année précédente.

« Si, au XIXe siècle, dit M. le comte d'Haussonville, le choléra a coûté à la France quatre cent mille citoyens; si la guerre, depuis Marengo jusqu'au Tonkin, nous a enlevé deux millions d'hommes, la tuberculose, pendant ce même laps de temps, a détruit plus de neuf millions de Français. »

Nous verrons plus loin que de nombreux savants se sont acharnés à pénétrer le secret de ce mal redoutable, afin de l'enrayer, et que si, grâce à leurs travaux, nous sommes arrivés à la notion exacte de sa nature et des conditions de son développement, nous devons avouer aussi que la thérapeutique basée sur ces travaux n'a pas encore donné les brillants résultats qu'on était en droit d'espérer. Peut-être cet échec tient-il à ce fait qu'on applique mal et trop tard les méthodes préconisées par les savants.

En présence d'aussi tristes constatations, en voyant le fléau monter, monter toujours et chercher sans relâche de nouvelles victimes pour éteindre en elles les sources de la vie, doit-on, malgré la modestie des résultats obtenus par les savants, par les chercheurs de laboratoire, par les cliniciens les mieux avertis, rester les bras croisés, assister d'un œil impuissant aux terribles hécatombes qui se succèdent ? Non, mille fois non, car la vie n'est qu'un combat perpétuel, et la victoire ne s'achète qu'au prix d'efforts de tous les jours ; l'importance de l'ennemi, le nombre des victimes qu'il fauche chaque année, nous font un devoir de le regarder toujours en face et de lutter sans cesse. Oui, tant qu'on n'aura pas trouvé une méthode sûre et pratique qui permette de mettre un frein au flot montant de la tuberculose, les savants continueront à pâlir sur leurs travaux, les philanthropes à jeter leurs millions dans la mêlée et les modestes praticiens des petites villes et de la campagne à donner les conseils de sauvegarde que leur dictent la science médicale et leur expérience personnelle.

Mais puisqu'il est si difficile de guérir la tuberculose quand elle s'est infiltrée dans un organisme, pourquoi ne pas la prévenir, pourquoi ne pas empêcher le mal d'exercer son action néfaste? Qu'a-t-on fait jusqu'à ce jour pour la prévention de la tuberculose ? Rien ou presque rien. On se rend compte maintenant qu'avant de soigner les individus quand ils sont atteints, il est plus sage de prévenir la tuberculose ; qu'avant d'édifier des sanatoriums et de fonder des hospices pour recevoir ces malades, on fait œuvre plus utile en s'attaquant au microbe, cause de la maladie, et aux causes qui la favorisent. L'Assistance publique dépense chaque année 240 millions pour soigner ses malades (124 provenant de fondations privées et 116 fournis par l'impôt), tandis que le budget de la prévoyance ne se chiffre que par quelques millions qu'on emploie à organiser le service de désinfection, à amener de l'eau potable dans les villes et à soutenir les œuvres antituberculeuses. C'est toujours la même erreur : on assiste l'individu quand il est malade, mais on ne fait rien pour l'empêcher de le devenir. « La charité, disait Emile Duclaux dans l'*Hygiène Sociale*, ne prévoit pas, elle soigne ; elle attend, pour s'apitoyer, que le malade soit malade, et parfois très malade. L'assistance publique, dans tous les pays du monde, se comporte comme un service de voirie qui laisserait des fossés s'établir en travers des rues, ou ne mettrait pas de garde-fous aux ponts, et établirait dans les tranchées des services de brancardiers ou des barques de secours le long des rivières et des fleuves, pour repêcher ceux qui se seraient laissés choir. A coup sûr, ce service d'assistance aurait souvent l'occasion de se rendre utile, et il faudrait savoir un gré infini aux fondations charitables qui l'entretiendraient de leurs deniers. Mais si ces fondations charitables ne suffisaient pas à l'œuvre et se voyaient contraintes de puiser dans la bourse commune des contribuables, ces contribuables auraient le droit de demander qu'on fasse un emploi plus rationnel de leur argent, et qu'*au lieu de ramasser, on empêche de tomber*. Ils demanderaient, en d'autres termes, des barrières le long des tranchées ou des garde-fous comme mesures d'hygiène. Quelques prétendus bons et beaux esprits s'élèveraient contre cette prétention, en alléguant que les sauveteurs de la rue ou du fleuve sont de braves gens qui ont rendu de signalés services. Je le veux bien ! Qu'on les décore ! Mais qu'on les mette au rancart ! C'est que nous savons aujourd'hui ce qu'on ne savait pas autrefois, mettre des barrières à l'extension de certaines maladies, *faire leur hygiène préventive...* »

Eh bien, oui, pour la tuberculose en particulier, nous savons maintenant que nous pouvons la prévenir ; nous savons qu'en transformant les organismes débiles de certains enfants en organismes vigoureux, qu'en faisant une guerre sans merci à l'alcoolisme et au taudis, qu'en combattant le surmenage sous toutes ses formes, qu'en assurant aux malheureux des conditions matérielles plus favorables, nous pouvons ralentir la marche de ce mal épouvantable ; nous savons aussi que la tuberculose est produite par des microbes et qu'en détruisant, par des mesures de précautions continuelles, ces microscopiques ennemis, nous empêchons l'extension du fléau autour des malades. C'est dans ce sens que M. Léon Bourgeois appelle la tuberculose un *mal social*, c'est-à-dire un mal qui « ne s'arrête pas à l'individu, mais se répand autour de lui et va s'étendre à sa famille, au milieu dans lequel il vit, à toute la société ».

En donnant au tuberculeux tous les soins que comporte son état, on fait seulement œuvre d'assistance, et nous avons vu que cette méthode ne doit pas être considérée comme un moyen de lutte contre la tuberculose ; pour agir efficacement contre elle, il faut faire œuvre de prévention, il faut empêcher la dissémination des bacilles et rechercher les causes individuelles ou sociales qui préparent l'éclosion du mal, afin de les faire disparaître. Pour arriver à ce résultat, ne pourrait-on pas économiser quelques millions sur l'entretien et l'édification des hôpitaux et des asiles, et les consacrer à la création de milieux sains, où ne pousseraient ni tuberculose, ni alcoolisme ?

Voilà le véritable moyen de combattre le fléau!

Cette prévention n'existera qu'autant qu'on aura fait l'éducation des familles et qu'on leur aura appris comment le mal se propage, quelle importance il y a à faire le diagnostic précoce de la tuberculose et de quelles précautions minutieuses on doit entourer l'enfant.

Et le résultat ne sera vraiment important qu'autant qu'on aura développé sérieusement l'enseignement de l'hygiène chez les enfants et les jeunes gens, et qu'on leur aura donné quelques idées générales sur le rôle des microbes dans la nature.

« Notre patrie, dit M. le Dr Calmette, directeur de l'Institut Pasteur à Lille, qui a vu naître Pasteur, se doit à elle-même de ne point oublier que l'hygiène et l'éducation, solidaires l'une de l'autre, sont les vraies sources de la civilisation et du bien-être. »

En Angleterre, on est tellement pénétré de l'importance de cet enseignement de l'hygiène pour enrayer la maladie, qu'on vient d'inaugurer la « croisade pour l'hygiène », sous les auspices de la « Women's Impérial Health Association » de Grande-Bretagne.

Cette croisade, dirigée par l'actrice anglaise bien connue, miss Lena Ashwell, organise une caravane qui parcourra l'Angleterre pour enseigner l'hygiène aux habitants des villes et des campagnes les plus reculées. Les « croisés » qui feront partie de la caravane distribueront à profusion des imprimés contenant des conseils aux mères de famille.

Voilà qui donne une fière idée de l'esprit d'initiative et du dévouement de nos voisins d'Outre-Manche ! Sachons les imiter, n'hésitons pas à nous enrôler dans une croisade dont le but si noble doit rallier toutes les bonnes volontés.

Espérons que la lecture de ce modeste travail contribuera à développer dans la masse populaire les connaissances si indispensables de l'hygiène au point de vue de la tuberculose, et que, par cette éducation, un grand nombre de vies humaines pourront être préservées de l'infiltration sournoise de ce mal épouvantable ! C'est notre vœu le plus ardent !

*
* *

Enseigner l'hygiène préventive au point de vue de la tuberculose, tel est le but de cet ouvrage. Nous l'avons divisé en deux parties.

La première partie sera consacrée à la contagion et aux différents facteurs qui interviennent pour favoriser l'éclosion de la tuberculose.

Dans la deuxième partie, nous étudierons comment on peut éviter la contagion et comment on peut enrayer les progrès du fléau.

Enfin, comme l'alcoolisme est un facteur important de **prédisposition tuberculeuse**, comme son influence néfaste se manifeste dans le corps social tout entier par l'amoindrissement de la personnalité physique et morale des individus, par la ruine des familles et l'affaiblissement des nations, à tel point qu'on peut le considérer comme un véritable fléau au même titre que la tuberculose elle-même, nous avons jugé utile d'en faire une étude spéciale ; aussi, *dans une troisième partie*, nous indiquerons ce que chacun doit savoir sur l'**alcoolisme**.

Comment lutter contre la Tuberculose et contre l'Alcoolisme

PREMIÈRE PARTIE

Une des conditions indispensables pour mener un bon combat, pour arriver à triompher de l'adversaire, c'est de le bien connaître. Le général, en temps de guerre, est tellement pénétré de l'importance de cette vérité qu'il n'engagera jamais la bataille sans savoir d'une façon exacte la valeur de l'ennemi, le nombre des soldats en ligne, la composition des groupes et la façon dont ils sont répartis dans telle région.

Eh bien, en matière de tuberculose, on doit employer la même méthode. Puisque nous voulons nous attaquer à cette terrible maladie afin d'en enrayer les progrès, nous devons tout d'abord la bien connaître ; nous devons savoir qu'elle est produite par un bacille, mais que l'organisme doit être préparé par des facteurs de prédisposition.

Aussi, après quelques mots d'historique et un exposé sommaire de quelques notions générales sur la tuberculose (1er chapitre), nous étudierons comment se fait la contagion (2e chapitre), quel est le rôle de l'hérédité (3e chapitre), de l'alcoolisme (4e chapitre), du taudis (5e chapitre), et d'un certain nombre de causes de moindre importance (6e chapitre).

Et quand nous aurons des notions suffisamment approfondies sur la nature de cette maladie, nous verrons quelles conséquences nous pourrons en tirer au point de vue pratique.

CHAPITRE PREMIER

A. — Historique.

Quand on dit que la tuberculose est connue depuis les temps les plus reculés, on ne veut pas faire entendre par là qu'on avait autrefois des notions exactes sur la nature et les caractères de cette maladie ; on veut dire seulement qu'elle est aussi vieille que le monde et que certains faits d'observation clinique se rapportant à la tuberculose furent signalés dans leurs écrits par les savants dès la plus haute antiquité.

Déjà, au Ve siècle avant J.-C., **Hippocrate** mentionne les principaux caractères de la phtisie ou tuberculose pulmonaire ; il insiste sur la toux, l'expectoration purulente, l'hémoptysie ou crachement de sang, la déformation des extrémités des doigts, le dépérissement et l'hérédité. Pour lui, la phtisie est un *abcès du poumon* qui se classe dans les *maladies consomptives.*

Pendant des siècles, la doctrine d'Hippocrate survit intacte dans l'enseignement médical.

Il faut arriver au début du XIXe siècle pour constater des progrès sérieux dans l'étude de cette maladie. A cette époque paraissent les travaux importants de **Laënnec** : grâce à une auscultation minutieuse et méthodique des tuberculeux pendant l'évolution de leurs lésions pulmonaires, grâce à un examen approfondi des organes de ces mêmes tuberculeux après leur décès, ce savant fait une description complète de la marche de cette maladie ; son pénétrant esprit d'observation lui fait même entrevoir déjà son caractère de contagiosité : « Beaucoup de faits, dit-il, prouvent que la tuberculose, qui n'est pas habituellement contagieuse, peut le devenir dans certaines circonstances. »

Mais la preuve de cette contagion n'est faite que beaucoup plus tard, en 1865, quand **Villemin** annonce à l'Académie de médecine qu'il a réussi à inoculer la tuberculose au lapin et au cobaye. Son rapport se termine par ces conclusions :

« La tuberculose est une affection spécifique ; sa cause réside dans un agent inoculable.

« Elle appartient à la classe des maladies virulentes. L'inoculation du tubercule n'agit pas par la matière visible et palpable de ce produit pathologique, mais en vertu d'*un agent plus subtil* qui s'y trouve contenu et qui échappe à nos sens. »

Ainsi, Villemin soupçonnait déjà l'existence du microbe.

Ce rapport rencontre tellement d'incrédules, des contradicteurs de si mauvaise foi, qu'après d'interminables discussions, l'Académie se contente d'envoyer une lettre de félicitations à l'auteur.

Cependant, à partir de cette époque, la doctrine de l'*agent subtil, du parasite* comme cause de la maladie s'établit graduellement, mais le parasite reste inconnu, et malgré des recherches microscopiques faites de tous côtés dans les laboratoires, on ne parvient pas à l'isoler ni à le cultiver suivant la méthode de Pasteur.

Tous les essais restent infructueux lorsque, le 10 avril 1882, un médecin allemand, le **Dr Koch,** annonce que ses efforts sont couronnés de succès et que sa méthode permet d'isoler et de cultiver le bacille de la phtisie.

Le Dr Koch complète sa découverte en démontrant que le bacille qu'il vient de trouver sous l'objectif du microscope est vraiment la cause efficiente des lésions tuberculeuses, car on le retrouve toujours dans les granulations, dans les tissus en voie de tuberculisation, et si on l'inocule dans les tissus d'un animal, ce bacille détermine au bout d'un temps plus ou moins long les lésions caractéristiques de la phtisie.

Grâce à cette découverte sensationnelle, les bases de la doctrine microbienne de la tuberculose se trouvent solidement établies, et l'étude de cette maladie entre dans une voie nouvelle.

La tuberculose devient, pour les savants, une maladie microbienne, contagieuse, inoculable, dont la cause est le bacille trouvé par le Dr Koch et appelé de ce fait *bacille de Koch.*

Séduits par cette découverte bactériologique, quelques médecins semblent même perdre de vue toutes les causes prédisposantes dont l'influence s'était pourtant manifestée d'une façon si prépondérante dans le développement de la maladie. Ils ne réfléchissent pas que, les bacilles tuberculeux étant très répandus dans la nature, chaque individu en absorbe fatalement, sinon tous les jours, au moins de temps en temps, et que si le bacille était à lui seul la cause de cette maladie, tous les individus devraient être plus ou moins rapidement tuberculisés. Or, il n'en est rien ; la phtisie, quoique très meurtrière, n'est qu'une exception.

Aussi peu à peu se dégage cette notion que si le bacille de Koch est nécessaire pour produire la maladie, il faut encore que le terrain sur lequel s'exerce son action soit préparé, que l'organisme soit dans un état de moindre résistance qui permette à la contagion d'être efficace et de produire l'infection tuberculeuse. C'est cette opinion qui est généralement admise maintenant.

En tout cas, la découverte du bacille permit d'étendre considérablement le champ de cette terrible affection. Alors que, pour les médecins d'autrefois, la phtisie constituait en quelque sorte toute la tuberculose, on sait maintenant que le bacille peut s'attaquer à tous les tissus, créer des lésions dans tous les organes et qu'ainsi le nombre de ses victimes est beaucoup plus considérable qu'on ne le supposait quand la tuberculose semblait se borner à la phtisie pulmonaire.

Depuis le jour où Koch découvrit le bacille sous l'objectif de son microscope, ce fut une préoccupation constante chez tous les savants de trouver le **remède** capable d'enrayer l'évolution de la tuberculose. Dans tous les pays du monde, ils s'acharnent, avec une persévérance que rien ne peut lasser, à pénétrer le secret qui pourrait nous délivrer de ce terrible fléau ; les uns, penchés sur le lit des pauvres malades qui toussent, l'oreille collée sur leurs corps amaigris, demandent avec angoisse si telle médication, nouvellement lancée, arrêtera l'évolution de la maladie ; d'autres, dans le silence propice du laboratoire, au milieu des appareils et des bouillons de culture, interrogent anxieusement ce petit être microscopique, l'étudient, le cultivent et demandent à l'expérimentation sur des cobayes ou d'autres animaux le sérum qui doit annihiler l'action du bacille.

Déjà, en 1891, Koch crut pouvoir annoncer que la tuberculose était vaincue grâce à un extrait de bacilles tuberculeux, stérilisé à 100°, extrait appelé **tuberculine.** Ce fut, à cette nouvelle, dans le monde entier, comme une prodigieuse lueur d'espoir chez tous les malheureux désespérés dont les organes étaient ravagés par la phtisie ; et l'on vit, de tous côtés, d'illustres savants accourir à Berlin, le cœur allégé d'une lourde peine, confiants dans la réalité du remède annoncé, qui venaient auprès du maître se rendre compte des heureux résultats de ses expériences et apprendre ainsi plus rapidement la technique d'une méthode qui devait enrayer définitivement le fléau.

Hélas ! ce fut une déception générale : les malades mouraient malgré le traitement par la tuberculine. Aussi ce produit fut-il complètement abandonné pendant quelques années.

Mais peu à peu la tuberculine fut mieux étudiée, l'expérimentation se fit dans de meilleures conditions, et les savants eurent la satisfaction de voir leurs efforts couronnés d'un succès relatif. Il est certain, en effet, que le traitement par la tuberculine, employé déjà par bon nombre de médecins, permet d'obtenir d'heureux résultats, mais, ainsi que le dit le Dr Pottenger, l'emploi de ce remède est très délicat et aucune des règles données relativement à la quantité et à la fréquence des injections n'a de valeur.

Aujourd'hui la tuberculine est encore employée en médecine vétérinaire pour le diagnostic de la tuberculose des bovidés.

Plus tard, au Congrès de 1905, **Behring** annonça dans une communication retentissante qu'on pourrait désormais vacciner contre la tuberculose par les **virus atténués.** Mais encore une fois, l'enthousiasme fut de courte durée, car la méthode ne donna aucun résultat pratique.

Cependant, le regretté professeur **Arloing**, ancien directeur de l'Ecole vétérinaire de Lyon, qui a travaillé pendant 25 ans à cette question du vaccin tuberculeux par les *bacilles atténués*, semble avoir trouvé une méthode qui, ainsi que nous le verrons plus tard, permet de vacciner les bovidés. Est-ce un premier pas vers la vaccination humaine contre la tuberculose ? Il est assez logique de le supposer.

Quoi qu'il en soit, de tous ces travaux, on peut dire avec M. le Dr Gaussel, professeur agrégé à la Faculté de médecine de Montpellier, que « le moment n'est pas encore venu où tout le monde devra s'incliner devant les résultats de la sérothérapie ou de la vaccination antituberculeuse, comme on a dû le faire après la découverte de Behring et de Roux pour la sérothérapie antidiphtérique ; mais le zèle mis par les savants de tous pays à trouver le remède spécifique de la tuberculose ne saurait demeurer stérile. Ce sera, ayons bon espoir, l'œuvre de demain (1) ».

---

(1) Gaussel, *Traitement de la tuberculose pulmonaire*, page 83.

B. — Définition.

D'après nos conceptions actuelles, on peut définir la tuberculose : une **maladie produite par le bacille de Koch sur un organisme prédisposé.** Nous indiquons donc dans la définition elle-même que deux conditions sont absolument indispensables pour déterminer la maladie : **1° le microbe** ; **2° le terrain préparé.**

Les bacilles de Koch sont, comme tous les microbes, des infiniment petits, visibles seulement sous l'objectif du microscope. Ils se présentent dans les préparations sous la forme de petits traits noirs ; ils ont 2 à 3 millièmes de millimètre de longueur, c'est-à-dire qu'il en faudrait quatre à cinq cents mis bout à bout pour faire une longueur d'un millimètre. Leur nombre est variable dans les expectorations ; alors qu'il n'en existe pas en général dans la tuberculose au début, on estime qu'il y en a plusieurs millions dans un crachat de phtisique à la troisième période. Cette constatation permet de se rendre compte des terribles dangers que font courir à leur entourage les tuberculeux qui ont la fâcheuse habitude de cracher à terre. Sous l'action de l'oxygène de l'air et du soleil, les bacilles périssent rapidement, tandis qu'ils conservent pendant longtemps leur virulence dans les endroits humides, mal aérés et privés de lumière solaire. C'est d'ailleurs cette résistance des bacilles qui explique le caractère malsain et contagieux de certaines maisons, dans les vieux quartiers des grandes villes, où la tuberculose s'est installée à demeure, frappant à tort et à travers d'une façon continue et faisant de nombreuses victimes.

Mais les bacilles n'agissent qu'autant que le **terrain est préparé.**

Qu'entend-on par terrain préparé ? En agriculture, c'est le terrain auquel on a fait subir certaines modifications dans sa structure, dans sa composition, pour que la semence qu'on lui confie se transforme en un beau fruit.

Si, dans les derniers jours d'automne, le paysan qui escompte une riche moisson pour l'été suivant se contentait de jeter dans son champ les grains de froment sans aucune préparation préalable, tout espoir de récolte serait illusoire, car ces grains seraient ou picorés par les oiseaux des champs, ou étouffés, à peine sortis de terre, par les mauvaises herbes qui enlèvent au terrain les éléments nécessaires au développement de l'épi.

Que fait au contraire le paysan pour préparer le terrain ?

Après avoir incorporé à la terre les principes du fumier ou des engrais, il s'attelle aux bras de la charrue dont le soc, au pas lent de deux bœufs, trace le sillon, faisant naître derrière lui un long ruban de terre que les dents de la herse désagrègent et réduisent en morceaux de plus en plus ténus. Et c'est alors seulement, dans ce terrain alimenté d'engrais, dans ce terrain fouillé, retourné par la charrue, en un mot, dans ce terrain préparé, qu'il verse à poignées les grains de froment, cette semence qui germera sous l'action bienfaisante des rayons du soleil et deviendra le bel épi d'or.

Il en est de même pour la tuberculose. Pour que le bacille tuberculeux trouve dans un organisme un terrain propre à son développement, il faut que cet organisme soit préparé par des modifications dans la constitution de ses tissus, dans la composition de ses humeurs et dans le fonctionnement de ses organes. Si ces conditions ne sont pas remplies, le bacille succombe emporté avec les produits d'excrétion.

On doit dire qu'en règle générale l'organisme humain n'est pas un terrain favorable au développement de la tuberculose. Les enfants naissent la plupart du temps avec des tissus sains, avec des organes remplissant pleinement leurs fonctions ; ce qui leur permet de résister victorieusement à l'envahissement microbien. On pourrait presque affirmer, dit un auteur, qu'un homme sain, en possession de tous ses moyens de défense naturels (c'est-à-dire qui est à l'abri de tous les facteurs qui préparent la tuberculose) n'a rien à craindre de la maladie infectieuse.

Il arrive journellement, en effet, que des organismes sont soumis à la contagion tuberculeuse, sans en être nullement incommodés. Dans les hôpitaux et particulièrement dans les salles de phtisiques, le médecin et l'interne, au moment de la visite, et le personnel des infirmiers, durant toute la journée, respirent des poussières contaminées ; en clientèle, l'entourage qui donne ses soins à un phtisique, les amis qui restent quelques instants dans son atmosphère viciée, absorbent presque fatalement des bacilles tuberculeux, mais ces bacilles sont impuissants à produire la lésion, car ils ne rencontrent pas un terrain préparé.

Si, au contraire, le terrain est préparé, il faut encore la présence des bacilles pour créer la maladie. Ainsi, certains enfants, nés de parents alcooliques, débilités, ou qui vivent depuis un certain temps dans l'atmosphère viciée du taudis, constituent un terrain éminemment tuberculisable ; mais ils ne sont pas tuberculeux, parce qu'ils n'ont pas été infectés ; ils n'ont pas subi l'atteinte des bacilles. Cela est tellement vrai que si ces enfants sont placés dans de bonnes conditions d'hygiène reconstituante, s'ils vivent à la campagne ou sur le bord de la mer à l'abri de l'infection tuberculeuse, ils peuvent arriver, au bout de quelques mois ou de quelques années, à modifier complètement l'état de leurs tissus, à augmenter la résistance de leur organisme et, ainsi reconstitués, à vivre de la vie normale des individus sains.

Donc, microbe d'une part, terrain préparé de l'autre, voilà les deux conditions nécessaires à l'éclosion de la tuberculose.

Le terrain est ordinairement préparé par un certain nombre de causes prédisposantes telles que l'hérédité, l'alcoolisme, le taudis, le surmenage, les maladies antérieures, les traumatismes, le paupérisme, etc. ; nous verrons dans les chapitres suivants quelle influence il faut attribuer à ces différents facteurs de prédisposition.

C. — Organes atteints par la tuberculose.

Cette maladie peut s'attaquer à tous les organes, s'infiltrer dans tous les tissus, mais son lieu de prédilection est le tissu pulmonaire, où elle se développe en produisant les terribles lésions qui mènent à la phtisie.

Vous avez tous été témoins dans votre voisinage, ou peut-être même dans votre famille, des ravages effrayants produits sur un jeune organisme par cette maladie consomptive ! Est-il besoin de vous montrer cette frêle créature, « qui s'en va de la poitrine », secouée par les quintes de toux qui l'anéantissent et dont l'effort fait monter à ses lèvres une expectoration sanguinolente ? Elle est là, assise sur sa chaise-longue, le dos voûté, la respiration haletante, minée par la fièvre qui lui sèche la gorge et lui brise les membres ; courbée dans une attitude d'effort intense, elle semble concentrer tout le jeu de ses muscles pour une lutte suprême, la lutte contre l'étouffement qui l'étreint. Elle n'est plus que l'ombre d'elle-même : sa figure s'est transformée, le nez s'est effilé, les joues se sont creusées sous les pommettes plus saillantes, et les orbites agrandis forment un cerne autour des yeux brillants de fièvre. Tout le corps a participé à cette déchéance physique progressive, tandis que l'intelligence persiste intacte et leurrée d'espoir jusqu'au dernier souffle de cette lente agonie.

Mais la phtisie ne constitue pas à elle seule la tuberculose, et le champ de cette infection bacillaire s'est considérablement agrandi dans ces dernières années : « Que de bronchitiques, dit le professeur Landouzy, que d'asthmatiques, de pleurétiques, d'anémiques, de bossus, de typhiques, de malades souffrant de sciatique, de soi-disant rhumatisants, ne sont en réalité que des tuberculeux. »

Quelle est la maman qui ne connaisse la méningite tuberculeuse, et qui ne soit obsédée par le spectre de cette fatale maladie quand son enfant souffre d'un violent mal de tête ? Qui de nous ne se rappelle son regard anxieux, tout son être éperdu d'angoisse, et ses lèvres qui murmurent d'une voix suppliante : « Docteur, dites-moi que ce n'est pas la méningite ! »

Et cet enfant qui se plaint d'une douleur au pli de l'aine, qui, avec un peu de raideur de la hanche, commence à boîter, n'est-il pas atteint de coxalgie au début (arthrite tuberculeuse de la hanche) ?

Et cet autre, chez lequel le haut du corps semble s'affaisser en un point déterminé, qui marche guindé, la tête haute, ne se retourne qu'avec beaucoup de précautions et arrive peu à peu à présenter comme une cassure de la colonne vertébrale, n'est-ce pas une victime de l'envahissement du tissu osseux par le bacille, une victime du mal de Pott ?

Faut-il vous nommer encore la tuberculose intestinale et mésentérique, la tuberculose du foie, la tuberculose des reins et de la vessie, la tuberculose des ganglions, la tuberculose de la peau, etc. ?

Cette longue énumération vous montre quels

désordres peut provoquer le bacille de la tuberculose quand il envahit les tissus ; et les lésions variables qu'il détermine suivant l'organe atteint constituent des maladies de noms différents. Mais toutes ces maladies différentes ont un point commun entre elles, c'est qu'elles sont la conséquence de l'infection bacillaire, de la contamination par le bacille de Koch.

CHAPITRE II

LA CONTAGION

La notion de la **contagion** de la tuberculose ne date pas de notre époque ; beaucoup d'auteurs anciens la soupçonnaient, et même dans certains pays, cette notion, quoique très vague, contribua à faire traiter les phtisiques comme autrefois les pestiférés.

C'est ainsi que, le 20 septembre 1782, le roi de Naples, Ferdinand VI, fit publier à son de trompe par les rues et carrefours de sa ville que « le phtisique devait être séquestré, sitôt la maladie reconnue, et que son lit, ses meubles, ses livres devaient être enlevés de sa maison et lavés avec de l'eau de mer et du vinaigre ». Les contrevenants à cet arrêté étaient condamnés à trois ans de galères ou d'emprisonnement.

Chateaubriand, qui voyagea plus tard dans le royaume de Naples, se plaignit amèrement de cet état de choses : « J'ai tiré sur vous, écrit-il à Fontanes, une lettre de change. Je suis dans un grand embarras. J'espérais avoir deux mille écus de mes voitures ; mais comme par une loi du temps des Goths, l'éthésie (la phtisie) est, à Rome, déclarée maladie contagieuse, et que madame de

Baumont est montée deux ou trois fois dans mes équipages, personne ne veut les acheter. »

George Sand nous raconte aussi qu'ayant entraîné le malheureux Chopin aux Iles Baléares, dans l'espoir que la douceur du climat lui rendrait la santé, il lui fut impossible de trouver un hôtel pour y faire un séjour, tellement les habitants craignaient de contracter la phtisie.

Cependant, ce n'est qu'en 1865 que la transmission de la tuberculose fut vraiment démontrée; aussi les expériences de Villemin lui permirent de conclure « que le soldat phtisique est à son voisin de chambrée ce que le cheval morveux est à son compagnon d'écurie, et qu'il doit être isolé ».

Quoique nul ne doute plus de la contagiosité de la tuberculose, nous ne pouvons nous empêcher cependant de citer quelques observations concluantes qu'on trouve relatées dans plusieurs ouvrages sur la tuberculose.

Un jeune homme, né de parents phtisiques, épouse une jeune fille saine ; le jeune homme devient phtisique et meurt. Sa veuve se remarie et succombe phtisique, après avoir transmis la maladie à son second mari. Dans les derniers temps de sa maladie, elle avait réclamé les soins d'une de ses nièces, mariée, bien portante ; cette nièce succombe elle-même à la phtisie et transmet la maladie à son mari qui en meurt également (1).

Voilà donc un phtisique qui transmet la tuber-

(1) Thèse de Viallettes, Montpellier, 1866.

culose à sa femme, laquelle la transmet à son tour à son second mari, à sa nièce et au mari de sa nièce !

Autre exemple : Le professeur Landouzy rapporte l'observation bien typique d'une famille riche installée dans les meilleures conditions de salubrité. Les époux étaient jeunes, sains, forts, sans aucune tare, et eurent trois enfants venus dans d'excellentes conditions. Tous les trois, nourris cependant uniquement au sein par la mère, moururent de méningite tuberculeuse. Il y avait donc un foyer tuberculeux ignoré. Après bien des recherches, on finit par découvrir que la nourrice sèche qui gardait les bébés, bien que d'apparence saine, était tousseuse depuis 20 ans. La nourrice fut éloignée et l'appartement fut désinfecté ; le bonheur et la santé reparurent aussitôt dans la maison ; trois autres enfants naquirent, qui aujourd'hui touchent à l'adolescence.

Est-il besoin de rappeler encore combien d'enfants, combien de jeunes gens vigoureux, de constitution robuste, sans aucune tare héréditaire, sont tombés victimes d'une contagion manifeste ou sournoise, confirmant ainsi les conclusions présentées par Villemin, à l'Académie de médecine, il y a plus de 40 ans, sur le caractère contagieux de la tuberculose ? N'avez-vous jamais entendu dire que telle famille avait été décimée par le fléau pour avoir occupé un appartement où était mort un phtisique ? Et les infirmiers attachés aux salles de phtisiques, pourquoi deviennent-ils tuberculeux dans la proportion de 63 pour 100 ? Pourquoi, si ce n'est parce qu'en vivant continuellement dans ce milieu contaminé, ils absorbent journellement des bacilles et qu'il arrive presque fatalement un moment où leur organisme, moins résistant, se laisse entamer.

Aujourd'hui, cette notion de la contagion de la tuberculose est donc admise par tout le monde ; nul ne la met en doute, **et chacun sait que le phtisique qui tousse, qui crache, est dangereux pour son entourage, particulièrement pour les enfants.** Et pourtant combien sont assez intelligents, assez soucieux de leurs intérêts pour obéir toute leur vie aux principes rationnels d'une hygiène antituberculeuse bien comprise ? Combien de fois n'avons-nous pas vu, dans nos visites professionnelles, en ville et à la campagne, malgré de pressantes recommandations aux mamans, le bébé de la maison dormir à poings fermés sur un oreiller maculé de crachats tuberculeux ou de souillures de phtisiques, et la tête abritée par un mouchoir qui traînait auparavant sur cette literie et dont bien souvent le tuberculeux lui-même s'était servi ! Certes, le contraste qui existe entre la fraîcheur de la vie d'un enfant et la pénible agonie d'un phtisique peut prêter à des développements poétiques :

L'enfant avait cinq ans, et près de la fenêtre,
Ses rires et ses jeux faisaient un charmant bruit ;
Et la mère, à côté de ce pauvre doux être
Qui chantait tout le jour, toussait toute la nuit.

Victor Hugo.
(*Les Contemplations.*)

Mais il ne faut pas voir seulement le côté poétique de cette scène, il faut en comprendre toute la portée sociale. Cet enfant qui, sous la menace du terrible fléau, chante sa joie de vivre, cet enfant qui ne comprend pas le danger et qui ne peut se défendre lui-même, on doit le protéger. Chacun doit donc savoir que la présence d'un phtisique dans un logement est une épée de Damoclès suspendue sur la tête de l'enfant et que la contamination peut se faire de mille manières : par des caresses, par des baisers, par le lit partagé, par l'usage sans désinfection préalable des divers objets, cuillers, fourchettes, verres, couteaux, vêtements souillés par le phtisique.

Lisez ces quelques lignes empruntées à un roman (1) de Jules Renard, et dites-moi si vraiment ce tableau familial, tracé par ce maître styliste, n'est pas une tranche de vie vécue chaque jour, et si la mentalité de ces parents criminels ou inconscients n'est pas celle de beaucoup de nos paysans ?

... Il faut rentrer à la maison, Bonnard !

Sa maison, c'est une grande pièce, avec une fenêtre et deux portes, une sur la rue et l'autre sur le jardin. Ces deux portes s'ouvrent et se ferment comme elles veulent, et juste en face l'une de l'autre, pour que pas un courant d'air ne soit perdu.

La femme de Bonnard lave le linge à la rivière. Un feu gai et printanier comme le soleil dehors flambe sous une marmite.

L'enfant des Bonnard et le nourrisson, que personne ne gardait, dorment sur le lit.

— Quel lit ?

Le lit de Bonnard ! Le jour, les petits y sont mieux

---

(1) Jules Renard, *La Ragotte*.

que dans un berceau. Ils s'y roulent, ils s'ébattent, ils profitent.

— Sur le lit de Bonnard qui se meurt de la poitrine ?

— Oui, sur le lit de Bonnard. Ils n'ont que celui-là. Où voulez-vous qu'ils en prennent un autre ?

— Pour l'enfant des Bonnard, passe. Mais le nourrisson, le médecin le laisse... ?

— L'enlever aux Bonnard serait cruel. Sans ce petit étranger, ils mourraient de faim. D'ailleurs, le médecin a dû prévenir la mère du nourrisson.

— Et elle ne s'effraie point ?

— Vous voyez !...

Si ces fautes contre l'hygiène sont si fréquentes, si, malgré la notion de contagion, les parents commettent tant d'imprudences si funestes à eux-mêmes et à leurs enfants, c'est qu'ils ne connaissent pas assez la nature exacte de la maladie et qu'ils ne se rendent pas compte des multiples moyens employés par le bacille pour s'infiltrer dans les organismes. Aussi espérons-nous que la lecture de ce modeste manuel contribuera, dans une certaine mesure, à ouvrir bien des yeux, et que, comprenant enfin la gravité du danger qui les menace, eux et leurs enfants, les parents se conformeront strictement aux conseils si judicieux des médecins et des hygiénistes.

Par tout ce que nous venons de dire, vous comprenez suffisamment que la tuberculose est contagieuse, mais vous vous rendez compte aussi que le bacille a une **prédilection marquée pour l'enfance et l'adolescence,** à tel point que M. le Dr Burnet, de l'Institut Pasteur, a pu écrire que **« de l'âge de six mois à l'âge de quatorze ans, l'humanité s'imprègne de tuberculose ».**

Le bacille s'attaque à l'enfant dont les tissus, en voie de développement, n'ont pas encore acquis toute leur vitalité, toute leur vigueur constitutionnelle, et, suivant le mot du poète Sully-Prud'homme,

> il le surprend sans défense ;
> Il exténue en lui les souffles de l'enfance,
> De la poitrine frêle, obscur envahisseur.

Mais la tuberculose se manifeste rarement chez l'enfant par des symptômes alarmants, au moins dans les premiers mois de l'infection : c'est plutôt une infiltration lente, sournoise, sans retentissement marqué sur l'organisme. Nombreux sont les enfants sur lesquels s'est exercée la contagion tuberculeuse sans que pour cela leur état général en soit modifié ; c'est une forme de **tuberculose latente**, qui sommeille jusqu'à l'adolescence et qui éclate à l'occasion des fatigues de la croissance, des études spéciales, de l'atelier, des concours de carrière, de la vie de caserne, etc.

Une inspection médicale faite sous la haute direction du regretté professeur Grancher, dans l'école des garçons et des filles de l'Amiral-Roussin (Paris, XVe) a montré que sur 896 enfants, garçons et filles, qui fréquentaient l'école et étaient considérés comme bien portants, 141 étaient en état de tuberculose latente ; sur 438 garçons examinés, 62 étaient malades, soit une proportion de 14 pour 100, et sur 458 fillettes, 79 étaient atteintes de lésions tuberculeuses ou fortement suspectes, soit une proportion de 17 pour 100.

« Et je considère, ajoute l'auteur, le pourcentage que je viens de donner plutôt comme un minimum. Combien de lésions profondément cachées dans le hile pulmonaire ont échappé à notre oreille ! lésions légères que l'épreuve de la tuberculine, si elle était inoffensive, aurait pu révéler ! C'est donc peut-être par 2 ou 3 unités qu'il faudrait multiplier le chiffre de 141, que nous avons trouvé. »

D'ailleurs, d'après une communication faite à la Société de Pédiatrie en 1902, sur 45 autopsies d'enfants morts de diphtérie, on aurait trouvé 18 tuberculeux. Et cependant, chez la plupart de ces enfants, il n'y avait eu durant leur vie aucun signe extérieur de tuberculose.

Bien plus, un expérimentateur norvégien, Harbitz, ayant inoculé à des cobayes des particules de ganglions lymphatiques prélevés sur 91 cadavres d'enfants indemnes de toute lésion tuberculeuse apparente, a obtenu 18 fois un résultat positif, alors que ni à l'œil nu, ni sous le microscope, les ganglions lymphatiques utilisés ne laissaient voir la moindre trace d'altération tuberculeuse.

En résumé, on peut dire que si les nourrissons âgés de quelques mois seulement ne sont à peu près jamais tuberculeux, les enfants arrivés à l'âge de la puberté le sont dans la proportion de 80 pour 100 et plus.

Cette tuberculose latente aboutit bien souvent à la **phtisie** ou à quelque autre manifestation tuberculeuse (**méningite, coxalgie,** etc.), si ces enfants ne sont pas soumis à une hygiène reconstituante.

Aussi la mortalité par tuberculose est-elle considérable dans l'enfance.

Le tableau suivant nous montre quelle est cette

mortalité depuis la naissance jusqu'à l'âge de 15 ans, pour 100 décès.

Mort-né	0	pour 100 décès.
De 1 à 4 semaines........	0	—
De 5 à 9 semaines........	1	—
De 3 à 5 mois............	10	—
De 6 à 12 mois...........	17	—
A 2 ans..................	26	—
A 3 ans..................	45	—
A 4 ans..................	32	—
A 5 ans..................	37	—
De 6 à 10 ans............	31	—
De 11 à 15 ans...........	31	—

On voit ainsi que la tuberculose fait d'autant plus de victimes dans l'enfance qu'on s'éloigne davantage de la naissance ; inconnue dans les premières semaines de la vie, elle serait, de 2 à 10 ans, la cause de la mort d'enfants dans une proportion de 30 à 35 pour 100.

Mais alors, comment se fait la contagion tuberculeuse ? — Pour que la tuberculose puisse se développer sur un organisme dont le terrain a été préparé par l'hérédité, l'alcoolisme ou une maladie débilitante antérieure, il faut que la contagion existe, il faut que le bacille s'introduise dans l'intimité des tissus ; sans lui, pas de tuberculose, pas de phtisie, pas plus que dans un champ ne monte l'épi si l'on n'y a pas semé la graine.

Cette contagion peut se faire, soit par **inhalation,** c'est-à-dire par la respiration des poussières tenues en suspension dans l'air et qui, chargées de bacilles, vont s'emmagasiner dans les bronches et dans les alvéoles pulmonaires, soit encore par **ingestion,** c'est-à-dire par l'introduction dans la bouche d'aliments qui renferment des bacilles (lait, viande de vaches tuberculeuses), ou d'aliments qui ont été souillés par les poussières de crachats desséchés.

Les autres modes de contagion sont beaucoup trop rares pour que nous vous les signalions.

La contagion se fait donc soit par inhalation, soit par ingestion.

Tout d'abord, le mode de contagion **par inhalation** fut considéré comme le facteur le plus important de dissémination tuberculeuse. D'après cette théorie, les bacilles arrivent par la respiration jusqu'aux ramifications les plus ténues des bronchioles, jusqu'aux alvéoles du tissu pulmonaire, cherchant à s'implanter dans les petites érosions de la muqueuse qu'aura produites un refroidissement brusque, une grippe légère, une rougeole, etc. Que le terrain soit alors préparé, que de nouveaux bacilles surviennent, aggravant la première infection, et on assistera graduellement au développement de la lésion pulmonaire.

Mais, depuis quelques années, on aurait des tendances à revenir à la théorie de la contagion **par ingestion** démontrée depuis 38 ans par Chauveau. Behring prétend même que cette contagion par ingestion a lieu *seulement* dans le jeune âge. « La phtisie de l'adulte, dit-il, n'est que le couplet final d'une chanson dont les premiers mots nous ont été murmurés dès le berceau. » Après lui, plusieurs médecins français et, parmi eux, le Dr Calmette, de Lille, soutiennent que **le microbe de la tuberculose envahit l'organisme en pénétrant par la muqueuse intestinale.**

Après avoir séjourné un temps plus ou moins long dans les ganglions mésentériques situés au voisinage des intestins, s'ils ne sont pas détruits par les humeurs, ils pourraient, à l'occasion d'une maladie aiguë ou chronique, passer dans le sang et se localiser ensuite dans le point faible de l'organisme pour y créer des lésions, dans le lieu de moindre résistance qu'ils trouveraient en général dans le tissu pulmonaire.

Telle est l'opinion émise par M. Calmette dans sa note du 21 mai 1907 à l'Académie des sciences ; et il ajoute : « L'hypothèse de la contamination directe par les voies respiratoires n'étant actuellement prouvée par aucune expérience irréprochable, il apparait de plus en plus évident que les enfants, et aussi les adultes, contractent la tuberculose en ingérant, soit du lait de vaches tuberculeuses, soit des poussières ou des aliments souillés de bacilles ou de parcelles de crachats tuberculeux d'origine humaine. »

Cette théorie, émise dans des termes aussi absolus, est certainement exagérée ; nous n'en donnerons pour preuve que les expériences de M. P. Chaussé, présentées par M. E. Roux à l'Académie des sciences, dans sa séance du 28 novembre 1910. Cet expérimentateur ayant mélangé à un litre d'eau trois grammes de mucosités bronchiques prélevées chez un sujet tuberculeux, fit pulvériser ce liquide à l'aide d'un appareil de Richardson dans l'atmosphère d'une étable où séjournaient quatre jeunes bovins, jusque-là indemnes de tuberculose. Vingt-cinq jours plus tard, ces bovins réagissaient à la tuberculine, et, l'abatage ayant été effectué vers le centième jour, **on constata des lésions tuberculeuses, mais seulement dans les poumons et dans les ganglions annexes** ; tous les autres ganglions étaient restés indemnes.

Aussi, cet auteur conclut que :

1° L'inhalation de matière tuberculeuse bovine par pulvérisation liquide permet d'infecter le bœuf avec la dose bacillaire la plus infime ; et 2° qu'elle donne de la tuberculose pulmonaire primitive identique à l'affection spontanée.

De toutes ces discussions, de toutes ces expériences, il semble résulter que, suivant l'opinion de nombreux auteurs, on peut s'infecter aussi bien par la voie bronchique que par la voie intestinale.

Dans ces conditions, la prudence la plus élémentaire commande de prendre des précautions au double point de vue de la contagion par inhalation et de la contagion par ingestion.

Cette question de la contagion est très complexe ; à notre avis, on peut la diviser en quatre parties : 1° la contagion par l'air extérieur ; 2° la contagion par l'air des appartements ; 3° la contagion par les objets ou aliments souillés, et 4° la contagion par le lait et la viande des vaches tuberculeuses.

A. — Contagion par l'air extérieur.

On peut dire d'une façon générale que l'air des montagnes, des bords de la mer, des régions boisées, de la campagne, ne renferme pas de bacilles de la tuberculose. Si quelques crachats de phtisiques ont pu s'égarer dans les champs ou sur la poussière des routes et se dessécher, ils ne tardent pas à devenir inoffensifs sous l'influence des rayons du soleil ou même simplement d'un air fortement oxygéné.

Mais il n'en est pas de même de l'air qu'on respire dans les grandes villes et particulièrement de l'air des ruelles sombres, étroites, encaissées, qui existent dans certains quartiers pauvres et où les maisons trop hautes et trop rapprochées arrêtent la lumière purificatrice du soleil. Là, les bacilles trouvent souvent des conditions favorables d'obscurité, de température et d'humidité qui leur permettent, non pas de se développer, mais de conserver plus ou moins longtemps leur virulence. Et cette vitalité des bacilles persiste plus longtemps encore si à ces conditions favorables s'ajoute l'influence des mauvaises odeurs, des gaz provenant des matières animales ou végétales en décomposition, des exhalaisons des cloaques et des marécages, ainsi que vient de le démontrer, dans une communication à l'Académie de médecine, M. Trillat, de l'Institut Pasteur, à la suite de nombreuses expériences, ce qui semblerait concorder avec la conception ancienne de certains hygiénistes que « les miasmes des maladies sont véhiculés par les mauvaises odeurs ».

Pour se rendre compte de la contamination de l'air par les bacilles tuberculeux dans les grandes villes, un auteur viennois qui a fait des travaux importants sur la tuberculose, le professeur Schnirer, fit l'expérience suivante : « Me trouvant un jour, écrit-il, occupé à des travaux bactériologiques au laboratoire de Weichselbaum, pendant un repos, je me fis apporter du raisin pour me rafraîchir. Ce raisin avait séjourné quelque temps dans un panier à l'extérieur ; il était tellement couvert de poussière que l'eau dans laquelle je le lavai était absolument sale et noirâtre. En examinant cette eau, je réfléchis que la rue voisine était fréquentée par les très nombreux phtisiques qui se rendent à la clinique, et que ces gens ne se gênaient pas pour cracher à terre. La poussière, si abondante à Vienne, avait donc des chances de contenir des bacilles. Pour m'en rendre compte, j'injectai à trois cochons d'Inde dix centimètres cubes de cette eau. L'un d'eux mourut en 2 jours de péritonite ; quant aux deux autres, ils succombèrent, au bout de 45 et de 58 jours, présentant des lésions tuberculeuses manifestes partant du point de l'injection (1). »

Voilà donc scientifiquement démontré le danger des poussières de la rue au point de vue de la tuberculose !

---

(1) Cité par Marfan : *Traité de Médecine.*

B. — Contagion par l'air des lieux publics et des appartements.

Tous les établissements ouverts au public et qui, par conséquent, reçoivent tout le monde, gens bien portants et malades, peuvent être contaminés par les bacilles de Koch. Assurément cette contamination est moins accentuée quand il se trouve des crachoirs où les personnes peuvent cracher ; mais ces mesures de précautions ne sont pas générales. Aussi, nous n'étonnerons personne en rappelant qu'on trouve des bacilles tuberculeux dans les églises, dans les bureaux de poste, dans les locaux des administrations, dans les casernes, dans les prisons, dans les cafés et les comptoirs, dans les voitures de place, dans les salles d'attente des gares et dans les wagons de chemins de fer, etc., en somme partout où les phtisiques ont toussé et craché à terre.

Et cependant, plus encore que dans les rues ou les établissements publics, le bacille pullule dans les logements occupés par les phtisiques ou dans les salles d'hôpital qui leur sont affectées.

Cette dissémination des bacilles dans les appartements a fortement diminué, depuis qu'on a insisté sur la nécessité de l'usage du crachoir et d'une propreté minutieuse. Mais autrefois la chambre du phtisique était un vrai foyer de contagion ; le malade crachait à terre sur un tas de cendre ou de poussière placé à proximité de son lit, de sa chaise, ou bien crachait dans un mouchoir qu'il roulait en boule sous le traversin ou dans un linge qui se promenait sur les couvertures du lit. Ces crachats desséchés étaient réduits en poussières que le moindre courant d'air projetait dans l'atmosphère, et ces poussières étaient aspirées par les bronches des personnes qui séjournaient dans la pièce, ou se déposaient sur les murs, sur les meubles, sur la literie, pour de futures contaminations. Nous disons qu'il en était ainsi autrefois ; nous avons l'air de faire entendre par là que maintenant tout est pour le mieux au point de vue des précautions que l'on doit prendre contre la tuberculose. Hélas! à part de rares exceptions, on crache encore à tort et à travers dans les appartements, surtout à la campagne, sans aucun souci du danger que l'on crée et malgré les recommandations fréquentes du médecin.

« Et pourtant, écrivait récemment dans le *Matin* le professeur Maurice Letulle, membre de l'Académie de médecine, le **crachat** est le véhicule le plus odieux des maux les plus graves. C'est par le crachat que sont disséminés autour de nous, dans des proportions effroyables, les germes des maladies contagieuses les plus redoutées et les plus fréquentes. C'est par la bouche des malades et des nombreux porteurs de microbes pathogènes que sont projetés dans le milieu extérieur les microbes connus ou inconnus des bronchites, des broncho-pneumonies, des angines, les germes de la rougeole, de la scarlatine, des oreillons, de la grippe, de la diphtérie, de la coqueluche, et enfin le plus redoutable de tous et le plus fréquent, le bacille tuberculeux. »

Les expériences faites par M. le Dr Cornet démontrent de façon indiscutable la nocivité des poussières de crachats tuberculeux desséchés, quand ces poussières sont projetées dans l'air d'un local et aspirées par les bronches.

Dans une chambre isolée, M. le Dr Cornet a semé des crachats tuberculeux sur un tapis étendu à terre. Quand ces crachats furent desséchés, ils suspendit à des hauteurs variables au-dessus du sol des cages contenant des cobayes ; puis, de temps en temps, il vint balayer le tapis avec un balai dur, de façon à disséminer les poussières dans toutes les parties de l'atmosphère. Sur 48 cobayes qui se trouvaient dans la pièce, 46 contractèrent la tuberculose. Pour faire ce balayage, M. le Dr Cornet mettait une blouse et s'entourait la tête et la figure d'un masque en ouate, dans lequel étaient enchassés deux verres pour les yeux. Malgré ces précautions, ce médecin trouva des bacilles dans son mucus nasal, et l'inoculation de ce mucus à des cobayes provoqua chez ces derniers une tuberculose expérimentale. Aussi on se rend facilement compte des fâcheuses conséquences qu'auraient eu pour M. Cornet ces intéressantes expériences, si son organisme avait constitué un terrain favorable et prédisposé à la maladie (1).

Oui, **c'est le crachat qui est le principal facteur de la contamination de la tuberculose.**

---

(1) Cité par Guinard : *Tuberculose et Hygiène*

La respiration elle-même du tuberculeux est absolument inoffensive ; il est démontré en effet que l'air expiré dans une expiration normale, et non dans une quinte de toux, ne renferme aucun germe : cet air est bactériologiquement pur, tandis qu'au contraire les gouttelettes de salive projetées par la toux renferment presque toujours des bacilles tuberculeux, et souvent leur nombre se chiffre par des millions dans les crachats.

Quand un appartement est souillé par les crachats, ou même simplement quand des tuberculeux, habitués à de grandes mesures de propreté, vivent depuis quelque temps dans un logement, on doit redouter sans cesse d'insidieuses contaminations pour l'entourage. N'est-il pas démontré que la tuberculose est beaucoup plus fréquente parmi les infirmiers attachés aux salles des phtisiques que parmi les autres membres du service hospitalier ? Et pourquoi cette différence ? Parce que l'atmosphère dans laquelle ils vivent est continuellement imprégnée de bacilles, malgré les précautions prises par les malades ; et ces bacilles s'attaquent journellement à leurs bronches et parviennent graduellement à créer des lésions.

Il en est de même pour les bureaux dans lesquels ont séjourné des tuberculeux ; témoin cet exemple que cite Marfan : Un bureau comptait 22 employés ; en 1878, il y entra deux phtisiques qui y vécurent plusieurs années, toussant et crachant, souvent sur le plancher, dans un local exigu et mal aéré. Les employés arrivaient au bureau de bonne heure, au milieu d'un air chargé des poussières du balayage du matin ; treize d'entre eux ont succombé à la phtisie de 1884 à 1889. La contagion s'est faite très probablement par l'air tenant en suspension les bacilles de crachats desséchés sur le plancher. A l'instigation du docteur, l'administration fit évacuer le bureau, brûler le plancher, réparer la pièce, et prescrivit des mesures prophylactiques pour empêcher le retour de pareils faits. Depuis cette époque, plusieurs années se sont écoulées ; il ne s'est produit aucun cas nouveau de tuberculose.

Les exemples abondent qui nous montrent le danger permanent des poussières de la rue et des poussières des appartements. Mais si, dans la majorité des cas, les poussières virulentes arrivent à nos tissus par la respiration, elles peuvent aussi envahir notre organisme par l'ingestion, c'est-à-dire par l'introduction dans la bouche d'aliments souillés par le bacille.

C. — Contagion par les objets ou aliments souillés.

Nous n'avons qu'à regarder autour de nous pour nous convaincre de la réalité de cette contagion.

Ici, c'est l'enfant qui joue dans les allées d'un jardin public et qui, après avoir pétri de ses petites mains le sable imprégné de souillures tuberculeuses, porte ses doigts à la bouche et absorbe ainsi des bacilles avec son gâteau !

Là, c'est l'ouvrier qui laisse négligemment son déjeuner apporté à l'atelier voisiner avec les poussières ambiantes ; ou le blanchisseur qui, prenant son repas dans la salle même où se fait le triage, dépose ses aliments, et en particulier son pain, sur les tables poussiéreuses ou sur les sacs de linges contaminés. Le professeur Landouzy a d'ailleurs reconnu que cette dernière profession payait un lourd tribut à la tuberculose.

La demoiselle de magasin est quelquefois une tousseuse ; or, quand elle tousse, elle a la précaution de mettre sa main devant sa bouche : et pourtant c'est cette main contaminée qui prend les gâteaux et les enveloppe.

Le pain qu'on nous apporte n'est jamais enveloppé ; et pourtant les employés peuvent avoir chez eux des malades, des diphtériques, des tuberculeux, et leurs habits, leurs mains peuvent être souillés de germes actifs.

Chez les coiffeurs, la même brosse qui a servi à brosser la moustache d'un tousseur, peut-être même d'un tuberculeux, et qui est ainsi presque fatalement contaminée, sera employée pour d'autres clients sans avoir été désinfectée et pourra porter des germes infectieux sur un organisme prédisposé.

Nous ne pensons pas assez que « nous rapportons la rue dans nos maisons à la semelle de nos souliers ». Aussi, combien de domestiques secouent la descente de lit près de la fenêtre de la cuisine, ou bien brossent les jupons, les pantalons, les robes à traîne qui ont récolté des millions de bacilles dans les grands magasins et les bureaux d'omnibus, et décrottent les chaussures dans la cuisine elle-même, à côté du pain, du beurre, du sucre, des aliments qu'on va préparer tout à l'heure, et provoquent ainsi par ignorance la tuberculose chez leur maître !

Et combien plus dangereux encore sont ces gâteaux, ces charcuteries, ces fruits dont beaucoup doivent se manger crus, et qui restent exposés pendant des heures à la poussière des rues !

MM. Sartory et Filossier, reproduisant les expériences rapportées par M. Metchnikoff, ont prélevé des raisins et des fraises à divers étalages afin de pratiquer la numération des bactéries dont ces fruits étaient souillés. Ils en comptèrent des centaines de mille et même plus d'un million dans un centimètre cube d'eau de lavage ; beaucoup de ces bactéries étaient indifférentes, mais il y en avait de très nocives, et il n'est pas exagéré de supposer qu'elles pouvaient déterminer de graves infections.

Les eaux impures peuvent elles-mêmes être une source de contagion tuberculeuse, et l'on doit savoir que toute eau douteuse doit être rejetée ou purifiée par l'ébullition. Combien de braves ménagères, surtout à la campagne, lavent à l'eau du ruisseau la bouteille en verre qui doit recevoir le lait du nourrisson ! On ne s'inquiète pas de savoir d'où vient l'eau du ruisseau, de quelles matières septiques elle a été souillée dans son trajet, quels germes virulents de maladies contagieuses elle peut véhiculer ! L'eau paraît limpide, donc elle est propre pour l'esprit simpliste de ces ménagères ; et alors le lait contaminé peut porter dans l'organisme quelquefois délicat d'un enfant les germes de l'entérite, de la fièvre typhoïde ou de la tuberculose.

Heureusement, le mal est moins grave qu'on ne pense ; car il est démontré, aujourd'hui, que les eaux courantes souillées par des germes pathogènes se stérilisent d'elles-mêmes au bout d'un temps plus ou moins court, suivant la température, suivant l'intensité des courants et suivant la composition chimique des eaux, et cela grâce aux espèces microbiennes, animales ou végétales, dont l'intervention est très efficace. D'après les recherches de MM. Jessen et Rakinowitsch, voici les résultats obtenus : jusqu'à 100 mètres au-dessous du déversoir, même en eau courante, on a trouvé des bacilles tuberculeux pleinement actifs; au delà de cette distance, jamais on n'en a pu déceler. L'oxydation, aidée de la force du courant, paraît donc avoir fait son œuvre au bout d'un parcours de 100 mètres. Si, au contraire, l'eau n'est pas courante, il semble que les eaux soient souillées beaucoup plus loin encore.

La conclusion de toutes ces expériences, c'est qu'il faut se méfier de toutes les eaux, mais particulièrement des eaux stagnantes.

Une des causes fréquentes de la contamination tuberculeuse, c'est la présence de **certains insectes** comme les mouches, les punaises, les puces, dans l'appartement d'un phtisique. Que de fois n'avons-nous pas vu des mouches, ces commissionnaires en microbes, se poser sur le mouchoir, sur le crachoir d'un malade, pomper avec leur suçoir un peu de mucosité et la porter ensuite sur les aliments, pain, viande, lait, fromage, fruits, etc. Et quand cette contamination se renouvelle vingt fois, cent fois dans la journée, et qu'elle est faite par des centaines de mouches, on comprend alors que l'ingestion de ces aliments souillés puisse créer peu à peu des lésions tuberculeuses dans les intestins, surtout si ces derniers présentent déjà, comme il arrive chez beaucoup d'enfants, des lésions d'entérite.

Les puces elles-mêmes sont loin d'avoir un rôle indifférent. M. Mauriac, de Bordeaux, a montré, par une élégante expérience, qu'elles pouvaient transmettre la pneumonie. Si, dans le même bocal qu'une souris se mourant de pneumonie et porteuse de puces, on place une souris saine, celle-ci ne tarde pas à contracter l'infection et meurt à son tour. Mais si on renouvelle l'expérience avec des sujets dépourvus de parasites, la souris témoin peut assister à la mort de nombreuses souris pneumococciques sans contracter elle-même la maladie. L'examen des puces prises sur des souris infectées montre d'ailleurs que ces parasites sont bien porteurs de pneumocoques, c'est-à-dire des microbes de la pneumonie.

Il semble ainsi prouvé que, chez la souris, les puces jouent un rôle important dans la contagion de la pneumonie, et vraisemblablement il doit en être de même chez l'homme.

Mais alors, il est bien permis de déduire de ces faits que les puces, dans certaines circonstances, peuvent être des agents de transmission de la tuberculose, et que l'on doit faire une guerre sans merci à tous ces insectes.

Nous terminons ces considérations en vous signalant encore que la tuberculose peut être apportée par nos meilleurs animaux domestiques, nous voulons dire le chien et le chat. Ce sont en effet des animaux caressants qui éprouvent en général une grande joie à se rouler sur le lit du malade, à se blottir sous les couvertures, à jouer avec le moindre objet. Que ce malade soit un phtisique, qu'il s'amuse de temps à autre à caresser ces animaux, et le chat et le chien seront bientôt des porteurs de bacilles qui pourront créer un foyer de contagion sur un terrain prédisposé.

D. — Contagion par la viande et le lait des vaches phtisiques.

Mais ce n'est pas seulement les aliments souillés qui introduisent le bacille tuberculeux dans l'estomac, c'est aussi **la viande et le lait des vaches phtisiques.**

On a beaucoup discuté sur la question de l'identité ou de la non-identité de la tuberculose humaine et de la tuberculose bovine.

En 1901, au Congrès international de Londres, et plus récemment, à Washington, le professeur Koch s'était fait l'ardent défenseur de la non-identité des deux tuberculoses, donnant comme arguments que les bacilles humains et les bacilles bovins diffèrent par certaines modalités de culture et de virulence. Mais M. le professeur Arloing, un des principaux adversaires de Koch sur cette grave question, démontra que le bacille tuberculeux du bœuf est une variété de bacille tuberculeux, que les deux bacilles, humain et bovin, sont de même race microbienne et que, par conséquent, la tuberculose des animaux et la tuberculose de l'homme est une.

En effet, n'est-il pas prouvé que la contamination par les bacilles bovins, tout en étant moins grave et moins fréquente que la contagion par les bacilles fraîchement issus des lésions pulmonaires d'hommes phtisiques, peut exister et créer l'infection tuberculeuse ?

Est-ce que les échantillons de lait ne montrent pas à l'analyse un pourcentage d'infection tuberculeuse assez élevé (10 pour 100 à Leipzig) ?

De plus, n'a-t-on pas trouvé bien souvent dans les lésions tuberculeuses des enfants des bacilles qui ont gardé nettement le type bovin ? Ce qui indiquerait par conséquent qu'ils se sont infectés avec du lait tuberculeux.

L'identité des deux tuberculoses est donc bien démontrée : aussi est-il nécessaire de poursuivre la lutte contre la transmission du bacille bovin à l'homme par la viande et surtout par le lait tuberculeux.

Vous n'êtes pas sans avoir remarqué ces entrefilets si fréquemment renouvelés dans les journaux des petites villes : « Aujourd'hui, à l'abattoir, il a été procédé à l'enfouissement d'une vache reconnue atteinte de tuberculose généralisée. » Il semblerait tout naturel qu'on exige la destruction de toute viande provenant d'un animal reconnu comme tuberculeux ; car si la chair musculaire de ces animaux malades ne renferme pas de bacilles, n'est-il pas démontré que les ganglions lymphatiques, inclus dans cette chair, peuvent être et sont fréquemment le siège d'une *infection tuberculeuse latente ou occulte*, c'est-à-dire d'une infection qui peut ne se trahir par aucune altération appréciable et dont la réalité ne peut être démontrée qu'à l'aide du microscope ? Bien plus, n'a-t-on pas trouvé des ganglions infectés qui ne présentaient aucune lésion, même microscopique (Arloing) ? D'ailleurs, la chair elle-même qui a été viciée pendant un temps plus ou moins long par les poisons tuberculeux, ne doit-elle pas toujours être considérée comme suspecte ?

Et cependant la destruction de ces viandes n'est prescrite que si les lésions sont généralisées ou si, localisées à quelques organes, elles présentent un certain degré d'étendue et de virulence. Maïs que ces lésions soient peu accentuées, qu'elles n'aient pas un retentissement bien marqué sur les différents organes, et la viande est livrée à la consommation comme la viande provenant d'animaux sains.

Avez-vous bien réfléchi à toute la gravité d'une pareille situation en matière d'hygiène ? Eh quoi ! on abat une vache, et quand on a trouvé quelques lésions dans ses poumons, dans son foie ou dans ses reins, on permet néanmoins la vente de la chair musculaire qui a subi un commencement d'empoisonnement tuberculeux et qui peut renfermer des ganglions infectés ?

Qui nous dit que les ganglions de cet animal abattu, qui renferment des bacilles tuberculeux et des toxines actives, n'iront pas donner un coup de fouet à quelque tuberculose latente chez des individus en état de moindre résistance ?

Ajoutez à cela, suivant la judicieuse communication à l'Académie de médecine de MM. Linossier et Lemoine, les dangers que peut présenter la contamination des viandes non tuberculeuses dans les abattoirs. En effet, la viande provenant d'animaux sains est souvent contaminée au cours du dépeçage des animaux, au contact direct des organes rejetés comme tuberculeux ou par l'intermédiaire des mains, des couteaux des bouchers, des tables, du sol, etc. Aussi **le danger est réel pour qui fait usage de viande crue ou de viande insuffisamment cuite.** Et, de plus, on peut craindre que les bacilles tuberculeux déposés sur la viande à l'abattoir ne soient transportés par les manipulations de la cuisine sur d'autres aliments destinés à être mangés crus. Aussi devrait-on prendre des mesures efficaces dans les abattoirs pour éviter tout contact entre les viandes saines et les viandes tuberculeuses.

Malgré cet état de choses, l'inspection du vétérinaire dans un abattoir doit offrir en somme une sécurité relative aux habitants de la ville, car la chair des bœufs les plus atteints est enlevée du commerce et ne risque pas d'être une source de contagion. Mais que dire de ce qui se passe à la campagne ? Quel danger doivent créer pour le consommateur les viandes qui se préparent dans les cours intérieures des boucheries et se débitent sans autre contrôle sanitaire que celui du garde champêtre, viandes provenant de vaches dont les organes sont souvent profondément atteints (1)? Et n'allez pas croire qu'on peut se fier à l'aspect extérieur d'une vache vivante pour déterminer son état de santé et certifier chez elle l'absence

---

(1) Cet ouvrage était sous presse lorsque éclata dans le département de l'Ain le scandale « de la vente des viandes avariées », venant confirmer en tous points ce que nous

de tuberculose. Non, car il n'y a le plus souvent aucune relation entre l'état général de l'animal et les lésions bacillaires qu'il peut présenter. On a reconnu, en effet, que des vaches primées dans des concours, c'est-à-dire des vaches vigoureuses, d'apparence robuste, n'en étaient pas moins tuberculeuses.

Et pourquoi n'édicte-t-on pas des règlements plus sévères pour l'inspection et la vente de la viande de boucherie ? Parce que l'interdiction de la vente de toute viande provenant d'animaux tuberculeux causerait un préjudice considérable acx éleveurs et porterait un coup fatal à ce commerce. La phtisie est en effet très répandue chez les bovidés, et nous vous étonnerons sans doute en vous apprenant que, même dans les étables les plus réputées pour la valeur du bétail et son entretien, cinquante pour cent au moins des vaches sont atteintes de cette terrible maladie.

Mais alors cette constatation de la fréquence de la tuberculose chez les bovidés appelle une seconde question : **le lait de ces vaches est-il dangereux et peut-il être une source de contagion ?** On a beaucoup discuté sur ce sujet, mais des

---

redoutions des boucheries clandestines ou même des boucheries légalement ouvertes, mais livrées à la seule inspection du garde champêtre. Des gens sans scrupules ne craignirent pas, pendant de longs mois, d'acheter à des prix infimes des bêtes malades, atteintes de tuberculose ou de la douve, et par l'intermédiaire de bouchers complices, de livrer à la consommation ces viandes avariées, créant ainsi inévitablement de multiples cas de contagion tuberculeuse.

Espérons que le Parlement, ému de ce véritable danger public, saura voter des lois répressives plus sévères pour empêcher le honteux trafic de ces empoisonneurs !

expériences probantes et de nombreuses observations ont démontré que le lait de ces vaches peut provoquer la tuberculose.

En voici quelques exemples rapportés par les auteurs :

Un médecin est appelé pour donner ses soins à un garçon de cinq ans, bien constitué en apparence, né de parents sains, dont les familles du côté du père et de la mère étaient exemptes de toute maladie héréditaire ; l'enfant succombe quelques semaines plus tard à une tuberculose miliaire des poumons avec hypertrophie des ganglions mésentériques. On apprit que, peu de temps auparavant, les parents avaient fait abattre une vache que le vétérinaire de l'abattoir avait reconnue atteinte de phtisie. Cette vache était bonne laitière et pendant longtemps l'enfant avait bu de son lait sitôt après la traite, c'est-à-dire sans le faire bouillir.

Autre fait rapporté par Brouardel : Dans une institution de jeunes filles, cinq pensionnaires de quatorze à dix-sept ans meurent de tuberculose en l'espace de deux ans. Et cependant il n'y avait aucune tare héréditaire. Or, le vétérinaire eut à examiner la vache de cette institution avant que la viande ne fût livrée à la consommation. L'animal était tuberculeux, et son lait avait été la source de contagion.

Un dernier fait : Pruemers voit, dans une même famille, trois enfants succomber à la tuberculose, à l'âge de trois ans, bien que leurs parents et leurs grands-parents fussent en bonne santé. Ces enfants avaient été nourris avec le lait d'une vache qu'on croyait absolument saine et à qui on donnait une alimentation spéciale. Après l'abatage, on reconnut que cette bête était profondément tuberculeuse.

D'ailleurs, le lait peut présenter d'autres germes que ceux de la tuberculose ; car c'est un excellent bouillon de culture pour tous les microbes. D'une étude présentée par Miquel, l'éminent directeur du laboratoire de bactériologie de la ville de Paris, il résulte qu'un lait récolté en octobre, à 6 heures du matin, dans les conditions ordinaires, renferme, 2 heures après la traite, 9,000 microbes au centimètre cube, qu'après 7 heures de séjour au laboratoire, il en renferme 60,000, et qu'enfin au bout de 24 heures, ce chiffre se monte à plus de 5 millions. Assurément, la plupart de ces microbes sont indifférents, mais il en est dans le nombre qui peuvent, dans certaines conditions, acquérir une virulence spéciale.

Ils proviennent, soit des souillures du trayon, soit des parcelles excrémentielles, des poussières de l'étable, soit encore des mains sales du trayeur ou des récipients contaminés et mal nettoyés.

On a donc intérêt à toujours faire bouillir le lait, qu'clle qu'en soit l'origine.

Les causes de l'extension de la tuberculose chez les bovidés sont en général les mêmes que celles qui président à l'éclosion de la tuberculose humaine : contagion et mauvaises conditions de vitalité. Témoin le rapport présenté sur cette question par M. Forgeot, vétérinaire départemental, au sujet de la tuberculose bovine dans l'Ain.

La tuberculose bovine.

Dans le département de l'Ain, la tuberculose fait de grands ravages sur l'espèce bovine qui compte environ 245,000 têtes.

Elle est très répandue dans les arrondissements de Bourg et de Trévoux où les étables de 20 ou 30 bovins sont fréquentes et dans lesquels les bœufs utilisés pour le travail sont conservés jusqu'à un âge avancé, et les vaches laitières exploitées jusqu'à la ruine complète.

D'autre part, les étables sont établies pour la plupart dans des mauvaises conditions hygiéniques et il faut ajouter à cela, que les jeunes, dans les pâturages humides de la Dombe et de la Bresse, sont affaiblis par les maladies parasitaires.

Toutes les conditions favorables à la contagion sont réunies et l'infection des organismes débilités fait que la tuberculose s'accroît de plus en plus par le nombre des animaux atteints et par l'intensité des lésions.

Dans la partie montagneuse du département, arrondissements de Belley, Gex et Nantua, la tuberculose est aussi très fréquente. Les étables contiennent moins de bétail, mais les vaches, utilisées surtout pour la production du lait, les fruitières étant nombreuses, sont exploitées jusqu'à l'extrême vieillesse. Les étables sont basses, le sol est constitué par du plancher qui conserve facilement les bacilles de la tuberculose à l'état virulent. La stabulation prolongée, l'hiver étant très long et très rude, augmente encore les chances de contagion, dans ces écuries où l'air confiné est de règle et où les ouvertures sont fermées avec soin pour éviter au froid de pénétrer.

En plein centre industriel, à Oyonnax, il existe encore de ces écuries, véritables caves, où les vaches laitières s'élèvent peu à peu sur le fumier au point de venir toucher le plafond.

Enfin la diffusion de la tuberculose se fait par les maquignons de bas étage qui achètent dans les fermes des bêtes malades et les revendent avec un fort bénéfice aux cultivateurs non éclairés sur les droits que leur donne la loi du 23 février 1905.

Rarement, la déclaration de tuberculose est faite à

la mairie ; le service sanitaire est averti le plus souvent par les avis de saisies pratiquées dans les abattoirs ou dans les tueries particulières. De ce fait, nombreux sont les cas de tuberculose constatés après abatage et qui ne sont pas connus par le service sanitaire, d'autant plus qu'une grande quantité de bouchers peu recommandables achètent à bas prix des « bêtes douteuses », suivant l'expression imagée des paysans, pour les abattre au loin dans les abattoirs ou les tueries non surveillées. Ces viandes provenant de vaches étiques, tuberculeuses, achetées 30 ou 40 francs, sont désossées et dirigées sur les centres de fabrication de saucissons, Saint-Laurent-lès-Mâcon (Ain), Saint-Symphorien-sur-Coise (Rhône), Gaillard (Haute-Savoie).

Une conclusion s'impose : c est que **le lait et la viande provenant d'animaux tuberculeux,** même si les lésions sont peu avancées, **doivent être considérés comme dangereux.**

On peut même dire que **tout lait, quelle que soit sa provenance, doit être considéré comme suspect.**

*
* *

Maintenant que vous avez des notions suffisamment précises sur la contagion tuberculeuse, laissez-nous vous dire en quelques mots comment se fait l'infection.

Il ne faudrait pas croire que la tuberculose éclate comme « un coup de foudre dans un ciel serein », qu'elle arrive en coup de vent, se manifeste de suite par des symptômes locaux et généraux de caractère alarmant et évolue, comme beaucoup d'autres maladies, en quelques jours ou quelques semaines. La chose peut exister, assurément, mais c'est là une forme plutôt rare. Le plus ordinairement, elle s'installe d'une façon insidieuse, sans retentissement marqué sur l'organisme, et quand apparaissent les premiers symptômes, l'ennemi est déjà fort avant dans la place. La tuberculose est, suivant l'heureuse comparaison présentée par Hippocrate à propos de la maladie en général, la conséquence d'une longue série de petites fautes quotidiennes qui s'ajoutent l'une à l'autre, font boule de neige pour tomber finalement en avalanche sur la tête de l'imprudent.

En somme, indépendamment des causes prédisposantes, l'infection tuberculeuse dépend du **nombre** des bacilles absorbés, de leur **virulence,** et de la **répétition de cette contagion.**

Il est tout naturel que quelques bacilles respirés près d'un malade auront de moins graves conséquences pour vous que si vous en absorbez des centaines ou des milliers.

De même, vous aurez beaucoup moins à craindre des bacilles qui auront subi l'action purificatrice du soleil et de l'oxygène de l'air pendant quelque temps et seront ainsi fortement **atténués,** que des bacilles expulsés par une quinte de toux qui auront aussitôt après souillé vos aliments, pain, lait, viande, etc.

Enfin, nous insistons sur ce dernier point, c'est

la répétition de la contagion qui constitue le plus grand des dangers de la tuberculose. Supposez que vous viviez dans l'entourage d'un tuberculeux qui ne suive pas d'une façon rigoureuse toutes les recommandations du médecin... il crache dans son mouchoir et le laisse traîner sur le lit ; dans ses quintes de toux, il expulse des gouttelettes de salive qui souillent l'atmosphère ; ses mains qu'on se contente de laver matin et soir sont imprégnées de bacilles ; bref, toute la pièce est contaminée. Il est à peu près fatal que tous les jours vous respiriez ou vous ingériez des bacilles.

Les bacilles, dans les premiers jours ou les premières semaines, auront été aussitôt détruits par les sécrétions des organes ; mais qu'à un moment donné, il y ait une brèche, une petite érosion qui permette à ces bacilles de s'infiltrer dans l'intimité des tissus, et aussitôt une petite lésion tend à se former. C'est peu de chose, mais le lendemain, de nouveaux bacilles arrivent à la rescousse, créant une infection un peu plus forte, et tous les jours, pendant un mois, deux mois, trois mois, les bacilles s'accumuleront autour de cette lésion, cherchant à gagner du terrain.

Assurément si l'organisme est absolument réfractaire (ce qu'il est toujours impossible d'affirmer), la lésion ne pourra pas se créer ; les sécrétions de la muqueuse et le concours des leucocytes ou globules blancs du sang arriveront facilement à étouffer le bacille, à le rendre inoffensif. C'est ce qui explique que de nombreuses personnes vivant dans l'entourage d'un phtisique restent indemnes de tuberculose.

Mais si l'organisme est prédisposé, si les tissus n'ont qu'une résistance amoindrie, présentent un certain degré de déchéance, par suite soit d'une constitution héréditaire débile, soit de l'empoisonnement alcoolique, soit de toute autre cause, les bacilles produiront une **lésion locale** et un **empoisonnement général : lésion locale** dans les points de l'organe où ils s'arrêtent, poumons, intestins, méninges, ganglions, etc. ; cette lésion est constituée d'abord par de petites granulations qui, si elles ne sont pas arrêtées dans leur évolution, se réunissent entre elles, formant un bloc caséeux qui peu à peu se désagrège, se liquéfie et peut, comme dans le cas de tuberculose pulmonaire, être expulsé ensuite par les crachats ; **empoisonnement général,** car ces bacilles sécrètent des poisons plus ou moins violents appelés **toxines** qui, en se répandant dans les différentes parties de l'organisme par l'intermédiaire du sang, nuisent à la vitalité des cellules et des tissus des autres organes et déterminent ainsi une véritable intoxication générale.

Si une médication appropriée n'intervient pas, les bacilles gagnent les tissus du voisinage et, grâce à la circulation sanguine, vont former des lésions dans d'autres organes ; l'empoisonnement général produit par la lésion initiale s'aggrave et le malade qui au début n'avait qu'un point localisé de tuberculose, présente alors des lésions multiples : c'est le phtisique.

Toutes ces considérations vous montrent que les infections journalières par le bacille sont très dangereuses : aussi **la cohabitation avec un phtisique, dans la même chambre et à plus forte**

raison dans le même lit, doit-elle être sévèrement proscrite.

Il n'est pas rare cependant qu'après la cicatrisation d'une lésion tuberculeuse, un certain nombre de bacilles résistent à l'action microbicide des tissus et des humeurs et séjournent comme à l'**état latent** dans certains organes, particulièrement dans les ganglions lymphatiques. Ils sont là à l'état de sommeil, sans déterminer aucune manifestation extérieure, et peuvent conserver ainsi pendant plusieurs mois, et même davantage, toute leur virulence, attendant qu'une cause quelconque, froid, surmenage, mauvaise nourriture, diminue la résistance de cet organisme et transforme l'état réfractaire des tissus en un terrain préparé, en un terrain tuberculisable ; c'est ainsi qu'on voit des soldats, anciens tuberculeux dont les lésions étaient cicatrisées, guéries, se réinfecter de nouveau sans avoir été soumis à une nouvelle contamination extérieure; il est probable alors que des bacilles tuberculeux ont survécu à la guérison de la première infection, puis qu'au bout d'un temps plus ou moins long, à l'occasion d'un surmenage intense, de marches forcées ou d'un refroidissement prolongé qui auront eu pour effet d'affaiblir ces jeunes gens et de les mettre en état de moindre résistance, ces bacilles ont repris leur vitalité tout entière se traduisant par l'envahissement des tissus voisins et par l'empoisonnement général de l'organisme.

Résumons-nous donc au sujet de la contagion tuberculeuse.

La notion de cette contagion existait autrefois,

mais de façon imprécise. Aujourd'hui la preuve en est faite et tout le monde l'admet depuis la découverte du bacille par le Dr Koch. Et cependant on commet souvent de graves imprudences et les fautes contre l'hygiène antituberculeuse sont fréquentes. Ce sont les enfants qui sont les principales victimes de la contagion.

Cette contagion se fait soit par inhalation, soit par ingestion.

A un autre point de vue, cette contagion se fait soit par l'air extérieur, soit par l'air des appartements, soit par les aliments ou objets souillés, soit par le lait et la viande des vaches tuberculeuses.

Quand les bacilles pénètrent dans les tissus, ils créent des lésions plus ou moins étendues ; mais ils peuvent aussi séjourner à l'état latent dans les tissus cicatrisés et dans les ganglions.

CHAPITRE III

L'HÉRÉDITÉ

L'hérédité est considérée comme un des facteurs les plus importants qui interviennent dans la production de la tuberculose.

En effet, nous savons que, de tout temps, les enfants, nés de parents phtisiques, ont payé un très lourd tribut à la tuberculose ; c'est ce qu'enseignait déjà Hippocrate quand il disait que le phtisique naît très souvent de parents phtisiques, et la constatation de nombreuses familles décimées par le terrible fléau semblerait devoir nous faire accepter comme vraie la doctrine de l'hérédité directe qui marque d'une empreinte indélébile et fatale les enfants nés de parents tuberculeux.

Cette doctrine de l'hérédité tuberculeuse, basée seulement sur des apparences ou sur des faits exceptionnels, est battue en brèche depuis quelques années par les nombreux savants qui ont approfondi cette question ; leurs conclusions, que nous allons vous exposer, sont acceptées par la majorité des auteurs.

On peut se demander si l'enfant né de parents phtisiques est, à sa naissance :

1° **Tuberculeux,** c'est-à-dire s'il présente des bacilles dans ses organes ;

2° S'il est seulement **prédisposé à l'infection tuberculeuse ;**

Ou bien, 3°, s'il présente une **débilité constitutionnelle** qui le prédispose à toutes sortes d'infections microbiennes, qu'elles soient tuberculeuses ou autres.

1° **Est-ce qu'on naît tuberculeux ?** — Les autopsies d'enfants de phtisiques morts en naissant ou quelques jours après leur naissance montrent que l'enfant vient au monde indemne de toute infection tuberculeuse. Il est vrai qu'on a trouvé quelquefois des bacilles et même des lésions tuberculeuses dans les organes de certains enfants mort-nés, mais ces cas sont si exceptionnellement rares qu'on peut considérer ce mode de contagion comme un facteur d'importance tout à fait négligeable dans la grave question de l'hérédité tuberculeuse.

Le professeur Hutinel, médecin de l'Hôpital des Enfants-Assistés, a montré que, parmi les nombreux enfants de phtisiques envoyés par l'Assistance publique en province et par suite loin de leurs parents, loin du foyer bacillaire, la tuberculose est rarement observée : sur 18,000 enfants assistés du département de la Seine, il n'a compté que 15 tuberculeux. Et pourtant si ces enfants, nés de parents tuberculeux, emportaient avec eux le germe de la maladie disséminé dans leurs poumons, dans leurs méninges ou leurs ganglions, l'infection ne tarderait pas à se produire à la suite de ces nombreuses causes d'affaiblissement dont ils sont menacés à toute heure : refroidissement, grippe, alimentation défectueuse, entérite, etc. On verrait fréquemment la tuberculose éclater chez ces enfants, tandis qu'au contraire on ne la rencontre presque jamais.

On peut donc accepter comme vraie la proposition suivante : **les enfants nés de parents phtisiques ne sont pas tuberculeux à leur naissance.**

2° L'enfant vient-il au monde **prédisposé à la tuberculose** ?

Rien jusqu'à maintenant ne semble le démontrer. Le professeur Arloing a bien constaté, il est vrai, que les enfants de tuberculeux sont plus sensibles que les autres aux effets de la tuberculine, mais cette sensibilité spéciale n'existerait qu'à partir d'un certain âge, car jusqu'à l'âge de trois mois, on n'obtiendrait pour ainsi dire jamais de réaction positive à la tuberculine chez l'enfant. « Il est difficile, dit le professeur Arloing, de démontrer expérimentalement une véritable prédisposition native ou héréditaire à la tuberculose; en tout cas, la question de cette prédisposition réclame de nouvelles études avant d'être solutionnée. »

A notre avis, cette prédisposition n'existe pas, car si les 18,000 enfants assistés du département de la Seine étaient 18,000 prédisposés à la tuberculose, ce n'est pas par quelques rares unités, mais par centaines que se chiffrerait parmi eux la mortalité tuberculeuse.

Donc, **on ne naît pas prédisposé à la tuberculose.**

3° L'enfant du tuberculeux présente-t-il une **certaine débilité fonctionnelle** qui le rende accessible aux causes diverses de mortalité ou l'arrête plus ou moins dans son développement ?

On peut répondre : oui, l'enfant du tuberculeux est plus débile que les autres.

Pour n'avoir point hérité de la graine bacillaire, les enfants n'en ont pas moins été empoisonnés par les toxines tuberculeuses dans le sein de leur mère ; les expériences suivantes présentées par Charrin nous feront mieux comprendre, par leur analogie avec ce qui se passe chez la femme tuberculeuse enceinte, le retentissement que peut avoir une infection de la mère sur l'enfant. En injectant un poison microbien (toxine pyocyanique) à des femelles enceintes qui continuent à vivre en bonne santé apparente, on obtient des rejetons difformes, et ces derniers, s'ils procréent, donnent naissance à des êtres mort-nés ou à des tuberculeux. Qu'est-ce à dire, sinon que le poison injecté a été insuffisant pour amener la mort des premiers animaux, mais qu'une parcelle de ce poison transmise directement aux descendants, produit un empoisonnement lent et chronique, qui se traduit par des lésions plus ou moins profondes, et que ces tares ne font que s'aggraver en passant d'une génération à une autre.

Il en serait de même pour l'enfant né de parents tuberculeux ; pendant neuf mois, ses cellules et ses tissus auront été imprégnés du poison tuberculeux et son organisme gardera de cette longue intoxication un fond spécial sur lequel pourra se greffer la tuberculose : « Nous savons, dit le professeur Landouzy, dénoncer fils de tuberculeux, nombre de sujets, venus au monde souvent avant terme, avec un faible poids et une taille petite, un squelette étroit et mince, un thorax aplati, une peau fine et molle, des extrémités graciles, un facies pâle avec des vénosités transparentes, un pelage prématurément développé, de longs cils, des engorgements ganglionnaires faciles, un aspect malingre. »

D'après cet auteur « les roux, aux poils blond ardent, dont la peau blanche, fine, transparente, marbrée de veinules, est le plus souvent tachetée de macules et de rousseurs », constitueraient un groupe fortement entaché de prédisposition tuberculeuse.

Donc, on peut dire qu'en règle générale, l'enfant du tuberculeux est plus débile que les autres enfants.

Mais ce ne sont pas seulement les enfants nés de parents tuberculeux qui naissent tuberculisables, c'est-à-dire avec une constitution débile, un organisme délicat dans lequel le bacille tuberculeux trouve un terrain tout préparé. Cet état d'affaiblissement, de débilité, de prédisposition tuberculeuse, se rencontre encore chez les **enfants nés de parents alcooliques, syphilitiques, de parents ayant été éprouvés par une infection générale grave comme la fièvre typhoïde, ou de parents ayant souffert de privations et de séjour dans un logement insalubre.**

Ces enfants présentent, en général, les mêmes attributs de moindre résistance que les enfants nés de parents phtisiques : ce sont des êtres pâles, chétifs, de complexion délicate, dont la poitrine s'affaisse sous le poids des épaules, chez lesquels le moindre effort soutenu fatigue les muscles, affole le cœur et précipite le souffle, et qui sentent courir sur tout leur corps, par intermittences, un petit frisson à fleur de peau coïncidant avec un abaissement notable de la température centrale et périphérique.

En quoi consiste donc **la différence entre la vitalité de l'enfant sain, réfractaire, et celle de l'enfant prédisposé, tuberculisable ?** Elle consiste dans ce fait que le prédisposé présente un **trouble profond de la nutrition,** dont la cause provient sans doute de l'intoxication bacillaire à laquelle est soumis l'enfant dans le sein de sa mère. M. le professeur Calmette prétend même que ce trouble de la nutrition résulterait non de l'intoxication bacillaire intra-utérine, mais d'une infection tuberculeuse produite par une contagion précoce, quelques mois après la naissance, de telle sorte que ces enfants que nous considérons comme prédisposés à la tuberculose ne seraient autre chose, pour le Dr Calmette, que des tuberculeux précoces.

Quoi qu'il en soit, nous constatons que les prédisposés à la tuberculose présentent une **nutrition accélérée** : « Ce sont, dit M. le docteur Guinard, des foyers dont le tirage est trop actif et qui brûlent à l'excès. » Tandis que l'organisme sain, dont la vitalité est normale, fait deux parts des principes nutritifs apportés aux tissus grâce à l'alimentation, l'une destinée à assurer le fonctionnement des organes et l'accomplissement du travail physique et cérébral, l'autre, mise en réserve dans les tissus pour les besoins ultérieurs, l'organisme prédisposé, au contraire, ne fait aucune réserve dans les tissus ; il brûle tout ce qu'il reçoit, à tel point qu'on a pu comparer les prédisposés à « des prodigues qui gaspillent tout ce qu'on leur donne (1) ». Aussi cette **nutrition accélérée** se manifeste la plupart du temps chez ces enfants par un tempérament bruyant, facilement coléreux, par une intelligence remarquable et par une certaine indocilité de caractère.

Tant que leur nourriture est saine, abondante, que l'air qu'ils respirent est pur, fréquemment renouvelé, et qu'ils évitent les excès de toute nature, ils jouissent d'une santé parfaite, mais aussitôt que ces conditions sont modifiées, leur organisme, n'ayant aucune réserve, maigrit et devient une proie facile pour la contagion bacillaire.

On peut dire que ces enfants débiles, si un traitement hygiénique n'intervient pas de bonne heure pour les reconstituer, sont à la merci d'un accident. Qu'ils se trouvent, à un moment donné, dans de mauvaises conditions d'existence; qu'une grippe prolongée, qu'une bronchite, vienne diminuer la résistance de l'appareil respiratoire à l'infection, résistance qui, hélas ! n'est déjà pas bien grande en temps normal ; qu'une maladie quelconque, dans un combat plus violent, annihile leur énergie vitale, et la contamination tuberculeuse ne tarde pas à se produire. Car c'est un terrain tout préparé. Que d'enfants arrivent ainsi péniblement à 15, 18 ou 20 ans, secoués par les assauts que leur livrent les maladies de l'enfance et qui, à la période dangereuse de l'adolescence, fertile en imprudences de toutes sortes, succombent sous les coups de ce mal terrible, après

(1) Linossier.

des mois de tortures physiques et morales, dont la vision arrache les larmes et devant lesquelles la science s'incline impuissante, ne pouvant apporter qu'un peu d'adoucissement à la douleur et des paroles de consolation !

En résumé :

1° L'enfant né de parents phtisiques ne naît pas tuberculeux.

2° Rien ne démontre qu'il naisse avec une prédisposition spéciale à la tuberculose.

3° Il naît seulement avec une certaine débilité constitutionnelle qui diminue sa résistance en cas d'infection, que cette infection soit tuberculeuse ou autre.

Cette débilité se retrouve chez les enfants nés de parents alcooliques, syphilitiques, miséreux, surmenés, etc.

Nous savons que les prédisposés sont des prodigues qui gaspillent les principes nutritifs qu'ils reçoivent sans faire aucune réserve dans leurs tissus.

CHAPITRE IV

L'ALCOOLISME

L'alcoolisme est un facteur important de prédisposition tuberculeuse.

L'alcool, en effet, ne s'attaque pas seulement à certains organes en particulier, tels que le foie, le cerveau, l'estomac, les reins, il cause bien souvent aussi un affaiblissement général dans la vitalité des tissus ; grâce à cette intoxication, l'organisme perd graduellement sa qualité de résistance aux différentes infections, les moyens de défense s'affaiblissent, l'énergie morale elle-même s'amoindrit, et le bacille tuberculeux, à la suite d'une contagion banale, trouve ainsi un terrain tout préparé. Ce qui faisait dire à M. le professeur Landouzy : « **L'alcoolisme fait le lit de la tuberculose** », à M. le Dr Hayem : « **La phtisie se prend sur le zinc.** »

Si vous voulez vous convaincre de l'influence prépondérante de l'alcoolisme sur la tuberculose, allez dans les hôpitaux de Paris : vous y verrez que la plupart des tuberculeux sont alcooliques ; Lancereaux, dans son service, compte 1,229 alcooliques pour 2,192 de ses tuberculeux hospitalisés, c'est-à-dire que plus de la moitié de ses tuberculeux sont alcooliques.

Avec Coustan, de Montpellier, la proportion est encore plus forte : il note 88 à 90 pour 100 d'alcooliques pour cent phtisiques. Aussi peut-on dire que « la phtisie acquise chez l'ouvrier qui a atteint l'âge mûr, c'est-à-dire chez l'ouvrier qui n'avait aucune prédisposition héréditaire, est presque toujours due à l'alcoolisme, surtout chez les buveurs empoisonnés par l'absinthe ou les boissons désignées sous le nom d'apéritifs (vermouth, bitter, etc.).

Dans certains centres industriels où l'alcoolisme fait de terribles ravages, la mortalité par tuberculose atteint une proportion terrifiante. Ainsi, dans le Rhône et la Seine, la tuberculose, sur 1,000 décès, en réclame pour sa part plus de 255, soit plus du quart.

Le Dr Jacques Bertillon, chef des travaux statistiques de la ville de Paris, a montré la relation qui existe entre la fréquence de la phtisie et de l'alcoolisme, d'après les statistiques récentes. Les deux cartes de France qu'il a établies, l'une relative à l'alcoolisme, l'autre à la phtisie, se ressemblent presque exactement. Dans le Nord où l'on boit énormément d'eau-de-vie, dans l'Est où l'on en boit passablement, les phtisiques sont relativement plus nombreux que dans le Centre et dans le Midi où l'on consomme plus de vin et moins d'eau-de-vie.

D'ailleurs, M. Bertillon a encore établi que sur 100,000 cabaretiers vivants de 35 à 45 ans, il en meurt annuellement 579, tandis que chez les autres boutiquiers du même âge, la proportion n'est que de 245, moins de la moitié. Et pourtant tous ces boutiquiers habitent dans des logements identiques et leur genre de vie est le même ; l'alcool seul est cause de l'énorme différence du taux de la mortalité.

On peut dire aussi que l'alcool seul est coupable si, à Paris, il y a trois fois plus de phtisiques hommes que femmes.

Le professeur Letulle, dans sa communication au Congrès de la Tuberculose à Vienne (1901), a résumé ainsi les rapports des deux fléaux sociaux : « L'ouvrier parisien est alcoolique avant de devenir tuberculeux, il s'alcoolise tous les jours sans le savoir et prépare ainsi son organisme à l'invasion de la tuberculose. Une fois tuberculeux, tous ou presque tous les malades précipitent le mal en s'alcoolisant davantage...

« Neuf dixièmes des ouvriers parisiens atteints de phtisie sont des alcooliques...

« L'alcoolisme prépare la voie à la tuberculose pulmonaire. L'ouvrier boit surtout, il mange à peine, il mange mal et met ainsi son organisme en état de moindre résistance ; je puis affirmer, en matière de conclusion, que de toutes les maladies chroniques, l'intoxication lente par l'alcool est celle qui prépare le mieux l'homme à l'invasion de la tuberculose pulmonaire, celle qui aggrave sûrement ses formes cliniques et en assombrit le mieux le pronostic, en frappant d'impuissance le traitement. »

On peut en effet considérer comme perdu le phtisique alcoolique. Sur seize tuberculeux pris au hasard de sa consultation, le Dr Brunon signale onze alcooliques et cinq non alcooliques ; les onze alcooliques sont morts, et des cinq autres, deux sont morts, deux autres sont guéris, et le cinquième a été seulement amélioré par le traitement.

Mais l'alcoolisme n'est pas seulement un facteur de déchéance physique et d'abrutissement des parents, il faut savoir **qu'il empoisonne aussi la progéniture par avance.** Peut-il d'ailleurs en être autrement ? Le mari, empoisonné par l'eau-de-vie, le foie et le cerveau ravagés par l'absinthe, l'intelligence fermée depuis longtemps à tout ce qui est grand, à tout ce qui est beau, à tous les sentiments élevés qui anoblissent la vie des êtres normaux ; et la femme, anémiée par le séjour dans un logement étroit et malsain, surmenée par un travail acharné, affaiblie peu à peu par une alimentation insuffisante et défectueuse, et le cœur déchiré par l'ignoble spectacle du présent et les craintes angoissantes de l'avenir, quand elle-même n'est pas la proie de ce terrible poison ... Oui, que vont-ils procréer, ces deux êtres, dans cet état de déchéance morale et physique ? De pauvres petites créatures emportées en quelques jours par les convulsions, ou bien des enfants anémiés, rachitiques, à la poitrine rentrée, qui constituent de la graine de tuberculose ou des candidats au crime et à la maison d'aliénés.

Et c'est ainsi qu'il y a en France toute une armée d'idiots, de délirants, d'hallucinés, de convulsionnés, de dégénérés, d'épileptiques, de dépravés, d'hystériques, de prédisposés à la tuberculose qui encombrent la société et sont un signe de déchéance de notre race. Les statistiques du conseil de revision nous signalent pour la ville de Brest un fait bien probant de l'influence nocive

de l'alcool sur les jeunes enfants : dans cette région, le tour de poitrine était, en 1890, pour les inscrits maritimes, engagés et appelés, de 95 centimètres comme moyenne; en 1901, cette moyenne est tombée à 84 centimètres !

Cette déchéance physique constitue essentiellement une prédisposition spéciale à la tuberculose. Un de ces enfants est terrassé par les convulsions dans le courant de la première année de son existence : quelle en est l'origine ? Ce n'est bien souvent qu'un des symptômes d'une méningite tuberculeuse latente, mal confirmée. Et ces enfants qui souffrent de coxalgie, et ceux dont la colonne vertébrale se casse sous l'usure de la carie des vertèbres, n'est-ce pas l'alcool qui en fait des victimes de la tuberculose ? Et tous ces jeunes gens pâles, chétifs, sans résistance, ayant tous les caractères des candidats à la tuberculose et qu'une phtisie galopante emporte en quelques semaines, ne sont-ils pas, eux aussi, des victimes autant de l'alcool que de la tuberculose ?

CONCLUSION : L'alcoolisme fait des tuberculeux et prépare chez les enfants un terrain éminemment favorable au développement des lésions bacillaires.

CHAPITRE V

LE TAUDIS

L'**air** pur qu'on respire dans les bois et sur le sommet des montagnes constitue l'air idéal pour la respiration, car sa pureté et sa richesse en oxygène facilitent le fonctionnement des organes et assurent dans les meilleures conditions la vitalité des cellules.

Dans les rues des villes, l'air est certainement moins bon qu'à la campagne, car il est vicié par les poussières, par les odeurs, par les fumées, par les produits de décomposition organique, etc., mais comme il se renouvelle fréquemment, il peut ne pas causer de graves désordres dans l'organisme, surtout s'il est soumis pendant la journée à l'action des rayons du soleil, ainsi que cela se produit dans les grandes avenues des villes, dans les jardins publics, etc.

Mais si cet air vicié ne se renouvelle pas, comme dans certaines rues étroites, si cet air pollué de poussières et de germes ne voit jamais le soleil, comme dans de nombreux logements, il ne peut plus apporter au sang des personnes qui le respirent les éléments nécessaires à sa régénération, et alors les tissus, mal nourris, s'anémient, les muscles n'accomplissent plus dans des conditions normales le travail qu'exige d'eux la volonté, l'organisme se débilite et devient ainsi une proie facile pour la tuberculose.

Mais si l'air pur est nécessaire à notre vie, nous en dirons autant du **soleil** ; c'est un reconstituant de premier ordre, une source de vie merveilleuse, et nous comprenons que Rostand ait emprunté la voix claironnante de Chantecler pour célébrer ses bienfaits. Sa lumière favorise les échanges dans les organismes ; les tissus, grâce à lui, deviennent plus forts, plus robustes, résistant plus utilement à la maladie. Le soleil est aussi un excellent destructeur de microbes, car la plupart des germes infectieux succombent s'ils sont soumis pendant quelque temps à l'action de sa lumière. Pline entrevoyait déjà cette action quand il écrivait : « Le soleil est le meilleur des remèdes, et les maladies viennent à l'ombre. »

Si donc, l'air pur et le soleil sont nécessaires à notre vie, tous ceux qui seront privés de leur influence bienfaisante, tous ceux qui habiteront dans des taudis subiront tôt ou tard les fâcheuses conséquences de cette privation.

Le taudis est le logement malsain. C'est le logement insalubre parce que l'air et le soleil n'y entrent qu'avec parcimonie par des fenêtres trop rares et trop étroites, ou même n'y entrent pas du tout ; c'est le logement insalubre, parce que l'air n'y arrive que mélangé aux odeurs nauséabondes des courettes et des impasses tortueuses où la malpropreté est endémique ; c'est le logement insalubre, parce qu'il est trop réduit eu égard au nombre des membres de la famille qui l'occupe ; c'est le logement insalubre, parce qu'ayant été occupé par un contagieux, il n'a jamais été désinfecté.

Dans l'une ou l'autre de ces conditions, les locataires du taudis succombent tôt ou tard, victimes de la mauvaise aération, de la privation des rayons du soleil, des émanations nauséeuses du dehors, du surpeuplement et des germes infectieux; ils s'anémient, s'étiolent et deviennent ainsi des organismes tout préparés pour l'éclosion de la tuberculose. Ce qui faisait dire à M. Jullierat : « La tuberculose est la maladie de l'obscurité. »

Si vous voulez vous rendre compte par vous-même de ce qu'est le **taudis,** accompagnez-nous dans une de nos visites auprès d'un indigent malade et observez.

Dans une ruelle tortueuse, large de trois à quatre mètres seulement, sorte de couloir humide et froid où l'air qu'on respire donne le frisson ou la nausée, et qui ne laisse passer par le haut qu'un étroit ruban de ciel, nous longeons des maisons noires, hautes de plusieurs étages, dont le rez-de-chaussée est occupé par de pauvres petits magasins ouverts dans la profondeur sans air et sans lumière. Nous nous engageons dans un couloir obscur, aux relents d'humidité qui imprègnent les murs, aux émanations malodorantes provenant des cabinets d'aisance ouverts à même la fosse ou des amas de détritus jetés dans un coin de la cour intérieure ; surmontant notre dégoût, nous montons l'escalier vermoulu aux planches disjointes, avec, pour tout éclairage, ce mince rayon de lumière qui s'échappe du toit par une lucarne grande comme un mouchoir, et nous arrivons enfin dans ce que l'on appelle le **taudis.** A cette vue, nous nous arrêtons, saisi de pitié, le cœur étreint par une sensation de malaise : nous sommes presque honteux de rencontrer de si profondes misères... Dans cette pièce, souvent mal aérée et sans soleil, dans cette pièce unique pour toute une famille de quatre, cinq, six personnes, et quelquefois davantage, c'est le désordre le plus complet. D'ailleurs, peut-il en être autrement ? Les lits, le berceau, la table, le fourneau de cuisine, quelques chaises, un peu de vaisselle, un peu de linge, tout voisine pêle-mêle, dans une saleté repoussante. Et dans cette pièce qui n'a, la plupart du temps, qu'une ou deux fenêtres, souvent bien étroites (car le propriétaire connaît l'impôt sur les portes et fenêtres), dans cette pièce à tout faire, toute une famille dort, mange, boit, rit quelquefois, souffre et pleure plus souvent ; les vapeurs de la soupe et celles de la lessive se mêlent aux poussières soulevées par le balayage, et toutes les émanations qui résultent des différents travaux du ménage constituent, dans cette atmosphère empoisonnée, l'air respiratoire des enfants et des parents ! Est-ce donc là cet air pur, cet air sain qui doit fortifier les poumons et tonifier les muscles ?... Et combien les choses sont plus terribles encore quand, par hasard, l'un des enfants a la rougeole, qu'un autre est atteint de grippe infectieuse, tandis que l'aîné commence à tousser. Allez donc parler d'isolement à ces pauvres malheureux ! Ils n'ont qu'une seule pièce où loger leur misère ! Et alors les microbes s'exaspèrent les uns les autres, leur virulence s'en accroît, de là ces fréquentes et terribles complications observées dans les maladies de ces gens !

Voilà le taudis dans toute son horreur ! Voilà le taudis, véritable gouffre homicide, dans lequel sont condamnés à vivre avec leur nichée quantité d'ouvriers dont le travail est insuffisamment rémunéré et dont les charges de famille ne leur permettent pas d'avoir un logement en rapport avec le nombre de leurs enfants !

Mais il ne faudrait pas croire que le logement insalubre n'existe que dans les vieilles bâtisses édifiées dans certains quartiers populeux de villes très anciennes ; il nous a été donné de constater dans maintes circonstances l'insalubrité de telle ou telle partie d'un appartement de maison moderne, dont le plan était conçu cependant d'après les principes d'une hygiène bien comprise dans son ensemble.

Pourquoi, en effet, dans ces maisons modernes, les chambres de bonnes, édifiées sous les combles, sont-elles tellement réduites qu'elles permettent à peine l'installation d'un petit lit ? Et pourquoi ce plafond en pente qui diminue dans de fortes proportions le cubage d'air de cette pièce, n'est-il pas compensé par une surface totale plus grande de la pièce ? Voilà des chambres antihygiéniques.

Et ne retrouvons-nous pas cette insalubrité dans certaines chambres d'appartements riches où les fenêtres toujours closes arrêtent les rayons du soleil, où les tentures épaisses et les rideaux constituent des nids à poussières et à bacilles pouvant créer la contagion à la moindre occasion propice ?

Quant aux loges de concierges, combien en trouvez-vous qui soient habitables ?

« Sur les 17,600 maisons qui s'élèvent dans la ville de Lyon, dit le professeur Lortet, on peut hardiment affirmer que les huit dixièmes offrent des loges absolument inhabitables pour les êtres humains, à cause de leur obscurité, à cause de leur manque d'aération ou de leurs dimensions insuffisantes. La plupart de ces loges devraient être frappées d'interdiction. »

Si le taudis est fréquent en ville, on peut dire qu'il en est de même à la campagne ; mais, en général, ses conséquences, dans ce dernier cas, sont loin d'être aussi funestes.

Malsaine est l'habitation quand, dans les pièces aux plafonds bas, les fenêtres sont rares, étroites et toujours fermées, que l'atmosphère dans laquelle on vit est constamment surchauffée, par exemple dans les longs mois d'hiver, et jamais renouvelée, que les rideaux tirés autour du lit ensevelissent le malade par avance et l'empêchent de respirer, quand les animaux de la basse-cour l'envahissent, semant après eux de la saleté et souvent des germes infectieux ; malsaine est la cour de la ferme, quand les fumiers croupissent près de la maison d'habitation, et que le purin filtre à travers le sol ou s'étale en multiples ruisseaux tortueux qui marbrent le gravier.

Un jour, nous fûmes appelé auprès d'un malade dans une maison isolée de la campagne. C'était une pauvre masure aux murs délabrés, lézardés par endroits. On y entrait par une porte à moitié défoncée et l'unique pièce de la maison constituait le logement de cinq personnes : le père, la mère et les trois enfants. Le sol était en terre battue sans nivellement, et le plafond, fait de planches disjointes soutenues par des poutres noirâtres, laissait filtrer l'air du grenier ouvert à tous les vents. Les murs, gris, sales, privés par endroits de leur couche de mortier, laissaient voir la terre dont ils étaient pétris. Quelques meubles gisaient lamentables dans ce réduit : un vieux lit disloqué pour le père et la mère, un petit lit vermoulu pour les deux aînés, et dans un coin, un misérable berceau d'osier tout éventré, par les trous duquel bombait la paillasse gainée de feuilles de maïs ; une table, trois chaises boîteuses, un poêle avec long tuyau crevassé par où s'échappait la fumée, une vieille caisse de bois en guise d'armoire à linge, un peu de vaisselle... et c'est tout.

Ce logement était insalubre par les multiples ouvertures qui créaient des courants d'air en permanence, insalubre par l'humidité du sol, insalubre par le surpeuplement et la malpropreté. Et pourtant le père et la mère jouissaient d'une santé superbe et les trois enfants qui trottinaient dans les champs, sans chapeaux et presque nus, poussaient merveilleusement. Qu'est-ce à dire, sinon que le logement insalubre fait à la campagne moins de victimes qu'en ville ? Car les enfants vivent continuellement au dehors, baignés de soleil, dans une atmosphère toujours saine et trouvent ainsi dans les conditions hygiéniques de l'extérieur un contrepoids important à l'action malfaisante du taudis. Les parents eux-mêmes, vivant en grande partie au milieu de leurs champs, jouissent en général d'une constitution plus robuste que les ouvriers de la ville, et ce précieux avantage, ils le doivent surtout à la vie au grand air, aux bains de soleil quotidiens.

Bien souvent, dans les grandes villes, ce n'est pas seulement tel logement qui est malsain, mais la maison tout entière. Quelques-unes d'entre elles, appelées « **maisons à tuberculose** », véritables fléaux d'un quartier, contaminent les malheureux qu'elles abritent et déciment peu à peu les familles trop insouciantes qui y installent leur foyer. Ces maisons existent dans toutes les grandes cités, et particulièrement dans les quartiers ouvriers ; on y meurt beaucoup de tuberculose, et les précautions hygiéniques et la désinfection sont des mots qui n'ont qu'un sens bien vague dans l'esprit des ouvriers qui les habitent. Aussi les agonies lentes succèdent aux morts et les derniers occupants du logement s'étiolent sous le réseau contaminé qui les enserre jusqu'à ce qu'eux-mêmes tombent, après avoir lutté de toutes leurs forces défaillantes, victimes du taudis, victimes de son air vicié et de ses murs imprégnés de bacilles.

Certaines de ces maisons sont de véritables abattoirs où la mortalité tuberculeuse se maintient au taux formidable annuel de 40 à 42 pour 1,000 habitants. Dans une maison de la rue Quincampoix, à Paris, qui comporte une population de 30 à 35 habitants, il est mort de tuberculose 97 personnes en 11 ans (1).

---

(1) **Paul Julliérat.**

Le professeur Pinard dénonçait récemment à l'Académie de médecine une maison où, il y a 30 ans, une famille mourut de la tuberculose : le père, la mère et les quatre enfants. Depuis cette époque, quatre familles ont occupé cette maison et chacune de ces familles perdit un ou plusieurs membres de tuberculose. Une cinquième famille, indemne de toute tare tuberculeuse, vint ensuite habiter cet immeuble : deux enfants de ce ménage moururent bientôt de méningite tuberculeuse.

Ces maisons malsaines n'existent pas, en général, dans tous les *quartiers* d'une ville : elles sont plutôt groupées dans les **endroits pauvres et surpeuplés.** Aussi ces quartiers payent-ils un lourd tribut à la tuberculose. Alors que la mortalité moyenne par tuberculose à Paris est annuellement de 50 pour 10,000, cette mortalité s'élevait en 1900 jusqu'à 104 dans le milieu ouvrier des Epinettes, de Plaisance, de Grenelle, tandis qu'elle s'abaissait dans les quartiers aérés, riches, à 20 pour la Madeleine, à 11 pour les Champs-Elysées.

Mais alors, puisque l'air et le soleil sont si nécessaires à la santé, puisque le taudis, le logement insalubre favorise l'éclosion de la tuberculose, pourquoi existe-t-il dans la plupart des grandes villes des ruelles tortueuses, étroites, véritables couloirs entre des murs trop hauts, où le soleil ne pénètre jamais, et pourquoi voyons-nous ces grandes bâtisses élevées les unes contre les autres, sans espaces libres, alors que la place reste inoccupée dans les champs d'alentour ?...

Il faut, pour expliquer un tel état de choses, remonter très haut dans notre histoire. Autrefois les seigneurs ennemis, les bandits de grands chemins infestaient la campagne, et le peuple ne pouvait trouver un abri qu'au pied du château de son maître ou dans l'intérieur des remparts de la ville. Le tracé tortueux des ruelles avait pour but de dérouter l'ennemi s'il franchissait les murailles, et comme les remparts empêchaient la ville de s'étendre, les maisons s'élevaient plus hautes vers le ciel pour compter un plus grand nombre d'habitants. On songeait à préserver sa vie du glaive de l'ennemi avant de songer à la préserver des maladies.

Et plus tard, quand fut créée l'unité de la France, on commit l'erreur, pour établir l'impôt sur les immeubles, d'en faire l'évaluation d'après le nombre et la dimension des ouvertures. Aussi la grande préoccupation des propriétaires fut-elle de créer des maisons aux fenêtres réduites, et sans contact avec le soleil (1).

Maintenant on comprend davantage les bienfaits du grand air et du soleil et quand on édifie une maison, on s'inspire des grands principes de l'hygiène. Mais les vieilles maisons restent toujours debout et les propriétaires les gardent avec un soin jaloux. Car, ce qui semble paradoxal, plus une maison est malsaine, plus son revenu est élevé.

En effet, on a d'abord tiré le parti maximum de la surface en édifiant des chambres étroites, avec vue sur la cour intérieure qui n'est, la plupart du temps, qu'un puits profond et sans soleil, et en

---

(1) Tiré de l'*Education du peuple*, par Gache.

utilisant pour la location les réduits les plus obscurs, les plus sordides.

En second lieu, les locataires habituels de ces logements sont peu exigeants : le pauvre est toujours honteux et timide ! Il installe ses meubles boiteux dans ces misérables taudis sans exiger la moindre réparation, sans demander la réfection de telle pièce contaminée dans laquelle s'est déroulée la lente agonie d'un phtisique.

Enfin, le prix des loyers est extraordinairement élevé dans ces maisons malsaines : on a compté que les garnis qui détiennent le record de l'insalubrité et de la mortalité tuberculeuse, sont loués deux et trois fois plus que les pièces de logements plus aérés et dans des quartiers plus sains. Tel propriétaire qui a pour locataires des gens riches ne touche qu'un intérêt de 4 à 4 1/2 pour 100 de son argent, tandis que l'argent rapporte souvent du 8, 10 et même 15 pour 100 aux propriétaires de pauvres ! « Il y a donc pour ceux-là, dit Lucien Descaves, tout avantage à conserver leur fromage, leur fromage avancé ; d'autant plus qu'ils ne vivent pas dedans, eux. »

Aussi, quand un logement est privé d'air et de soleil, quand les locataires se trouvent entassés dans des réduits obscurs, au cubage d'air restreint, dans une atmosphère empoisonnée, ils s'étiolent, perdent leur ressort physique et moral ; le sang s'appauvrit, les organes remplissent incomplètement leurs fonctions, les tissus n'ont plus la même vitalité, et ils deviennent alors un terrain favorable au développement de la tuberculose. Cette prédisposition tuberculeuse se transforme même rapidement en une tuberculose confirmée, si le logement est lui-même contaminé par le bacille, confirmant ainsi la justesse de ce vieux proverbe persan : « Là où n'entre ni le soleil, ni la lumière, le médecin entre souvent. »

D'ailleurs, l'ouvrier qui vit dans un taudis ne tarde pas à prendre le chemin du cabaret (son salon, à lui), essayant de trouver dans la limpidité du *petit bleu* ou dans le nuage laiteux de l'absinthe l'oubli de ses maux. Ce premier pas, une fois franchi, rien ne l'arrêtera plus sur la pente fatale. Et c'est dans ce sens que Jules Simon disait : « Le taudis est le pourvoyeur du cabaret. »

Mais ce sont les taudis et les foyers sans flamme,
Les bouges sans soleil pour le corps ni pour l'âme,
Et les réduits infects, pleins de navrants secrets,
Qui font rester le pauvre au fond des cabarets ! (1)

Nous nous contenterons, en guise de conclusion, de citer l'appréciation sévère mais juste que porte un penseur sur le taudis : « Malsaine, l'habitation ruine la santé ; croulante, encrassée par les immondices, assombrie par des jours de souffrances, empestée par des courettes où croupissent les eaux d'évier, nid à rhumatismes et à tuberculose, foyer pestilentiel, la maison d'ouvrier envoie un bon nombre de ses habitants à l'hôpital et au cimetière, un bon nombre aussi au bagne, et la presque totalité au cabaret (2). »

En résumé, **l'air et le soleil nous sont absolument nécessaires, et les organismes s'étiolent,**

---

(1) *Les Ouvriers*, d'Eugène Manuel, page 36.
(2) Gache, l'*Education du peuple*.

deviennent une proie facile pour la tuberculose dans les logements insalubres, dans les taudis.

Certaines maisons modernes ont encore des parties insalubres (chambres de bonnes, loges de concierges).

Certaines maisons anciennes sont de vrais nids à tuberculose.

La tuberculose existe surtout dans les quartiers pauvres.

Si l'ouvrier fréquente le cabaret, c'est souvent parce que son intérieur est un taudis.

CHAPITRE VI

AUTRES FACTEURS DE PRÉDISPOSITION

Assurément l'hérédité, l'alcoolisme et le taudis sont les facteurs les plus importants qui interviennent pour favoriser le développement de la tuberculose, mais il en est d'autres qu'il n'est pas inutile de connaître et nous en parlerons brièvement.

Règle générale : **Tout ce qui débilite l'organisme prédispose à la tuberculose.**

Le diabète sucré étant une maladie débilitante par excellence, beaucoup de diabétiques meurent de phtisie.

Les maladies antérieures, microbiennes ou autres, en provoquant une sorte d'empoisonnement des cellules qui nuit à leur vitalité, déterminent peu à peu un affaiblissement plus ou moins marqué de l'organisme et contribuent ainsi à favoriser l'éclosion de la tuberculose. Citons en particulier **les bronchites répétées, la coqueluche,** qu'on a encore appelée l'antichambre de la phtisie, **la rougeole, la grippe ou influenza, le croup ou diphtérie laryngée** ; ces maladies agissent en produisant une solution de continuité, une ulcération dans la muqueuse des bronches ou du larynx, par laquelle se glissera le bacille de la tuberculose, en débilitant l'organisme par l'intoxication qu'elles produisent, et en associant entre elles les actions de leurs microbes dont la virulence s'exaspère.

La pleurésie a frigore, c'est-à-dire la pleurésie produite par un refroidissement, quand elle n'est pas d'origine bacillaire, est cependant une cause importante de prédisposition tuberculeuse. En effet, elle détermine l'adhérence des deux feuillets de la plèvre qui, normalement, doivent glisser l'un contre l'autre dans les mouvements thoraciques de la respiration, et cette adhérence apporte une gêne dans le mécanisme respiratoire du côté malade, empêchant l'expansion normale du poumon. Il se fait alors dans les points extrêmes des poumons où l'air de la respiration n'arrive plus une sorte de dépôt d'air impur et de poussières plus ou moins virulentes qui lèsent les cellules mal aérées, mal nourries, et ces points de moindre résistance peuvent être des lieux d'élection pour la tuberculose.

Il en est de même de **l'anémie,** de **la chlorose.** Quand on voit une jeune fille, à la face pâle, décolorée, au teint jaunâtre, marchant d'un air languissant, et qui, au moindre effort, souffre de palpitations cardiaques et de gêne respiratoire, on a lieu souvent de soupçonner, même quand un examen sérieux ne permet pas de reconnaître la moindre lésion, un début de tuberculose latente. Potain cite le cas d'une malade présentant tous les signes habituels de la chlorose : « Son état m'inquiétait, non tant à cause de l'intensité de la chlorose que parce que la malade présentait une résistance particulière au traitement. J'ai suivi cette malade pendant dix ans, cherchant toujours à m'expliquer la ténacité de son affection ; un jour, je vis apparaître une tuberculose à évolution rapide, et la mort survint en quelques mois. »

Le refroidissement brusque et prolongé est, lui aussi un grand facteur de prédisposition tuberculeuse ; car, par les troubles circulatoires dont il est la cause, il détermine des lésions de congestion surtout du côté des bronches et des poumons et diminue ainsi dans une forte proportion la résistance des tissus.

En général, tous les tissus altérés par des **traumatismes violents ou souvent répétés** constituent des lieux de moindre résistance sur lesquels peut se greffer l'infection tuberculeuse ; c'est ainsi que les mariniers présentent une prédisposition spéciale à la tuberculose du sommet du poumon parce qu'ils ont coutume de faire avancer leur bateau à l'aide du harpin, sorte de longue perche, dont une extrémité plonge dans le fond de la rivière et dont l'autre s'appuie sur leur région sous-claviculaire. Cette pression assez violente détermine ainsi un traumatisme chronique qui rend les tissus de cette région moins résistants et plus facilement bacillisables.

Charrin et Carnot ont montré le rôle indéniable des altérations des tissus pour servir de localisation à la tuberculose : un enfant tombe sur le genou, il se développe une tumeur blanche, affection tuberculeuse. Pour les parents, c'est le traumatisme qui a produit la tumeur blanche : souvent même on n'hésite pas à incriminer les soins médicaux, tandis que ce traumatisme a déterminé en quelque sorte un appel en ce point des bactéries latentes localisées auparavant dans des ganglions ou dans de vieilles lésions tuberculeuses cicatrisées.

Certains métiers favorisent encore la contagion ou le développement de la tuberculose ; c'est ainsi que les laveuses, les blanchisseurs, les chiffonniers, les infirmiers des salles de phtisiques, qui respirent à pleins poumons des poussières contaminées, sont en danger permanent d'éclosion tuberculeuse. Il en est de même des garçons de café, des mitrons ou mineurs blancs qui « descendent, chaque soir, dans le sous-sol étroit, bas de plafond et surchauffé, s'y mettent complètement nus, y brassent la pâte, y cuisent le pain, jusqu'à la pointe du jour... La tuberculose des ouvriers boulangers n'est ni contestable, ni contestée. Ils n'en meurent pas tous, mais le nombre de ceux qui sont atteints est considérable (1). »

Une statistique établit que sur 149 décès par tuberculose, on compte :

66 garçons de café,
45 ouvriers de ville ayant une profession sédentaire,
27 ouvriers de ville travaillant au grand air,
11 cultivateurs.

A un point de vue général, on peut dire que le **surmenage** est un des facteurs les plus importants de prédisposition tuberculeuse.

Tout le monde se surmène, soit par des veilles

(1) Lucien Descaves, Article du *Journal*.

trop fréquentes, soit par des fatigues physiques et morales exagérées, soit par des excès de tout genre et particulièrement des excès d'alimentation, à tel point qu'on a pu dire : « L'homme ne meurt pas, il se tue. »

Quand il y a surmenage physique, l'équilibre parfait qui équivaut à la bonne santé n'existe plus ; on dépense plus qu'on ne gagne. Au début d'un travail, les forces normalement produites dans l'intimité des tissus sont utilisées dans de bonnes conditions, mais si ce travail est très pénible, s'il est prolongé outre mesure, s'il se fait dans un air confiné, sans lumière, les forces n'ont pas le temps de se renouveler et l'équilibre est détruit. De plus, dans ce travail plus intense, les déchets de l'organisme sont plus abondants, et les glandes, telles que le foie et les reins, chargées de brûler ces produits d'élimination ou de les rejeter, ne suffisent plus à leurs fonctions ; il en résulte un commencement d'empoisonnement général qui atteint tous les organes et qui rend les tissus moins résistants. C'est dans ce sens que le surmenage prépare le terrain aux infections, et particulièrement à l'infection tuberculeuse.

Une expérience classique permet de montrer la différence de résistance d'un organisme surmené et d'un organisme reposé. Si l'on fait tourner dans des cages un lot de rats blancs jusqu'à ce qu'ils soient très fatigués et qu'on leur inocule ensuite une maladie microbienne, ils meurent tous de cette infection ; tandis que si l'on inocule de la même manière un autre lot de rats témoins, semblables aux premiers, mais laissés en repos et bien soignés, ils résistent tous à l'infection et ne se ressentent nullement de cette inoculation.

Il en est de même chez l'homme ; aussi l'infection tuberculeuse aura d'autant plus de prise chez lui qu'il sera plus surmené, tandis que celui dont la vie est tranquille, laborieuse sans excès et faite de plaisirs sains, aura de grandes chances de rester indemne.

Dans les villes, ce surmenage est intense, car tous, patrons et ouvriers, luttent contre la concurrence, travaillent pour satisfaire leurs besoins toujours plus pressants de luxe et de plaisir. « Or, a dit sagement le Dr Arledette, en parlant de l'ouvrier, l'organisme humain est merveilleux d'endurance, de souplesse, d'élasticité, mais il a ses caprices, ses besoins de détente, ses instants de défaillance. On ne peut impunément l'accoupler à un organisme insensible qui marche sans trêve et sans repos avec une régularité impitoyable : ce faisant, on le surmène et ce surmenage affecte surtout les centres nerveux qui sont les capricieux dispensateurs de cette force sans laquelle il n'y aurait ni mouvement, ni perception. » Et c'est pourtant ce qui existe avec les conditions du travail moderne qui transforme l'ouvrier en un des multiples rouages de cette grande machine qu'est l'usine ou l'atelier, rouage qui se meut d'une façon presque inconsciente sous la poussée de la force obscure du devoir et de l'habitude. Aussi, comme rien ne prépare mieux un terrain à l'invasion morbide que le surmenage physique et cérébral, les moins résistants se laissent facilement entamer : « L'observation, dit Jaccoud, enseigne que les causes ordinaires de la tuberculose tardive acquise sont des refroidissements répétés chez des individus **surmenés** par des excès de travail et par la misère. »

Le surmenage moral peut, lui aussi, avoir de graves conséquences au point de vue de la tuberculose ; il est d'observation courante que les émotions tristes, les gros soucis d'argent, les angoisses déprimantes, la perte d'un être aimé peuvent débiliter l'organisme et préparer le terrain à l'invasion du bacille. Laënnec cite la curieuse histoire de cette communauté de religieuses où l'extraordinaire sévérité de la règle et des démêlés avec l'autorité ecclésiastique avaient produit les effets les plus nocifs : « Pendant dix années que j'ai été le médecin de cette maison, dit-il, je l'ai vue se renouveler deux ou trois fois par la perte successive de tous ses membres, à l'exception d'un petit nombre. »

Le Dr Arledetti attribue au surmenage moral et physique de notre civilisation actuelle la plus grande part dans la propagation du fléau : « Il ne me paraît pas imprudent d'affirmer que si la tuberculose fait, de nos jours, des progrès tellement rapides que, dans un avenir prochain, cette hideuse moisissure aura gâté toute l'espèce et qu'aucune famille ne pourra s'en croire indemne, c'est uniquement parce que la vie moderne surmène trop les nerfs humains. Ne cherchez point une autre explication ; toutes les causes que vous invoquez un peu routinièrement, la misère, l'insuffisance d'air et de nourriture, etc., ont existé de tout temps sans produire les mêmes effets. Ce qui n'a jamais existé, c'est la civilisation actuelle, c'est-à-dire le travail moderne, le plaisir moderne, la mentalité moderne (1). »

Il en est de même de **la cohabitation en grand nombre**; car l'air confiné est un véritable poison qui agit par défaut d'oxygène, par excès d'acide carbonique, par les poussières et les microbes contenus dans l'air. D'Arsonval a montré que des lapins soumis à une atmosphère composée exclusivement d'air expiré s'étiolent très vite et succombent à la tuberculose aiguë. Aussi la phtisie est-elle plus fréquente dans les prisons, les casernes, les asiles d'aliénés, les bureaux, les ateliers, les couvents, parce que les individus sains et les individus malades y sont soumis à une promiscuité antihygiénique, parce que bien souvent la nourriture n'y est pas en rapport avec le travail fourni, parce que, enfin, la plupart du temps, les locaux sont malpropres, mal aérés et mal éclairés.

Il est encore un point sur lequel nous voulons insister comme facteur social de prédisposition tuberculeuse : c'est **la vie antihygiénique des villes. c'est l'immigration croissante des campagnes dans les villes.**

Les principales causes de l'insalubrité des villes sont : l'aération insuffisante, souvent malsaine, le surmenage physique et cérébral, l'alcoolisme, le taudis, l'absence de lumière solaire et l'alimentation défectueuse. « C'est tout simplement la lutte contre la vie, disait Peter, la conspiration de

---

(1) **Dr Arledetti**, *Lectures sur la Tuberculose*.

l'étiolement. Donnez-moi un marais, plus un organisme humain, et je vous rendrai une fièvre intermittente ; eh bien ! donnez-moi une grande ville, avec son hygiène dépravée, et je vous rendrai une population de tuberculeux. »

« Les villes, dit Hufeland, sont des tombes toutes grandes ouvertes devant l'humanité, et cela non seulement au physique, mais encore au moral (1). »

Oui, le séjour de la ville est dangereux pour ceux qui y sont nés et qui ne l'ont jamais quittée, mais il est plus terrible encore pour ceux qui, ayant passé leur enfance et leur adolescence dans l'air pur de la campagne, sous les rayons bienfaisants du soleil, se trouvent transplantés un beau jour dans la grande ville.

« Les villes, disait Cheysson, à la Société d'agriculture de France, le 3 juillet 1901, sont des mangeuses d'hommes : elles les aspirent sur tout le territoire, les projettent dans la fournaise et les y consument. »

« Les grandes villes, dit encore le professeur Arloing, auquel nous faisons de larges emprunts sur cette question, exercent une attraction invincible sur les habitants de localités de moindre importance et surtout des campagnes. On dirait autant d'aimants implantés dans le sol d'un pays dont l'action se fait sentir sur un rayon d'autant plus grand qu'ils sont plus puissants, et avec une intensité d'autant plus grande que les objets sollicités sont à une moindre distance. » Et parmi

(1) Hufeland, *L'art de prolonger la vie.*

les grandes villes, il faut mentionner l'attraction spéciale de Paris « dont les tentacules, comparables aux ventouses de la pieuvre, vont aspirer en quelque sorte jusqu'aux habitants des bourgades les plus reculées du territoire ».

Tous les départements voient partir, chaque année, un lot considérable de jeunes gens, de jeunes filles, de ménages d'ouvriers ou d'employés, qui s'en vont à la ville, hantés du désir de faire fortune, leurrés par l'appât de salaires plus élevés et par l'espoir d'une vie plus facile et plus agréable.

Les raisons de cette immigration croissante sont nombreuses ; voici les principales : la dépréciation de la main-d'œuvre par le développement de la machinerie, le faible rendement des produits de la terre, le service militaire obligatoire qui fait naître le désir de la grande ville, l'insuffisance des organisations capables de venir en aide à ceux qui se trouvent dans une situation embarrassée, une sorte de respect humain qui place la profession agricole dans une sorte d'infériorité, etc.

Mais si les transplantés jouissent dans les villes de certains avantages matériels, il faut reconnaître qu'ils payent en revanche un lourd tribut à la maladie, et particulièrement à la tuberculose. Les statistiques établissent que :

1° Le transplanté est plus vulnérable à la tuberculose que le parisien d'origine ; ainsi, pour certains départements, la mortalité par tuberculose des immigrés est de 60 à 83 pour 1,000, tandis que pour les Parisiens nés à Paris, la moyenne n'est que de 39,7 ;

2° La mortalité par tuberculose est plus grande aussi sur les provinciaux à Paris que sur leurs compatriotes restés au pays ; ainsi, en 1901-1902, le département des Vosges donnait une moyenne de 28 décès par tuberculose pour 10,000 habitants, tandis que la proportion s'élevait à 56 pour les immigrés du même département à Paris ; le Morbihan donnait la proportion de 36, tandis que celle de ses immigrés s'élevait à 72.

Cette différence de vulnérabilité existant entre le parisien d'origine et le transplanté peut s'expliquer par ce fait que le premier a un milieu familial, des relations amicales qui lui permettent de se retremper dans la douceur du foyer après un travail fatigant, et qu'ayant une connaissance approfondie des mœurs et des coutumes parisiennes, il peut plus facilement se préserver de la débilitation physique et morale ; tandis que le transplanté, bien souvent sans relations, sans avances, soumis à un travail quelquefois dangereux et malsain, victime de cette vie mouvementée et de ce surmenage nerveux auquel il n'est pas habitué, s'étiole dans le taudis, dans les logements surpeuplés, et peu à peu cherche dans le mirage de l'alcool l'oubli de ses misères. Voilà en quelques mois un terrain **tout** préparé pour **la** tuberculose !

Les observations sont fréquentes de ces jeunes gens, employés ou fonctionnaires, qui, séjournant en ville, loin de leurs parents, traitent par le mépris un léger rhume d'hiver dont la persistance les étonne sans les effrayer, qui continuent leur travail sans prendre aucune précaution, et qui, un beau jour, sont tout surpris de n'avoir plus la force d'aller à leur bureau ; la bronchite simple s'est transformée progressivement en tuberculose.

En 14 ans, à l'Hôpital Tenon, qui reçoit les malades du quartier périphérique du Père-Lachaise, la tuberculose a emporté 4,974 malades nés à Paris et 11,250 malades provinciaux, soit trois fois plus de provinciaux pour une population sensiblement égale. Aussi, pour les immigrés « la grande Ensorceleuse, la grande Enchanteresse s'est transformée en ogresse qui les récompense de leur enthousiasme irréfléchi, en leur inoculant un germe le plus souvent mortel ».

Et alors, quand la maladie les a terrassés, quand leurs forces défaillantes ne peuvent plus suffire aux exigences de la situation, ils reviennent au pays chercher le grand air et le repos, mais créent en même temps autour d'eux des foyers de contagion, semblables en cela « aux pèlerins de la Mecque transportant aux portes de l'Europe le choléra qui sévit en Asie ! »

Voilà comment l'immigration des campagnes dans les grandes villes constitue un facteur important de dissémination tuberculeuse.

Il est un mot qui résume l'ensemble des conditions matérielles défavorables du prolétaire, c'est **le paupérisme** ; or, le paupérisme doit être considéré, par le taudis, par l'alcoolisme, par le surmenage physique, par le manque d'hygiène, comme le propagateur de la tuberculose. Pourquoi cet ouvrier se surmène-t-il ? Parce qu'il est pauvre. — Pourquoi va-t-il au cabaret ? Parce qu'il habite un taudis, et il habite un taudis parce qu'il est pauvre. — Pourquoi sa nourriture est-elle défectueuse, mal préparée? Parce qu'il est pauvre.

— Pourquoi ne s'arrête-t-il pas dans son travail aussitôt qu'il se sent fatigué ? Pourquoi fait-il tel métier plutôt que tel autre ? Pourquoi ne va-t-il jamais se refaire les muscles et tonifier ses bronches à la campagne ? Parce qu'il est pauvre...

Oui, c'est le paupérisme qui débilite l'ouvrier par le surmenage intense qui lui est imposé, par le taudis infect qui l'abrite, par l'alimentation malsaine à laquelle il est condamné, par la dépression morale et physique qui en résulte et qui pousse cet ouvrier surmené, mal nourri et mal logé sur les bancs du cabaret où s'émousse peu à peu sa personnalité et qui en fait une loque à la merci du souffle puissant de la tuberculose.

En résumé, **le surmenage physique et cérébral, le refroidissement, certains métiers dangereux, les maladies antérieures, la pleurésie, la diphtérie laryngée, l'anémie, constituent, par la débilité qu'ils produisent, des facteurs importants de prédisposition tuberculeuse.**

La vie antihygiénique des villes et l'immigration croissante des campagnes dans les villes augmentent encore le nombre des tuberculeux.

Le paupérisme est un mot qui résume l'ensemble des conditions matérielles défavorables du travailleur ; c'est le paupérisme qui prépare la tuberculose.

DEUXIÈME PARTIE

Maintenant que nous sommes suffisamment édifié sur la nature de la maladie, voyons quelles conséquences pratiques nous pouvons tirer de cette étude.

On doit tout d'abord éviter la contagion (chapitre Ier) ; et pour que les facteurs ordinaires de prédisposition tuberculeuse n'interviennent pas pour favoriser l'éclosion de cette maladie, on doit fortifier les enfants et les jeunes gens (chapitre II), et faire l'éducation hygiénique de l'homme fait (chapitre III). On doit même lui donner quelques conseils pratiques pour le cas où il aurait subi les premières atteintes de ce mal redoutable (chapitre IV).

CHAPITRE PREMIER

CONSEILS RELATIFS A LA CONTAGION

Pour que la tuberculose se développe sur un organisme prédisposé, il faut que le bacille de Koch envahisse cet organisme par les voies respiratoires (nez, larynx, poumons) ou par les voies digestives (bouche, estomac, intestins) et y détermine des lésions. Aussi, notre première recommandation à ce point de vue sera : « Vous qui avez les bronches délicates, vous dont la constitution est peu résistante, méfiez-vous de tous les microbes en général, mais craignez surtout le bacille tuberculeux. »

Nous étudierons : 1° Comment on peut éviter la **contagion directe** par les crachats et les poussières, par la viande et le lait tuberculeux ; et 2° Comment on peut s'opposer à la **contagion sournoise, latente,** des appartements par la **désinfection.**

1° Contagion directe.

A. *Crachats et poussières contaminées.*

La contagion de la tuberculose se fait principalement, nous vous l'avons déjà dit, par le **crachat et les poussières contaminées.** Vous ne serez donc pas surpris que nous vous demandions expressément de toujours cracher dans un **CRACHOIR**. Que vous ayez une bronchite, une angine, une pneumonie, un catarrhe pulmonaire, peu importe ; crachez toujours dans un récipient afin que le microbe soit en quelque sorte emprisonné.

Le crachoir doit être dans toutes les familles comme un objet de première nécessité, et l'on doit pouvoir s'en servir à tout instant. Si vous ne l'avez pas à votre disposition dès le début de la maladie, vous risquez fort d'en repousser longtemps l'achat malgré l'avis du médecin. Et le malade se soumet plus facilement à cette précaution aussitôt qu'il est alité, que si, en cours de maladie, vous la lui imposez. Car alors cette nouvelle recommandation peut lui faire croire à une aggravation de son état et lui enlever un peu de son énergie.

D'ailleurs, quand un malade rejette quelques mucosités, il est souvent difficile d'établir dès le début un diagnostic certain, précis, de son affection. N'est-il pas reconnu que les mucosités de la gorge d'un scarlatineux sont contagieuses 24 ou même 36 heures avant l'apparition de l'éruption ? Quand le corps d'un enfant est couvert de larges plaques de rougeole, sa gorge n'est-elle pas un danger d'infection pour l'entourage depuis plus de huit jours ? Et cependant aucune mesure prophylactique n'a été prise au début. Dans ces conditions, ces malades peuvent disséminer leurs bacilles par leurs mucosités, si on attend d'être fixé sur le diagnostic pour prendre les précautions nécessaires. Tandis que l'usage permanent du crachoir ou d'un récipient quelconque, dès le début et en présence d'une maladie quelle qu'elle soit, avec lavages fréquents de la bouche et de la gorge, permet de capter les microbes et d'empêcher leur dissémination. Donc, ayez des crachoirs d'appartement ; ayez le crachoir de malade dont la place est marquée sur la table de nuit, non seulement pour la tuberculose, mais aussi pour toutes les autres maladies, et ainsi les microbes pathogènes ne seront plus disséminés sur le parquet, sur les meubles ou dans la literie, et la désinfection de l'appartement en sera d'autant plus facile.

La forme du crachoir importe peu: l'essentiel est que le récipient soit solide sur sa base, peu encombrant, facile à nettoyer, et qu'il ait un couvercle destiné à cacher à la vue l'aspect repoussant des expectorations et de les mettre à l'abri des mouches : ces insectes sont en effet un moyen fréquent de propagation tuberculeuse.

Vous connaissez les différents modèles de crachoirs qui sont utilisés dans les chambres de malades ou dans les lieux publics : mais nous nous permettrons de signaler en particulier les crachoirs Lutèce, adoptés par l'Institut Pasteur, et qui se recommande aux malades par des qualités incontestables.

Leur armature métallique porte un récipient de dimension variable, mobile en carton imperméabilisé, recouvert d'un couvercle articulé. Dans le carton se trouve une certaine quantité de tourbe absorbante et antiseptique, si bien qu'aucune poussière ne peut sortir du récipient, que le crachat absorbé par la tourbe antiseptique ne peut se putréfier, qu'au contraire il subit l'action des désinfectants.

Quand besoin est, au lieu de le nettoyer, on brûle le récipient en carton avec son contenu dans un foyer quelconque (cheminée, fourneau, poêle, grille), et on le remplace par un autre. Impossible de réaliser plus simplement et plus complètement la destruction des microbes.

Quant au crachoir de poche, il serait à souhaiter que l'usage en soit plus répandu, et qu'on le trouve dans la poche de tous les phtisiques qui se promènent au grand air. Il est d'autant plus nécessaire en ville que les crachats conservent plus longtemps leur virulence dans la poussière des rues humides et sans soleil.

Le crachoir de poche adopté par les sanatoriums est un excellent modèle ; nous en disons autant du crachoir de poche Lutèce.

Disons bien haut que, tant que l'on crachera à terre et qu'on disséminera ainsi les germes du plus terrible des fléaux, la prophylaxie de la tuberculose ne sera qu'un vain mot.

Il serait à souhaiter que les personnes qui ont la déplorable habitude de cracher à terre, ne crachent jamais sur le trottoir, mais dans le ruisseau situé entre le trottoir et la chaussée.

En tout cas, il faut autant que possible atténuer les dangers de la dissémination des germes. L'un des meilleurs moyens consiste à supprimer le balayage à sec et l'époussetage, et à les remplacer par le lavage au linge mouillé. Le linge mouillé ramasse et fixe les poussières contaminées, au lieu de les disséminer ; il suffit de le plonger ensuite dans l'eau bouillante pour le désinfecter.

Une mauvaise habitude consiste, quand on 'it

un ouvrage dont les feuillets ne se séparent pas facilement, d'humecter son pouce de salive pour en faciliter le décollement. Cette empreinte digitale sèche, mais les microbes restent comme signature. S'il y a des microbes pathogènes comme celui de la tuberculose et que ce livre passe ensuite entre les mains d'enfants chétifs, aux bronches délicates, on comprend facilement que la contagion se produise et qu'une tuberculose éclate sans qu'on puisse en déceler l'origine.

Dans le bureau de santé de Laming (Michigan), la Direction s'émut un jour de constater qu'en un temps relativement court, une vingtaine de commis étaient morts de phtisie. L'examen des livres les plus fréquemment manipulés par ces commis décela la présence sur les feuillets de nombreux bacilles de Koch. Une enquête plus approfondie démontra que l'infection initiale datait du temps où un des employés, reconnu tuberculeux par tout le monde, avait travaillé dans le bureau et qu'il avait l'habitude de tourner les pages avec ses doigts mouillés de salive (1).

A Kharkov, ville de Russie, le même fait se produisit dans le personnel de la municipalité.

C'est donc aux membres de l'enseignement de surveiller les enfants et de leur recommander de ne jamais humecter leur pouce de salive en faisant la lecture.

D'ailleurs, ne serait-il pas préférable d'éliminer de tout emploi public l'individu tuberculeux qui

---

(1) Fait cité par M. le Dr Guinard, *Hygiène et Tuberculose*.

contamine les livres, l'entourage, la place qu'il occupe dans le bureau ? En Danemark, cette question est résolue. Dès maintenant, maîtres d'études, employés des postes et des télégraphes, des chemins de fer, de la douane, acceptent volontiers d'être mis à la retraite, la loi leur donnant comme pension les deux tiers de leurs émoluments. S'ils sont incapables de travailler, en outre de leur pension de retraite, l'Etat leur paye les trois quarts de leur pension dans un établissement de tuberculeux ; s'ils peuvent travailler, il leur est facile de trouver dans des occupations peu fatigantes le troisième tiers, qui, ajouté à leur pension, rendra leurs revenus égaux à ceux d'autrefois.

Cette loi, votée grâce aux efforts de la « Société nationale pour la lutte contre la Tuberculose » est une forme d'assistance et de préservation que nous aurions intérêt à méditer et à imiter.

Quand un malade tousse, il a, en général, l'habitude de mettre sa main devant sa bouche au moment de la toux, afin d'empêcher les particules de salive d'être projetées dans l'air et d'être ainsi une source de contagion ; car des expériences ont montré que la salive des tuberculeux renferme des bacilles, dus au passage et au séjour des crachats dans la bouche. A notre avis, cette manière de faire est mauvaise, car la main contaminée infecte tout ce qui est en contact avec elle : literie, couvert, livre, main du parent ou de l'ami en visite. Aussi, ne serait-il pas préférable que le tuberculeux ait toujours près de lui un mouchoir non déplié (comme un livre fermé) que le malade placerait devant sa bouche en cas de toux en l'ouvrant comme un livre, et qu'il refermerait ensuite ? Les gouttelettes de salive viendraient alors se déposer sur cet écran ; il suffirait de le tremper tous les jours dans de l'eau bouillante pendant une dizaine de minutes pour le rendre aseptique et diminuer ainsi la contagion dans de fortes proportions.

Tout malade, quand il est alité, devrait avoir pour lui seul son couvert, toujours le même : cuiller, fourchette, couteau, verre, assiettes, et ce couvert devrait être lavé en dehors de la vaisselle ordinaire. Ces précautions nous paraissent recommandables non seulement pour la tuberculose, mais pour toutes les maladies en général, car, dans la plupart des infections, scarlatine, diphtérie, rougeole, oreillons, coqueluche, angine, grippe, rhumatisme, il se fait une localisation microbienne du côté de la gorge. A quoi sert de donner au malade son couvert personnel, si ensuite ce couvert contaminé est lavé dans la même eau que le restant de la vaisselle et essuyé avec le même linge ? L'usage du couvert personnel au malade ne donne des résultats sérieux au point de vue de la prophylaxie des maladies microbiennes qu'à la condition qu'on pousse la logique jusqu'au bout, quand la mise en pratique est facile ; aussi le couvert du malade doit être lavé séparément et essuyé avec des linges spéciaux.

Les personnes qui font partie de l'entourage immédiat du tuberculeux devront éviter de l'embrasser, de partager son lit, ou même sa chambre, d'être directement devant lui quand il toussera ;

mais surtout elles auront soin de faire de fréquents lavages des mains et même de la figure, particulièrement avant de manger. Elles pourront même, après un sérieux nettoyage au savon, se frotter les mains avec une solution alcoolisée ou un liquide antiseptique.

Le nettoyage des chaussures et le brossage des habits doivent se faire loin des pièces où sont disposés et préparés les aliments. Les personnes qui en sont chargées doivent se laver les mains au savon avant de passer à toute autre occupation.

Il est aussi recommandé de désinfecter les selles des phtisiques, car elles peuvent renfermer des bacilles, soit que le malade avale quelquefois ses crachats ou une partie des mucosités de sa gorge, soit que ses intestins présentent des ulcérations dans lesquelles se développent les bacilles. A ce sujet, nous devons vous faire remarquer que l'épandage présidant essentiellement à la culture moderne des fraises, il est dangereux de manger ces fruits sans les soumettre à une désinfection quelconque, dont la plus pratique consiste à les faire tremper, après rinçage à l'eau, dans du vin rouge, pendant une heure.

Il faut aussi avoir soin de bien laver les aliments qui se mangent crus, tels que salades, fruits, etc.

Il est impossible assurément d'indiquer tous les moyens par lesquels la tuberculose se glisse dans nos tissus et de montrer par là-même comment on peut se défendre du fléau ; cependant, il est essentiel que le tuberculeux ait conscience du danger qu'il crée autour de lui et qu'il arrive, comme d'instinct, à prendre les mesures nécessaires pour ne pas contaminer l'entourage. Certes il convient de respecter toutes les libertés, mais jamais celle d'infecter les autres. Aussi doit-on faire l'éducation du tuberculeux et lui montrer minutieusement toutes les mesures de précautions auxquelles il doit se soumettre.

C'est cette éducation antituberculeuse qu'il faut répandre partout : à l'école, dans la famille, à la caserne. Il serait infiniment utile que les populations fussent averties et instruites sur ce chapitre d'une importance sociale considérable.

Aussi nous comprenons que, pour répondre aux vœux de l'Académie de médecine et du Conseil supérieur d'hygiène, on développe davantage l'enseignement de l'hygiène dans les écoles par un programme plus étendu, par des affiches, par des conférences.

Nous comprenons que l'Etat soit le premier à se soumettre aux prescriptions des hygiénistes en plaçant des crachoirs dans toutes les salles de ses écoles, de ses administrations, de ses bureaux de poste, etc. Car ces précautions contribuent certainement à empêcher bien des contaminations.

Cependant ces prescriptions sont loin d'être toujours observées, même par ceux qui devraient donner le bon exemple ; c'est ainsi que, d'après les règlements, toute école doit être peinte, blanchie ou lessivée tous les ans par la commune, que le sol des salles d'études doit être lavé à grande eau avec un liquide antiseptique toutes les semaines ; que chaque enfant doit se laver les mains au lavabo avant de rentrer en classe, après chaque récréation ; que les écoles doivent être pourvues d'eau pure et que cette eau pure seule doit être mise à la disposition des élèves ; c'est ainsi que tout enfant atteint de fièvre doit être immédiatement éloigné de l'école...

Or, quel est l'instituteur, quel est le maire qui observe à la lettre ce règlement sanitaire ? Tous les instituteurs que nous avons interrogés à ce sujet reconnaissent qu'on ne fait rien de ce qui est prescrit : telle école n'a pas été blanchie depuis plus de dix ans ; on se contente de faire un balayage à sec quotidien ; les lavabos n'existent presque nulle part ; il en est de même des fontaines à eau potable ; et en cas de maladie contagieuse, si l'enfant reste en dehors de l'école le temps prescrit par la loi, jamais les objets dont il s'est servi ne sont désinfectés, ni les livres brûlés.

Il serait donc à souhaiter que, dans toute école, les prescriptions hygiéniques du règlement soient observées scrupuleusement, et même qu'on se conforme au vœu suivant émis par M. le Dr Depeux au Conseil général de la Gironde : Deux fois par an, à Pâques et à la fin de l'année scolaire, ainsi que cela se pratique à Bordeaux, toutes les écoles publiques du département seront désinfectées, soit par des vapeurs sulfureuses, soit par des vapeurs d'aldéhyde formique ; les postes du service de la désinfection organisés dans le département en vertu de la loi du 15 février 1902 seront chargés d'assurer, ou tout au moins de surveiller l'application de cette mesure essentiellement prophylactique.

B. *Viande tuberculeuse.*

La viande de bœuf ou de vache, nous vous l'avons dit, peut renfermer des bacilles tuberculeux, surtout dans les ganglions logés dans l'intérieur des masses charnues.

Or, le diagnostic de la tuberculose, chez ces animaux, très difficile jadis, est aujourd'hui commode grâce à la tuberculine. Il suffit d'injecter à une vache une petite dose de cet extrait de culture tuberculeuse pour constater une élévation thermique de un à trois degrés dans les 24 heures chez cette vache si elle est infectée. Dans le cas contraire, cette injection ne produit pas de fièvre.

Nous serions donc d'avis que l'on fasse l'épreuve de la tuberculine à tous les bœufs, à toutes les vaches, avant de les abattre et qu'ensuite on établisse nettement la distinction entre la **viande saine** et **la viande suspecte.** Nous comprenons qu'on ne puisse pas détruire toutes les viandes provenant d'animaux tuberculeux, puisque la tuberculose est si répandue chez les bovidés, mais pourquoi ne mettrait-on pas en pratique, dans les grands centres, le système adopté en Allemagne ? A Berlin et à Lübeck, on utilise des étuves à vapeur pour la cuisson et la stérilisation de ces viandes suspectes. Grâce à cette disposition, on peut donner aux classes pauvres de la viande inoffensive, à moins de un franc le kilogramme, avec un bon bouillon en plus, et cela tout en rémunérant le capital employé pour l'installation des étuves.

Quoi qu'il en soit, nous vous conseillons (et

nous nous adressons surtout aux ménagères) de soumettre la viande à une cuisson suffisante. L'ébullition prolongée, telle qu'elle est pratiquée pour obtenir le bouillon, assure évidemment la stérilisation. Mais on ne saurait accorder la même garantie aux viandes rôties. Ayez donc soin de les couper en tranches très minces afin que la température intérieure soit suffisamment élevée pour détruire tous les germes. En tous cas, pas de biftecks saignants, pas de viande crue, si vous ne vous êtes pas assurés, d'une façon certaine, que l'animal est indemne de tuberculose. Ne faites exception que pour la viande de cheval et celle de mouton, car ces animaux sont presque réfractaires à la tuberculose.

D'une étude expérimentale et clinique faite par le Dr Charles Richet sur les différentes viandes livrées à la consommation, il résulte que la viande de cheval est la plus riche, la plus saine et la mieux qualifiée pour favoriser la guérison de la tuberculose.

C. *Lait tuberculeux.*

En ce qui concerne **le lait,** nous vous recommandons expressément de ne jamais le donner à vos enfants sans l'avoir stérilisé par une ébullition de quelques minutes ou par la pasteurisation qui consiste à le maintenir quelques minutes à 75 degrés et à le refroidir brusquement ensuite. Le nombre des vaches tuberculeuses employées pour la production du lait est si considérable que tout lait, s'il n'est pas manifestement démontré qu'il est contagieux au point de vue de la tuberculose, doit être au moins considéré comme suspect.

On devrait donc, d'après le vœu de Girard, exiger l'épreuve de la tuberculine pour tous les animaux des fermiers ou nourrisseurs qui mettent leur lait en vente, et éliminer tout animal suspect.

Mais il ne suffit pas que le lait soit indemne de bacilles tuberculeux, il faut aussi que les récipients soient propres au sens hygiénique du mot. Un verre dont le cristal présente la limpidité d'une eau de source peut être souillé des germes les plus virulents ! Ne vous fiez donc pas aux apparences ; exigez de vos laitiers la propreté la plus méticuleuse, et de votre côté, nettoyez toujours à l'eau presque bouillante les bouteilles qui doivent recevoir le lait.

Dans son rapport présenté à la commission instituée par la Ligue de la mortalité infantile (1910), le professeur Moussu, n'envisageant que la production du lait pour les enfants, conclut qu'il serait indispensable :

1° De n'utiliser que des vaches laitières en bon état de santé apparente ;

2° **D'éliminer systématiquement toute bête classée comme tuberculeuse, même par le seul fait d'une réaction positive à la tuberculine ;**

3° D'interdire temporairement la vente du lait pour usage alimentaire dans tous les cas d'épizootie aphteuse ou de maladie générale grave ;

4° D'éliminer de façon formelle de l'industrie laitière, en vue de la production du lait alimentaire, toute bête atteinte de maladie des mamelles;

5° De faire connaître que le lait des vaches laitières peut être nuisible à la santé des enfants lorsqu'il est recueilli durant les 30 jours qui précèdent un vêlage, les 8 jours qui suivent le vêlage, et aussi durant les périodes de chaleurs ;

6° Qu'il serait utile, dans la production du lait pour les enfants, de proscrire de l'alimentation des vaches laitièrés l'emploi des pulpes, drêches, tourteaux et aliments fermentés ou avancés, de quelque nature qu'ils soient.

L'application de ces différentes prescriptions ne pourra se faire que lorsque les vacheries seront inspectées régulièrement, à dates indéterminées, et par des fonctionnaires qualifiés pour cette mission.

Il serait à désirer qu'on organise la surveillance hygiénique de la production du lait, et que **le consommateur n'hésite pas à payer le lait assez cher si les laiteries auxquelles il s'adresse s'entourent, pour la production et la manipulation du lait, des précaution hygiéniques requises.** Le lait, en effet, doit être placé, dès sa réception, dans les conditions les moins favorables au développement des germes qu'il contient : c'est ainsi que les vases doivent être lavés à l'eau bouillante et non essuyés, qu'ils doivent être placés dans un local aussi froid que possible, que le lait doit être bouilli en vase fermé et conservé au froid dans ce vase, sans l'ouvrir, jusqu'à l'instant de la consommation.

En tout cas, on doit toujours le soumettre à l'ébullition avant de le consommer.

Nous vous signalons, à titre documentaire, qu'en Danemark, sous l'impulsion de M. Bang, on nourrit depuis plusieurs années les veaux et les cochons de lait seulement avec du lait pasteurisé.

La conséquence de cette mesure est que la tuberculose, autrefois extrêmement répandue dans l'étable et la porcherie, a beaucoup diminué, et cela aura certainement une influence sur la fréquence de la tuberculose chez les générations humaines à venir (1).

Le regretté professeur Arloing, ancien directeur de l'école vétérinaire de Lyon, qui a fait des recherches intéressantes sur la vaccination antituberculeuse des bovidés, était convaincu que dès aujourd'hui cette vaccination peut donner d'excellents résultats.

« Après plus de vingt-cinq ans de recherches, disait-il récemment, car mes premières expériences remontent à 1884, je suis parvenu, il y a quelques années, à démontrer que la virulence des bacilles tuberculeux pouvait être atténuée, suivant le mode de culture et la température à laquelle végètent les bacilles. J'ai obtenu ainsi des races spéciales de bacilles dépourvues de la propriété tuberculigène qui servent de vaccin.

« A l'école vétérinaire de Lyon, une centaine de bœufs ont été vaccinés par cette méthode. On injecte ensuite aux bœufs vaccinés, ainsi qu'aux animaux témoins des cultures virulentes de bacilles tuberculeux.

« Alors que l'autopsie démontrait la présence de graves lésions tuberculeuses chez presque tous les témoins, la moitié des ruminants vaccinés étaient indemnes de toute tuberculose. Un quart de ces animaux ne présentaient que des lésions

---

(1) *Revue de la Tuberculose*, avril 1910.

très circonscrites. Ces cas de maladie constituent des succès relatifs. Nous avons enregistré enfin un quart d'insuccès.

« Ce sont là des résultats très concluants puisque la vaccination a été efficace dans cinquante pour cent des cas, alors que l'infection a frappé plus de quatre-vingt-dix pour cent des animaux témoins. Je suis donc convaincu que le problème de l'immunité antituberculeuse des bovidés est résolu dans son ensemble et que l'on peut vacciner les troupeaux sans aucun danger. Les bacilles vivants, mais affaiblis que l'on injecte aux ruminants ne peuvent pas leur faire de mal ; ils ne peuvent pas non plus infecter les vétérinaires, même s'ils venaient à se blesser pendant la vaccination.

« J'ai réussi, depuis deux mois à peine, à vacciner 70 têtes de bétail dans le Puy-de-Dôme, 40 en Saône-et-Loire, 125 dans l'Allier.

« De Toulouse, je vais dans la Haute-Marne vacciner un troupeau d'une centaine de bovidés.

« Une vaccination consiste en deux injections de bacilles atténués faites à deux ou trois mois d'intervalle. La durée d'immunité produite par la vaccination est de deux ans au moins. Faite dans la jeunesse des bovidés, la vaccination antituberculeuse donne les meilleurs résultats. Le prix du vaccin est extrêmement faible, une vingtaine de centimes au plus. »

2° Contagion latente.

A côté de la **contagion** que nous appellerons **directe**, par les poussières de crachats, par le **lait** et la viande des animaux tuberculeux, il y a encore une sorte de **contagion sournoise, latente**, qui fait que, malgré toutes les précautions prises, le logement où aura séjourné un tuberculeux, les objets dont il aura fait un usage prolongé, constitueront des moyens de propagation du fléau. Aussi doit-on détruire, autant que la chose est possible, ces microscopiques ennemis qui sans cesse menacent de nous envahir avec l'air de la respiration comme avec les aliments que nous absorbons. C'est le rôle **de la désinfection.**

Conscient de la nécessité de cette désinfection en cas de tuberculose, nous vous dirons :

1° Comment nous pratiquons cette désinfection ;

2° Comment la déclaration, qui n'est que facultative, devrait être obligatoire pour la tuberculose ;

Et 3° comment, d'après la loi, est organisé le service de désinfection dans les départements.

1° Comment doit-on faire cette **désinfection ?**

On ne peut évidemment donner une réponse uniforme sur cette question, car les hygiénistes diffèrent d'avis sur la valeur des désinfectants employés et des procédés mis en usage ; mais le but poursuivi étant le même, chacun arrive, malgré la diversité des moyens, au même résultat qui est la destruction des germes. Aussi, pour ne pas compliquer ce sujet, pour qu'on puisse avoir des idées nettes sur la désinfection, nous indiquerons non pas tout ce que l'on peut faire, mais simplement ce que nous conseillons nous-même ; nous exposerons comment nous comprenons la désinfection en cas de « tuberculose ouverte », c'est-à-dire de tuberculose avec crachats renfermant des bacilles, et quels sont les conseils pratiques que nous croyons devoir donner au point de vue de la prophylaxie au tuberculeux et à son entourage.

Pour les **objets qui peuvent se laver,** on se servira de **désinfectants liquides.** Les meilleurs, à notre avis, sont l'**eau de Javel,** en solution très étendue, le **sulfate de cuivre** à 7 0/0, et enfin le **crésylol sodique,** en solution faible à 1 0/0, ou en solution forte à 4 0/0. « La valeur de ce dernier antiseptique, dit le Conseil supérieur d'hygiène publique de France, est assez grande, à tous les points de vue, pour qu'il puisse suffire à lui seul à remplacer tous les autres désinfectants liquides.» Il a de plus le mérite d'être peu coûteux.

La désinfection en surface, c'est-à-dire la désinfection des locaux se fait presque exclusivement par les vapeurs d'aldéhyde formique, dont les propriétés désinfectantes ont été reconnues et propagées par Miquel, dès 1894. On a complètement abandonné les pulvérisations antiseptiques faites avec des appareils projeteurs comme celui de Geneste et Herscher, de même qu'on n'utilise presque plus les émanations d'acide sulfureux ou de chlore, car ces désinfectants ont le grand inconvénient de détériorer certains objets et de décolorer les tentures.

Donc, pour cette désinfection, on emploiera les vapeurs d'aldéhyde formique, et tout appareil basé sur ce principe procurera une désinfection suffisante.

Il est des cas où la commune ne possède aucun appareil formogène ; dans d'autres cas, on ne veut pas, pour une raison ou pour une autre, se servir de l'outillage municipal ; nous recommandons alors le **Fumigator,** petit appareil formogène qui assure de façon très simple une désinfection rapide, et dont le procédé a reçu toutes les consécrations scientifiques et pratiques. Approuvé par le Conseil supérieur d'hygiène publique de France, autorisé par décision ministérielle, adopté par le ministère de la Guerre, préconisé par le Touring-Club pour l'assainissement des chambres d'hôtel, il a été adopté pour le service public de désinfection dans le plus grand nombre de départements. Nous avons été nous-même dans la triste obligation de l'expérimenter à l'occasion du décès d'un membre de notre famille, et cette épreuve nous a donné toute satisfaction.

Pour la **désinfection en profondeur**, on employait autrefois les étuves à air chaud, les étuves à vapeur fluente sans pression et les étuves à vapeur sous pression (système Geneste et Herscher). Mais, depuis quelques années, on tend de plus en plus à adopter **des étuves plus simples et moins coûteuses, fixes ou démontables, du système Gonin,** qui assurent la désinfection par les vapeurs d'aldéhyde formique. Il a été démontré que, dans les conditions de fonctionnement réalisées par l'étuve Gonin, des matelas de 20 centimètres d'épaisseur étaient parfaitement stérilisés, l'antiseptique atteignant le centre de ces matelas dans des conditions d'activité suffisantes. Ces étuves sont admises au service public par décision ministérielle du 31 juillet 1907, et un grand nombre de départements les ont adoptées pour leur service de désinfection.

Nous estimons que toute agglomération un peu importante devrait avoir son étuve pour désinfecter les matelas, les oreillers, les traversins, les couvertures, les vêtements un peu épais qui auraient pu avoir été souillés dans la profondeur des tissus ; car la désinfection ordinaire, dans une chambre, n'exerce son action qu'en surface et n'atteint pas la profondeur.

D'ailleurs, ne serait-ce pas un bon moyen, quand on aurait une étuve en fonctionnement, pour obliger les salles de vente à ne recevoir dans leurs locaux que les objets de literie préalablement désinfectés ?

Un jour viendra où, suivant le mot d'un inspecteur primaire, toutes les communes voudront avoir, à côté de leur pompe à incendie, la pompe à désinfection, c'est-à-dire l'étuve.

Toutes ces indications étant données sur les liquides désinfectants (eau de Javel, sulfate de cuivre et crésylol sodique), sur la désinfection en surface par le formol (appareil formogène ou fumigators), sur la désinfection en profondeur par l'étuve, voyons comment se fera cette désinfection auprès d'un tuberculeux.

1° **En cours de maladie.** — Le malade crachera toujours dans un **crachoir**, et ce récipient contiendra une certaine quantité de solution de crésylol sodique ou de sulfate de cuivre. Le crachoir sera vidé une ou deux fois par jour dans les cabinets ou plutôt on mélangera de la sciure de bois à son contenu, et le tout sera versé dans un brasier. Le récipient lui-même devra être soumis à l'action de l'eau bouillante pendant quelques minutes, tous les jours si possible.

Si on emploie les crachoirs **Lutèce**, il suffit de brûler le récipient en carton imperméabilisé quand il est rempli de tourbe et de crachats, et de le remplacer par un autre.

Les **selles,** les **vomissements,** les **urines** sont reçus dans des vases où l'on aura mis deux ou trois grands verres de solution forte de crésylol sodique. **Les linges** (mouchoirs, chemises, serviettes, draps), seront trempés pendant six heures en solution forte, ou douze heures en solution faible de crésylol. L'ébullition à la lessiveuse achèvera de les stériliser.

Tous les jours, **le plancher de la chambre** sera nettoyé avec une serpillière imbibée de solution forte de crésylol et, toutes les semaines, cette opération sera précédée d'un lavage du plancher au savon de Marseille et à la brosse. **Les meubles** (bois de lit, chaises, table, etc.) seront frottés toutes les semaines au linge humecté de crésylol.

Enfin, le tuberculeux et son entourage doivent se convaincre de la nécessité d'une propreté minutieuse ; aussi, agiront-ils sagement en faisant des lavages fréquents des mains au savon et au crésylol, surtout avant de manger.

Si le tuberculeux se trouve dans une certaine situation de fortune, nous serions même d'avis que, tous les 15 jours, il fasse brûler dans sa chambre un ou deux fumigators.

2° A la fin de la maladie, on devra faire une désinfection profonde de tout le logement.

Dans chaque pièce, on fera brûler du formol ; puis, après cette désinfection en surface, on nettoiera tous les meubles et le plancher au crésylol ; on brûlera les livres qui auront été trop longtemps en contact avec le malade, et, quant aux matelas, oreillers, traversins, couvertures, vêtements qui auront pu être souillés, contaminés dans leur profondeur, on devra les exposer pendant deux heures dans une étuve.

Si cependant l'étuve fait défaut, on peut enlever la laine, le crin, la plume de ces objets de literie et les tremper pendant douze heures dans une solution forte de crésylol.

Pour les logements dont les murs ne sont pas tapissés de papiers peints, il sera bon de faire un badigeonnage général au lait de chaux.

Enfin, on aura soin d'**exposer à l'action prolongée des rayons du soleil tout ce qui pourra, sans inconvénient, rester dehors :** linges, matelas, fauteuils, couvertures, etc. Un médecin qui a vécu longtemps en Algérie, M. le Dr Asson, rapporte qu'il a eu fréquemment recours au soleil pour l'aseptisation des draps et des linges des malades, dans des pays où des ressources manquaient pour un nettoyage approfondi et répété. On procédait par simple étendage en plein soleil, sur le sol, ou de préférence par accrochage aux branches inférieures des arbres. Aucune complication de maladie cutanée pouvant provenir de linges impurs ne fut jamais constatée.

C'est là une ressource dont on use largement à la campagne ; on ne saurait trop en recommander l'emploi à l'approche de la belle saison, où le soleil atteint le maximum de son pouvoir bactéricide.

Le repassage au fer chaud est lui-même, dans certains cas, un bon moyen de désinfection. M. K. Svehla a fait des expériences qui lui ont montré que le repassage au fer chaud, dont la température est de 196 à 312 degrés, peut stériliser certaines étoffes et rendre, par conséquent, des services en antisepsie. Un seul coup de fer à repasser, bien chauffé, suffit pour stériliser les étoffes fines comme les mouchoirs de poche, certaines chemises, dans toute leur épaisseur. Pour antiseptiser plus à fond les étoffes plus épaisses, plusieurs applications sur les deux faces sont nécessaires.

Les conseils que nous venons de donner constituent, en quelque sorte, l'idéal des mesures de désinfection. Si cependant l'on ne peut arriver à la réalisation complète de cette désinfection idéale, soit par défaut d'instrumentation, soit pour toute autre raison, on doit faire son possible pour y suppléer par des mesures de précautions intelligentes.

Voilà ce que chacun devrait connaître et mettre en pratique pour bien faire son devoir dans la lutte quotidienne contre les maladies : « L'adversaire, dit M. Léon Bourgeois, est innombrable et constant ; il menace tous les âges de la vie humaine : la mère, l'enfant, l'écolier, l'homme fait et le vieillard. Il se glisse dans notre alimentation, notre habillement, nos soins, notre habitation... Dans ces conditions, on peut multiplier et varier les œuvres de défense contre cet adversaire, et ceux qui sont particulièrement sensibles à l'injustice avec laquelle les maux frappent à droite et à gauche, ont l'occasion de dépenser leur bonne volonté réparatrice ! L'essentiel est que tous les individus, à tous les moments et dans toutes les situations, soient sans cesse compris dans ce réseau de défense. Si une maille se rompt, le reste perd de son efficacité. »

Eh bien ! pour qu'aucune maille de ce réseau de défense ne puisse se rompre, pour lutter efficacement contre la tuberculose et enrayer les progrès toujours croissants du fléau dans les villes et à la campagne, il faudrait inscrire cette maladie dans le groupe de celles dont la **déclaration est obligatoire.** Il est bien entendu que cette obligation ne s'appliquerait qu'aux cas de « tuberculose ouverte », c'est-à-dire de tuberculose avec expectorations, lorsque l'examen clinique aurait établi d'une *façon certaine* la réalité du diagnostic, ou que, dans les cas douteux, l'analyse bactériologique aurait décélé la présence des bacilles dans les crachats. Pourquoi ne suivrait-on pas, en France, l'exemple donné par la Norvège ? Depuis le 1er janvier 1910, dans ce pays, tous les cas de tuberculose confirmée sont déclarés et les mesures de préservation et de désinfection sont prises immédiatement. Aussi, nul doute que la mortalité par tuberculose ne diminue dans de fortes proportions.

En France, l'Académie de Médecine, après une longue discussion, a jugé que le public n'est pas suffisamment préparé à une telle mesure, qu'il n'est pas suffisamment instruit sur la nature de la maladie et sur le mode de dissémination des bacilles ; et c'est pourquoi la tuberculose a été rangée dans le groupe des maladies contagieuses à déclaration facultative.

Et pourtant la déclaration obligatoire de la tuberculose est le seul moyen de connaître exactement l'étendue du fléau, de faire l'éducation du tuberculeux et de son entourage, et de prescrire les mesures nécessaires pour éviter la contamination.

On nous objectera que le diagnostic est souvent douteux au début. Mais nous ne prétendons pas imposer la déclaration pour tous les cas de tuberculose. La déclaration ayant pour but de faire connaître les tuberculeux afin d'éviter la contagion, c'est seulement les cas contagieux qui seraient déclarés, c'est-à-dire les cas de « tuberculose ouverte ». Au point de vue prophylactique, le tuberculeux au début qui ne crache pas, ou celui dont les crachats ne renferment pas de bacilles, ne sont pas intéressants pour l'hygiéniste. Ce sont les autres que nous voulons connaître, ce sont les phtisiques, ce sont tous ces malades dont les expectorations renferment des germes, c'est toute cette armée de contagieux dont il faudrait opérer le recensement.

On se figure généralement que les vieillards qui toussent, qui crachent, sont atteints de bronchite chronique, de catarrhe pulmonaire, mais qu'ils ne sont pas tuberculeux. C'est pourtant une erreur, car MM. Oppenheim et Le Coz, dans la Maison départementale de la Seine, ont rencontré la tuberculose pulmonaire, au cours de leurs autopsies, dans la proportion d'environ 75 pour 100. Qu'est-ce à dire, sinon que la plupart de ces vieillards à tuberculose méconnue toussaient et crachaient sans aucune mesure de précaution et devenaient ainsi de redoutables agents de propagation de l'infection bacillaire.

Pour opérer le recensement de tous les tuberculeux contagieux, il suffirait que, dans chaque chef-lieu de département, un pharmacien ou un bactériologiste fût chargé, pour une rétribution donnée, d'analyser leurs crachats et d'en signaler ensuite aux autorités compétentes le caractère indifférent ou contagieux. De cette façon, on pourrait surveiller efficacement tous les cas de tuberculose contagieuse et, par une désinfection continue en cours de maladie, par une désinfection plus minutieuse encore après guérison ou décès, empêcher la contamination de l'entourage et celle des locataires qui, ultérieurement, pourraient occuper le logement.

Nous conseillons même à tout locataire qui entre dans un nouvel appartement d'exiger de son propriétaire un certificat d'état sanitaire du logement, constatant qu'il n'y a eu aucune maladie contagieuse dans ce local depuis moins d'un an, et que, dans le cas contraire, toutes les mesures de désinfection ont été prises.

En résumé, la déclaration de la tuberculose, au lieu d'être facultative, devrait être obligatoire.

Mais l'obligation de la déclaration appelle elle-même l'obligation de la désinfection. Aussi, la loi du 17 février 1902 pour la protection de la santé publique et l'organisation sanitaire en France prévoit-elle l'organisation du service de la désinfection pour les maladies contagieuses.

Cette organisation est laissée à l'initiative du Préfet qui, après étude faite en collaboration avec le conseil départemental d'hygiène, avec la commission départementale, avec le conseil général, élabore un règlement spécial à ce service.

Dans plusieurs départements où ce service a reçu un commencement d'organisation, il comprend un inspecteur départemental, directeur du bureau d'hygiène, des délégués sanitaires pour les circonscriptions sanitaires, des chefs de poste, des agents cantonaux et des agents communaux ; et dans chaque poste sanitaire est installé un matériel roulant de désinfection ; quelques départements ont même des voitures sanitaires automobiles.

Nous ne pouvons entrer ici dans tous les détails d'une organisation qu'on a réussi à compliquer et qui est très coûteuse ; à notre avis, la solution pourrait être beaucoup plus simple. A quoi bon toute cette hiérarchie de fonctionnaires ? Pourquoi tous ces agents et sous-agents ? Pourquoi obliger les chefs de poste à faire 15, 20 et même 30 kilomètres pour aller pratiquer la désinfection d'une maladie contagieuse dans une commune éloignée ? Combien de fois iront-ils chez le malade atteint par exemple de fièvre typhoïde ? Sera-ce deux fois, trois fois, dix fois ? Mais alors nul ne songe à la note que devra payer le département pour toutes ces indemnités kilométriques.

Etant donné les dépenses vraiment énormes que nécessitent une telle organisation et un tel fonctionnement du service de désinfection; étant donné qu'une désinfection sérieuse ne se fera jamais par contrainte, mais par persuasion, par éducation ; étant donné que la désinfection doit se faire, non seulement à la fin de la maladie, mais aussi en cours de maladie, d'une façon ininterrompue, nous pouvons concevoir un service beaucoup plus simple, suivant le système préconisé par M. le Dr Calmette.

A la tête du service, **un inspecteur départemental** ; **des délégués sanitaires** dans chaque commune ; **une armoire à désinfection** à la mairie de chaque commune, et même, si possible, un appareil formogène.

L'inspecteur départemental organiserait le service dans tout le département ; il centraliserait à la préfecture tous les rapports concernant les maladies contagieuses dans chaque commune ; il se rendrait même sur place en cas d'épidémie sérieuse, pour juger par lui-même de son étendue, de sa gravité, et pour appliquer les mesures d'urgence propres à enrayer les progrès de cette épidémie. Mais surtout il ferait l'éducation du public et particulièrement des délégués sanitaires par de nombreuses conférences pratiques sur l'hygiène et la prophylaxie des maladies contagieuses dans les différentes régions du département.

Pourquoi ne pas créer cet inspecteur départemental alors qu'une fonction analogue existe dans tous les départements pour la protection des animaux domestiques (chef du service sanitaire départemental) ? — Il nous semble que l'on pourrait faire pour les hommes ce que nous approuvons complètement qu'on ait fait pour les bêtes au point de vue des mesures prophylactiques contre les maladies microbiennes.

Les délégués sanitaires, en nombre variable suivant l'importance de la commune, seraient chargés de donner des conseils pour la désinfection des différents objets et des locaux, pour l'emploi des liquides antiseptiques, des fumigators, pour les mesures de préservation de l'entourage, *après entente préalable avec le médecin traitant.*

Ce rôle, qui demande une certaine éducation, serait rempli par des personnes intelligentes, dévouées, proposées par le maire et nommées par le préfet. Elles seraient choisies dans toutes les classes de la société, et même nous demanderions que ce rôle soit surtout réservé aux femmes (sages-femmes, veuves, vieilles demoiselles, jeunes filles, etc.). Que de fois, dans nos visites professionnelles à la campagne, ne trouvons-nous pas au chevet du malade une de ces *gardiennes de santé!* Elles sont là pour donner quelques conseils d'hygiène, pour faciliter l'exécution de l'ordonnance médicale. Mieux instruites et bien dirigées, elles pourraient rendre de précieux services. « Quand on instruit une femme, c'est une école que l'on fonde » disait Jules Simon. Il avait raison, et, dans le cas présent, *ces infirmières à domicile* pourraient donner un véritable enseignement d'hygiène à la famille. Un jour, c'est un conseil sur l'aération, sur le régime, sur le repos ; le lendemain, on insiste sur les funestes conséquences du trop grand entassement des habitants dans les logements insalubres par manque d'air et de lumière ; on habitue peu à peu l'entourage d'un malade à avoir plus d'initiative, plus d'intelligence dans les soins à donner ; on lui montre le danger que présentent les changements continuels de logis quand on laisse derrière soi des locaux infectés ; on aide le malade à suivre ponctuellement les ordonnances du docteur ; on avise même le service de santé de tous les déménagements suspects au point de vue de l'hygiène, afin que la désinfection puisse s'exécuter, et enfin on pourrait indiquer aux bureaux de bienfaisance, aux comités de logements, aux sociétés d'assistance, les familles les plus intéressantes.

Voilà le rôle bienfaisant que pourraient remplir ces gardiennes de santé auprès des malades *en collaboration avec le médecin traitant*, semblables en cela aux admirables *nurses* créées sous l'inspiration de la grande philanthrope anglaise, miss Florence Nightingale, qui « vont, viennent, comme des rayons de soleil, dans ces milieux désolés, soignant les enfants, cuisinant si c'est nécessaire, préparant potions et tisanes, observant tout d'un œil compétent, pansant les plaies, réconfortant les désespoirs, faisant reprendre aux guérissables l'espérance qui active la guérison, consolant, avec le tact et la pitié de leur cœur, ceux que la science condamne à passer ce seuil, parfois si douloureux à franchir, qui ouvre l'inconnu de l'Eternité (1). »

Nous sommes persuadé qu'une telle organisation ne donnerait que d'heureux résultats dans la lutte contre les maladies contagieuses, et particulièrement contre la tuberculose.

Pour récompenser ces personnes dévouées, on pourrait leur faire accorder certains avantages matériels dans des conditions déterminées. Et même, pourquoi ne créerait-on pas, afin de flatter une vanité bien naturelle, des médailles, des diplômes de dévouement qu'on accorderait au bout de quelques années aux plus méritantes ? Cette petite satisfaction s'ajouterait à celle plus intime, plus profonde, que procure la conscience du devoir accompli.

---

(1) Louise Toussaint. *Journal des Médecins et des Accoucheurs*, 1er novembre 1910.

Enfin, il y aurait dans la mairie de chaque commune une *armoire à désinfection* comprenant du sulfate de cuivre, du crésylol sodique, de l'extrait de Javel, des fumigators, ainsi que des crachoirs de malades et de petites brochures explicatives.

En cas de maladie contagieuse, le garde champêtre serait chargé de porter ces objets à domicile, et le délégué sanitaire averti irait donner quelques conseils à la famille.

Dans les cas, assurément exceptionnels, où, systématiquement, on refuserait de faire la désinfection, nous sommes persuadé qu'il suffirait que le maire montre à la famille toutes les conséquences fâcheuses que pourraient avoir cette insouciance et cette obstination sur la santé publique, pour modifier complètement l'état d'esprit de ces gens.

Tel est le système qui, à notre avis, donnerait les meilleurs résultats, non seulement au point de vue de la désinfection et de la prophylaxie des maladies contagieuses, mais même au point de vue de l'hygiène générale. Nous ne disons pas qu'il soit parfait, mais il a au moins le mérite d'être plus simple et moins coûteux que celui qui est adopté dans nombre de départements.

Souhaitons qu'on veuille bien s'inspirer de ces idées pour l'organisation du service de la désinfection dans les départements où il n'existe pas encore.

Quand nous vous recommandons de vous méfier des microbes, nous vous laissons entendre qu'il faut prendre des mesures sérieuses pour empêcher la dissémination des germes morbides et l'infection consécutive de votre organisme.

Mais en vous donnant ce conseil, nous devons vous signaler aussi que vous devez vous garder de deux écueils : d'un côté, **d'une insouciance coupable à l'égard du microbe,** et de l'autre, **d'une foi mystique en son action prépondérante pour la propagation du fléau.** Ces deux états d'âme ayant été parfaitement analysés dans un chapitre du beau livre de MM. Pierre Baudin et Lucien Nass « **La Rançon du Progrès** », nous nous contenterons de vous en donner un résumé.

Combien de Français, disent-ils, refusent d'obéir aux prescriptions sanitaires les plus élémentaires sous prétexte qu'on attente à leur liberté ! Ils continuent à cracher dans les magasins, sur le parquet des bureaux d'omnibus, des lieux publics, en dépit de toutes les recommandations. Il est inutile d'essayer de leur démontrer qu'en crachant à terre ils peuvent communiquer le germe à leur entourage, à leur famille peut-être. Peine inutile ! D'après eux, tout homme a le droit de cracher à sa fantaisie, comme si la liberté n'était pas toujours limitée par le grand devoir de ne pas nuire à autrui ; aussi, regardant avec un sourire de mépris les récipients mis à leur disposition par certaines administrations prévoyantes, ils se font un malin plaisir de cracher à côté. Ils se considèrent comme invulnérables parce qu'ils ont passé indemnes au milieu des ravages d'une épidémie, et pourtant, dit le Dr Barth « nul n'est certain de ne jamais faiblir et de ne pas offrir un jour une brèche par où se glissera l'invisible ennemi ». Ce sont ces mêmes personnes qui, ayant un enfant atteint de maladie contagieuse, ne craignent pas de l'envoyer à l'école, encore convalescent, avant la fin du délai prescrit par la loi ; ils n'ont cure de provoquer par leur insouciance une épidémie souvent terrible dans le milieu scolaire.

Mais, direz-vous, pourquoi ne pas faire observer strictement la loi de 1902 sur l'hygiène et la santé publique, puisqu'elle a été promulguée ? Assurément cette loi excellente devrait être appliquée à la lettre, mais jusqu'à maintenant il n'en a rien été, car des intérêts importants sont en jeu, et les municipalités se heurtent, la plupart du temps, à la mauvaise volonté et à l'opposition d'un trop grand nombre.

A côté de ces insouciants, il n'est pas rare de rencontrer des personnes qui, ayant une confiance illimitée dans l'hygiène et les mesures prophylactiques, leur font des sacrifices démesurés. Elles ne craignent pas de se soumettre aux mesures sévères, rigoureuses, qui sont édictées dans certains sanatoriums allemands où, suivant le mot d'un ironiste « le personnel se fait bouillir avant chaque visite ». Pour elles, le microbe, voilà l'ennemi ! Elles sont tellement obsédées par cette crainte du germe contagieux qu'à tout instant elles lavent, brossent et pulvérisent des liquides antiseptiques ! Leur conviction est ancrée profondément chez elles que la désinfection tue tous les microbes et qu'ainsi la maladie est supprimée.

Et pourtant, il n'en est rien ; car la stérilisation absolue ne peut pas exister : « Nous vivons, dit le Dr Lucien Nass, dans un milieu essentiellement microbien, si bien que le microbe apparaît presque comme une condition même de la vie. Ce que doit poursuivre l'hygiéniste, c'est la suppression du microbe virulent, c'est l'épuration relative de l'ambiance et non la stérilisation absolue, totale. » Des expériences ont prouvé de façon irréfutable que l'organisme adulte auquel on supprime tout apport microbien en stérilisant l'air, les aliments et les milieux, s'anémie, maigrit et devient moins résistants aux infections microbiennes. Au contraire, dans la vie normale faite d'infections atténuées, l'homme est obligé, par une lutte de tous les instants, de se défendre contre l'ennemi envahisseur, de produire dans ses humeurs des antitoxines qui annihilent l'action des poisons microbiens, et ainsi mithridatisé, il devient un terrain impropre au développement des maladies microbiennes. Strauss a eu un jour l'idée d'examiner le nez et la gorge des élèves qui fréquentaient son service à l'hôpital Saint-Antoine. L'analyse microscopique lui révéla tout une variété de bacilles fort redoutables, même des bacilles diphtériques, mais sans prise sur ces jeunes gens qui se portaient admirablement. »

« Sur cent personnes bien portantes, dit le Dr Carrière, cinquante recèlent dans les intestins de nombreux bacilles de fièvre typhoïde, soixante-quinze possèdent, dans la bouche, des pneumocoques, bacilles pathogènes de la fluxion de poitrine... Le rôle pathologique des microbes qui foisonnent autour de nous, sur nous et en nous, n'est pas encore élucidé. Les uns sont inoffensifs, les autres virulents et infectieux ; les mêmes peuvent tour à tour être les deux. »

Oui, nous sommes assaillis de toutes parts par

les microbes ; l'essentiel est de ne pas subir l'assaut d'un trop grand nombre de ces ennemis à la fois, ni de ceux qui sont trop virulents ; c'est le résultat que l'on obtient par une hygiène bien comprise.

Donc, prenons toutes les précautions que commande une hygiène raisonnée, mais sachons nous garder de tout excès dans cette lutte contre les infiniment petits. D'ailleurs cette peur exagérée du microbe, et du bacille tuberculeux en particulier, amollit le caractère, affaiblit le ressort moral de ceux qui en sont atteints, et peut provoquer dans la société et même dans les familles une véritable poussée d'égoïsme.

Laissez-nous vous citer quelques faits communiqués, il y a quelques années, par Albert Robin à l'Académie de médecine.

1° Un honnête ouvrier est renvoyé de l'hôtel qu'il habite parce que son logeur a découvert qu'il avait fait un séjour au sanatorium d'Angicourt.

2° Un domestique, atteint d'une tuberculose fermée (non contagieuse par conséquent), ne veut pas revenir au dispensaire, parce que si ses patrons le savaient, ils le mettraient à la porte.

3° Une femme de chambre est mise dans l'alternative de quitter immédiatement sa place ou de subir une diminution de 15 francs sur ses gages, parce qu'elle vient au dispensaire !

4° Un phtisique sortant de Beaujon se voit refuser l'accès de la maison paternelle sous prétexte qu'il contagionnera ses frères.

5° Une dame amène une femme de chambre à la consultation en paraissant l'entourer d'une grande sollicitude. Elle déclare au médecin que la jeune fille tousse quelquefois, qu'elle désire absolument savoir ce qu'elle a, que, lui portant le plus vif intérêt et étant très satisfaite de son service, elle tient à lui faire donner tous les soins nécessaires. Or, la jeune fille est atteinte de tuberculose fermée (non contagieuse). Les deux femmes s'en vont. A peine arrivée dans la rue, la maîtresse accable d'injures cette servante qu'elle prétendait beaucoup aimer. Elle pousse des hurlements, ameute les passants, traite la pauvre fille de « peste qui infecte la maison » et lui défend d'y rentrer.

Voilà qui est tout simplement épouvantable ! Et ce n'est certes pas ainsi que l'on doit comprendre l'hygiène et la prophylaxie des maladies microbiennes. Ces exagérations viennent en général d'un défaut d'éducation scientifique, de l'idée imprécise, souvent fausse, que se fait le public des microbes et de leur action nocive. Aussi le devoir de tous les médecins est-il de répandre des idées saines, nettes, sur l'hygiène bien entendue.

Une dernière question se pose à propos de la contagion : puisque les phtisiques sont des *usines à production continue de bacilles* et que, malgré les plus grandes mesures de précautions, ils créent autour d'eux une ambiance dangereuse, on peut se demander s'il faut **les isoler ou les laisser dans la vie familiale.**

La nécessité de l'isolement des phtisiques avait été préconisée, il y a quelques années, par certains auteurs, notamment par le Dr Koch, qui fut le plus ardent promoteur de cette idée, mais il fut obligé de reconnaître, à la dernière conférence de

Washington (septembre 1908), que cette méthode est impossible et inefficace.

En effet, il est impossible et inhumain de reléguer les tuberculeux, de les parquer comme autrefois les pestiférés dans des locaux isolés ; car le tuberculeux a besoin de se retremper dans l'atmosphère familiale, de voir des visages amis, des parents pour le réconforter ; et de plus, il est bien difficile de définir le moment précis où il devient contagieux : on risque fort de ne pratiquer l'isolement que lorsque la contagion se sera déjà observée sur l'entourage. D'ailleurs, dans cette maladie, le microbe n'est pas tout, et l'on doit compter avec les prédispositions individuelles.

Aussi nous estimons que les personnes qui jouissent d'une bonne santé peuvent vivre sans crainte auprès d'un tuberculeux, à condition toutefois qu'elles prennent toutes les mesures de précautions que nous avons mentionnées et que le tuberculeux, conscient du danger qu'il crée autour de lui, se soumette à toutes les prescriptions recommandées par le docteur (crachoir, couvert personnel, lit personnel, et si possible, chambre pour lui seul).

Nous faisons cependant exception pour les enfants ; nous avouons que nous ne voyons jamais sans terreur des enfants manger, boire, s'amuser, cohabiter enfin avec un phtisique, et nous recommandons toujours avec insistance, en pareil cas, de les éloigner du malade.

Si l'enfant est né de parents tuberculeux, il faut à tout prix l'enlever immédiatement après sa naissance du milieu de contagion dans lequel il se trouve. Jusqu'à maintenant, la « tuberculose ouverte » n'étant pas considérée comme une maladie contagieuse à déclaration obligatoire, ceux qui en sont atteints peuvent, au mépris de toutes les lois et de tous les règlements d'hygiène, rester en contact permanent avec leurs enfants, les couvrir de caresses et les embrasser, les faire manger à leur table et quelquefois même avec leur propre couvert, les coucher sur leurs draps souvent maculés de souillures de crachats... et provoquer ainsi, par leur criminelle insouciance, une tuberculose à évolution plus ou moins rapide.

Nous savons bien que, pour les parents, c'est un terrible crève-cœur de se séparer d'un enfant qui est destiné à apporter dans l'atmosphère familiale la gaîté de son sourire, la joie de ses premiers bégaiements et le timide essai de ses premiers pas. Et pourtant, nous estimons qu'on doit toujours éloigner l'enfant. Car, ce droit de garder près de soi son enfant, ne doit-il pas être limité par le devoir de ne pas lui nuire ? On nous objectera que bien souvent les parents qui se trouvent dans une certaine situation de fortune pourront obtenir chez eux un isolement relatif et, grâce à de sages précautions d'hygiène combinées à de fréquentes mesures de désinfection, réaliser dans tout leur appartement une ambiance relativement vierge de bacilles tuberculeux.

Eh bien, nous avouons qu'il est rare qu'un tuberculeux se soumette, sans s'en départir jamais, à ces mesures de précautions de tous les instants. Oui, on s'habitue, en effet, peu à peu à cette sorte de contrainte que nécessite la prophylaxie de la tuberculose, mais qui nous dit qu'à certains moments ce malade n'aura pas une heure de défaillance, de dépression morale, pendant laquelle il se moquera des recommandations sévères de la Faculté et donnera libre cours à ses sentiments paternels en couvrant de baisers et de caresses l'enfant de sa chair, cet enfant qu'on éloigne sans cesse de son regard. L'homme ne peut pas vivre indéfiniment sous la poussée d'une tentation permanente ; fatalement, un jour ou l'autre, il succombe. Qu'il se résigne donc dès le début à l'éloignement de son enfant ! Le coup sera dur, son cœur saignera, mais il aura au moins la consolation de n'être pas un danger pour lui.

Mais alors, si les parents tuberculeux qui peuvent se conformer aisément à toutes les prescriptions de l'hygiène doivent se séparer de leur enfant, avec combien plus d'insistance doit-on proclamer nécessaire cet éloignement, quand la famille habite un taudis infect, sans lumière et sans air, pièce unique où s'entassent pêle-mêle cinq ou six personnes, et où les crachats du phtisique souillent les mouchoirs, la literie, et souvent le parquet, créant sur chaque objet, dans chaque coin de la pièce, de multiples foyers de contagion ! Que l'enfant reste seulement quelques semaines dans cette atmosphère empoisonnée, et la tuberculose, s'infiltrant d'abord dans ses ganglions lymphatiques, éclatera bientôt sur cet organisme débilité et comptera une victime de plus.

Rappelez-vous que, pour le Dr Calmette, les enfants chétifs, délicats, ne sont pas des prédisposés à la tuberculose, mais qu'ils sont déjà des **tuberculeux**, l'infection s'étant produite dans leur jeune âge, et que cette tuberculose les a anémiés et a diminué dans de fortes proportions leur résistance aux maladies.

Par conséquent, tout enfant né de parents tuberculeux, même si le malade ne crache que par intermittence, doit être éloigné du foyer de contagion. Nous allons même plus loin : nous disons que *le voisinage d'un tuberculeux est toujours funeste à l'enfant, quel qu'il soit, même si cet enfant est vigoureux.*

A part cette réserve faite à propos de la contagion des enfants, nous sommes d'avis que nous devons nous habituer à nos microscopiques ennemis ; résignons-nous à les abriter ; méfions-nous de leurs attaques incessantes, mais sans montrer à leur égard trop d'appréhension ni trop d'insouciance. Acceptons leur perpétuelle menace, en songeant toujours que notre organisme ne doit pas avoir de défaillance.

D'ailleurs leur introduction dans un organisme sain ne présente tout d'abord qu'un danger très relatif, tellement la lutte est inégale au début : « Les cellules du tissu envahi, dit Duclaux, sont nombreuses, bien installées, chez elles, et ont comme grenier de réserve l'organisme tout entier. Celles du parasite se comptent ordinairement par unités, n'apportent rien avec elles en dehors de leurs besoins et de leur fécondité, doivent dès lors tout trouver dans le milieu où elles s'implantent, et le trouver de suite, sans quoi elles sont exposées à périr sur place ou à être expulsées. Donc, à l'origine, *la puissance est minimum et la résistance maximum, et le moindre effort peut suffire pour se débarrasser de l'ennemi.* »

En résumé :

On doit toujours cracher dans un crachoir, ne jamais humecter son pouce de salive en feuilletant un livre.

Le tuberculeux doit toujours mettre un mouchoir devant sa bouche quand il tousse ; il doit avoir son couvert personnel. Le tuberculeux et son entourage doivent être très propres.

Méfiez-vous de la viande de bœuf ou de vache : elle doit être toujours bien cuite.

Le lait doit toujours être bouilli, car il est suspect. Il semble bien maintenant qu'on puisse vacciner les génisses contre la tuberculose.

La désinfection doit s'effectuer sans cesse près d'un tuberculeux, soit en cours de maladie, soit à la fin de la maladie.

Socialement, la déclaration de la « tuberculose ouverte » devrait être obligatoire, et ainsi la désinfection, en cas de tuberculose, serait obligatoire.

Le service de désinfection organisé dans certains départements est trop compliqué et trop coûteux ; on peut concevoir un système plus simple : un inspecteur départemental, des délégués sanitaires, une armoire à désinfection dans chaque commune.

Au point de vue des bacilles, il faut se garder de deux excès : insouciance d'un côté, confiance illimitée dans l'antisepsie de l'autre.

Les tuberculeux peuvent vivre en famille, mais en prenant de grandes précautions.

Les enfants doivent toujours être éloignés des tuberculeux.

CHAPITRE II

FORTIFIER LES ENFANTS

Un des meilleurs moyens de combattre la tuberculose, c'est de fortifier l'enfant et le jeune homme.

Pour avoir des enfants vigoureux, il faut les protéger avant leur naissance en venant en aide à la femme enceinte ; il faut surveiller les nourrissons, reconstituer les débiles, enseigner à tous une hygiène rationnelle et développer la culture physique des fillettes et des jeunes filles.

Etudions donc en détail ces divers moyens d'augmenter la valeur physique des enfants.

A. Protéger la femme enceinte.

La femme qui porte un enfant dans son sein doit bien se pénétrer de l'importance et de la nécessité des soins hygiéniques pendant les mois d'attente, et savoir que c'est d'elle que dépendent bien souvent la bonne constitution et la résistance ultérieure à la tuberculose et aux autres maladies du petit être auquel elle donnera la vie.

Aux jeunes mères qui sont favorisées des biens de la fortune et qui peuvent par conséquent se soumettre dès les premiers mois de la grossesse à toutes les recommandations édictées par la Faculté, nous nous contenterons de leur donner ces quelques conseils : N'ayez jamais de vêtements trop étroits qui, comprimant les organes abdominaux, peuvent arrêter la croissance de l'enfant ; portez toujours des robes lâches, amples, qui épousent la forme du corps sans le gêner et qui permettent aux fonctions de la respiration, de la digestion et de la circulation de se faire normalement. Espacez, au début, et plus tard, évitez complètement ces soirées mondaines qui se prolongent très tard dans la nuit et dont le surmenage, dans l'atmosphère poussiéreuse des salons, détermine chez la femme enceinte une fatigue physique et une excitation cérébrale qui nuisent au développement normal de l'enfant.

Ne vous croyez pas non plus obligées, pour éviter la fatigue, de rester, de longues heures durant, étendues sur une chaise-longue, comme si toutes vos articulations paresseuses ne pouvaient plus obéir au jeu normal des muscles ! Occupez-vous de la direction de votre intérieur comme auparavant, et si le temps le permet, tous les jours, dans l'après-midi, faites une promenade à pied plus ou moins longue, suivant votre état de résistance.

Mais il est une autre catégorie de femmes enceintes que l'on doit plus particulièrement surveiller, à laquelle doit aller toute notre sollicitude; car sa progéniture est souvent marquée de l'empreinte tuberculeuse : nous voulons parler de ces malheureuses qui sont obligées de travailler, même pendant leur grossesse, pour apporter un peu de pain à la maison ou pour contribuer à l'entretien d'une famille trop nombreuse. Souvent levées avant l'aube, lestées d'un maigre déjeuner, elles s'en vont vers leur magasin ou leur atelier, frissonnant sous le froid de la bise et les pieds humides de neige en hiver, ou bien le corps couvert de sueur par la longueur de la marche en été, et là, courbées sur leur ouvrage, peinent sans trève, malgré les fréquents malaises que leur vaut leur état de grossesse. La journée de travail terminée, elles rentrent exténuées dans leur intérieur sans feu, où, retrouvant les enfants qui ont vagabondé dans la rue jusqu'à la nuit, et le mari qui bien souvent a fait des stations prolongées aux comptoirs du voisinage, absorbent un maigre repas préparé à la hâte, pour aller bien vite reposer sur une couche sordide leurs membres endoloris. Et c'est ainsi qu'après avoir donné naissance à trois, quatre, cinq enfants rachitiques ou prédisposés à la tuberculose, ces mères épuisées deviennent une non-valeur, et traînent dans les hôpitaux pendant de longs mois leur corps émacié, rongé de consomption, jusqu'au terme final de leur douloureuse agonie.

« Pour ces ouvrières, dit Jules Renard, dans un de ses romans, la maternité est un peu plus de peine et de misère. L'Etat qui s'indigne et se lamente du nombre insuffisant de naissances, n'est-il pas, malgré tout, immoral et illogique de prétendre à cueillir de beaux fruits mûrs sans contribuer à soutenir le rameau qui les porte... ? »

Et il ajoute, parlant de son héroïne : « Pauvre Fifille ! Elle sera obligée de continuer jusqu'au bout son rude travail de campagnarde. La grossesse ne donne pas encore droit au repos. Ragotte, laveuse de son métier, nous dit qu'elle allait « *laver à la rivière la veille de faire le Paul* (1) ».

En effet, à la campagne, l'hygiène des femmes enceintes est un vain mot ; ces malheureuses ignorent totalement le devoir sacré qui leur incombe de protéger l'enfant qu'elles portent dans leur sein. Jusqu'au dernier moment, elles continuent le travail des champs, soulevant de leurs muscles raidis les plus lourds fardeaux et voyageant sur des charrettes non suspendues, sur des tombereaux qui ressautent brutalement à chaque pavé du chemin. Il n'est pas rare, quand on entre dans la cour de la ferme, de voir la femme enceinte porter à chaque bras un seau pesant destiné à abreuver le bétail !... Et l'on s'étonne ensuite des fréquents avortements qui surviennent à la campagne !

Mais quand ces malheureuses, ouvrières ou femmes de la campagne, portent un enfant dans leur sein, ce n'est pas seulement la mère qui souffre de ces efforts intenses, de ces mauvaises conditions d'hygiène ; l'enfant lui aussi subit le contre-coup de cette détresse physique et morale. « C'est lui, dit Mme Augusta Moll-Weiss, fondatrice de l'Ecole des mères, c'est lui la victime d'une société mal prévoyante qui, pour économiser quelques journées d'un travail de femme, prépare, comme à plaisir, des êtres chétifs qui, toute leur vie, dépendront de ses œuvres d'assistance et obéreront son budget. » Ces enfants constituent,

(1) *Ragotte.*

en effet, au premier chef, de la graine de tuberculose.

« On ne fait rien pour l'enfant, dit M. Paul Strauss, membre de l'Académie de médecine, si l'on ne s'occupe pas tout d'abord de la mère. Il faut s'occuper de la mère de toutes les manières, de toutes les façons, physiquement et moralement. Il faut lui donner toute confiance pour la détourner des défaillances, des hantises criminelles, des suggestions de l'abandon. Il faut lui montrer que la société, entendue dans son sens le plus large, ne l'abandonne pas, qu'elle peut et qu'elle doit assumer des responsabilités familiales sans s'exposer à une aggravation de détresse. »

D'ailleurs, Jules Simon ne disait-il pas un jour qu'un pays qui ne fait pas tout pour empêcher la mort de l'enfant qui demande à vivre ne fait pas ce qu'il doit. Un pareil peuple n'a pas le droit d'accuser la destinée, car il est responsable de sa déchéance.

Dans ces dernières années, le Gouvernement et la bienfaisance privée se sont occupés d'une façon plus sérieuse du sort de la femme enceinte. C'est ainsi que la nouvelle loi sur le travail du 28 décembre 1908 exige pour la mère un repos de huit semaines à l'occasion de l'accouchement : deux semaines avant, et six semaines après, et le demi-salaire lui est alloué à titre de secours de couches pendant ce repos.

On a aussi créé des asiles nombreux, et plusieurs sociétés maternelles, dans différents pays, se préoccupent de venir en aide aux malheureuses. Nous vous citerons la société **La Mère**, œuvre d'assistance des femmes enceintes, fondée sous la présidence et le patronage de MM. les professeurs Brouardel et Budin, de M. le sénateur Piot, et de M. le député Siegfried, ancien ministre, et dont le but humanitaire et patriotique est de protéger la grossesse contre toutes les causes qui peuvent l'empêcher de suivre son cours régulier ; l'**Asile Michelet,** l'**Asile de la rue Fessart,** l'**admirable Groupe de l'allaitement maternel,** etc., dont le rôle est de recevoir la femme enceinte dans les derniers mois de sa grossesse, de lui fournir une nourriture saine et reconstituante, des vêtements chauds et propres, et de lui assurer une vie calme et sans fatigue : ce qui lui permettra de donner au fruit de ses entrailles un sang plus pur et des organes plus résistants.

L'éminent professeur Pinard constatait les bienfaits de ces refuges quand il disait, au premier Congrès national de la mutualité maternelle : « Chez les femmes des asiles, les enfants sont **mûrs** et ils naissent superbes ; chez les femmes qui nous arrivent, venant de travailler, le fruit, de par le surmenage, a été détaché de la branche **vert,** et l'on ne conserve pas les fruits verts, malgré tout le soin dont ils pourront être entourés, malgré tous les sacrifices d'argent que vous pourrez faire ; ce n'est pas avec des couveuses que vous obtiendrez une bonne maturité. »

Oui, pour empêcher la naissance de ces enfants chétifs, prédisposés à la tuberculose, commençons par améliorer le sort de la femme enceinte ; tâchons d'organiser dans toutes les villes d'une certaine importance l'Assistance maternelle à domicile et favorisons la création des ouvroirs ou asiles dans lesquels la femme enceinte, enlevée à l'atmosphère délétère du taudis, puisse trouver des aliments sains, un air pur et une vie exempte de soucis.

Le Docteur français Robert Simon, à la suite d'une mission d'études faite aux Etats-Unis, a consigné dans un article du *Correspondant*, du 25 décembre 1909, le résultat de ses observations sur la puériculture de ce pays. Nous nous faisons un devoir de vous en résumer une partie.

Il s'est formé à New-York une association pour l'amélioration des conditions de la classe pauvre ; cette association comprend plusieurs comités. Celui qui s'occupe des femmes enceintes est composé de personnes dévouées chargées de rechercher les futures mères du voisinage, dont les maigres ressources sont réduites au produit d'un travail peu rémunérateur et intermittent. Leurs noms sont envoyés à l'administration centrale de l'association qui l'inscrit sur un registre spécial ; aussitôt le médecin se rend chez la future mère de famille pour lui donner les conseils d'hygiène que comporte son état ; l'ingénieur, l'architecte passent en revue le logement pour y faire exécuter les travaux les plus nécessaires à son assainissement, et des secours en nature et en argent, fréquemment distribués, permettent à cette femme d'abandonner son travail plusieurs mois avant l'accouchement et de vivre d'une vie plus calme, plus saine.

Il y a même des ouvroirs où se rendent les futures mères de famille qui sont de véritables écoles de puériculture. Là, d'admirables nurses leur enseignent à emmailloter les bébés, à régler les tétées, à donner les bains, à préparer les bouillies aux plus grands, insistant particulièrement sur les précautions à prendre pour prévenir les maladies contagieuses ou empêcher leur dissémination, précautions faciles à réaliser par les lavages fréquents du nez, de la bouche et de la gorge. Elles complètent même leur enseignement par des causeries sur l'hygiène des nourrissons.

Le fonctionnement de cette association est admirable de simplicité et... d'efficacité, car la mortalité qui est de 17,1 pour 100 chez les enfants qui n'ont été surveillés qu'après leur naissance, tombe à 4,7 pour 100 chez les enfants dont les mères ont pu se reposer pendant les derniers mois de la grossesse et se soumettre aux règles d'une hygiène bien comprise.

Il serait à souhaiter que, dans toutes les villes importantes, il se forme une association de ce genre, afin de venir en aide à toutes les femmes enceintes, dénuées de ressources, sans distinction d'opinions politiques ou religieuses, et sans distinction de situation sociale : ce qui leur permettrait ainsi de vivre dans de meilleures conditions d'hygiène et de donner à leur enfant un sang plus chaud, plus vivifiant.

Protégez les femmes enceintes, et ainsi vous aurez moins de prédisposés à la tuberculose.

B. Surveiller les nourrissons.

L'enfant est né. — Pour que cet enfant puisse se développer dans de bonnes conditions, il faut encore venir en aide à la mère par des secours en nature, en argent, et par des conseils de puériculture.

D'après Balestre et Giletta de Saint-Joseph, six morts sur dix peuvent être évitées chez les enfants dans la première année. En Norvège, sur mille enfants de moins d'un an, il en meurt chaque année soixante-neuf, tandis qu'en France cette moyenne s'élève à cent trente-deux.

Aussi pour enrayer cette effrayante mortalité infantile, pour favoriser le développement des enfants du premier âge, diverses organisations ont été créées dont nous vous entretiendrons brièvement.

Ce sont : 1° **Les consultations de nourrissons,** du type Budin, dans lesquelles on recommande l'allaitement maternel, **les Gouttes de lait,** qui permettent de surveiller de façon suivie le développement de l'enfant et de donner de judicieux conseils aux mères en cas de maladie. Celles-ci ne se soumettent souvent qu'avec peine à ces consultations, car il faut qu'elles se déplacent et la route est longue quelquefois ; le mauvais temps les arrête aussi bien souvent. Cependant, si on sait les attirer par de légers secours en nature, par exemple en leur donnant 1 kilo de viande par semaine ou un sac de charbon tous les 15 jours, si on organise tous les ans un concours de bébés et qu'on délivre un diplôme avec un livret de caisse d'épargne de 5 francs, on a la satisfaction de constater que leur zèle en est stimulé et qu'elles viennent avec plus de ponctualité à ces consultations. L'expérience qui en a été faite a donné d'excellents résultats.

2° **Les crèches municipales, les crèches privées,**

les crèches d'usines, dans lesquelles les enfants sont gardés pendant le travail des mères.

3° **Les pouponnières.** Nous vous citerons :

a) *La pouponnière de Porchefontaine* (banlieue de Versailles), fondée en 1891. Elle a un double but : 1° recueillir les femmes abandonnées et les filles-mères avec leurs enfants, et les prendre comme nourrices ; 2° recevoir des nourrissons de la classe des travailleurs ne pouvant s'occuper de leur enfant et élever celui-ci, moyennant une rétribution, dans des conditions d'hygiène exceptionnelles.

b) *La pouponnière de Montgeron*, près de Paris, sous la direction de M. le Dr Lesage, médecin des hôpitaux de Paris, et *la Pouponnière de Neuville*, près de Dieppe, sous la direction de M. le Dr Poupault. Dans ces établissements, on reçoit les enfants dès les premiers jours de leur vie et on les garde jusqu'à l'âge de 18 mois. Ils sont allaités au biberon.

c) *La pouponnière de plein air, fondée par la municipalité lyonnaise*, sur la proposition de M. le Dr Péhu, médecin des hôpitaux. Elle est installée sur les coteaux de Saint-Just. Elle est destinée à recevoir, pendant une période déterminée, des nourrissons pris dans des crèches lyonnaises (nourrissons des familles indigentes ou nécessiteuses, enfants choisis parmi ceux fréquentant les crèches lyonnaises et recrutés parmi les plus malingres, les atrophiques, les rachitiques, les convalescents, les nourrissons nés de parents tuberculeux).

On a reconnu que les bienfaits d'une telle œuvre

s'appliquent surtout aux nourrissons ayant dépassé la première année.

Nous ne parlons pas des pouponnières de Médan et de Châtillon, qui reçoivent surtout des enfants malades.

4° Signalons encore la création des **Mutualités maternelles** à Paris et dans plusieurs villes de province, sous l'inspiration d'un industriel, fervent mutualiste, M. Poussineau. Grâce à une somme modique versée annuellement dans la caisse de la Société (3 francs par an), toute mère reçoit une indemnité de 12 francs par semaine pendant quatre semaines à partir de l'accouchement, et un supplément de 10 francs si elle nourrit elle-même son enfant.

A cette organisation est jointe l'œuvre des consultations de nourrissons.

Aussi le résultat ne s'est pas fait attendre. Alors qu'avant la constitution de la Mutuelle, la mortalité des enfants des sociétaires était de 25 pour 100, cette proportion est tombée, grâce à la Mutualité maternelle, à 6 et même à 5 pour 100. A Vienne (Isère) cette proportion est tombée de 28 à 6 pour 100.

La Chambre n'est pas restée insensible devant d'aussi beaux résultats ; aussi M. Engerrand, député, auteur d'un projet de loi réglementant le travail des femmes au moment de l'accouchement, a-t-il pu, afin d'encourager le développement des mutualités maternelles, faire porter de 160,000 à 400,000 francs la subvention annuelle accordée par l'Etat.

Nous ajoutons encore que, depuis quelques

années, la Chambre semble vouloir s'occuper d'une façon plus sérieuse du sort des petits enfants. C'est ainsi que, le 28 novembre 1908, elle demande des mesures d'assistance plus efficaces en faveur des familles nombreuses (résolution Argeliès), et que M. Rey demande au Sénat (1er décembre 1908) d'organiser l'assistance aux enfants des familles indigentes.

En résumé, **surveillez la première enfance, venez-lui en aide, et non seulement la mortalité infantile diminuera, mais aussi le nombre des enfants débiles, terrain préparé pour la tuberculose.**

C. Reconstituer les débiles.

La tuberculose se réduit, en somme, à un duel souvent inconscient entre le bacille et l'organisme. Comme on ne peut pas détruire *tous* les bacilles qui séjournent à l'état latent dans les poussières contaminées par les crachats de phtisiques et que la contagion risque de s'exercer presque journellement sur les individus, on doit se préoccuper surtout de donner à l'organisme la vigueur qui lui permettra de résister victorieusement à l'attaque microbienne. Et cette résistance doit s'acquérir dans l'enfance et pendant l'adolescence, alors que les cellules et les tissus, en pleine formation, doués d'une vitalité plus grande, se régénèrent, se fortifient dans de meilleures conditions : « Ce n'est pas assez, dit Montaigne, de raidir l'âme des enfants, il faut encore raidir leurs muscles. » Sage conseil qui devrait être souvent rappelé à certains parents insouciants dont les enfants cachent quelquefois, sous les apparences d'une santé normale, une tare, un terrain préparé sur lequel pourra se développer une maladie aiguë ou chronique avec d'autant plus de facilité qu'ils auront conservé plus longtemps leur état de faiblesse. Ce sont en général des enfants débiles qui poussent comme des plantes trop fragiles, sans qu'on cherche à leur refaire, par une médication appropriée, un sang plus vif, des muscles plus puissants et des organes plus robustes.

Le premier devoir des parents à l'égard de leurs enfants est donc de s'occuper de leur formation physique ; ils doivent en faire des organismes vigoureux. Et c'est par **le séjour dans l'atmosphère vivifiante de la montagne** que ces enfants se font des organismes résistants et que se développe en eux le puissant ressort physique et moral qui est l'apanage d'une santé florissante. « C'est surtout, dit J.-J. Rousseau, dans les premières années de la vie que l'air agit sur les constitutions des enfants ; dans une peau débile et molle, il pénètre dans tous les pores, il affecte puissamment ces corps naissants, leur cause des impressions qui ne s'effacent point... Les villes sont le gouffre de l'espèce humaine ; au bout de quelques générations, les races humaines périssent et dégénèrent. Il faut les renouveler, et c'est toujours la campagne qui fournit à ce renouvellement. Envoyez donc vos enfants au milieu des champs se renouveler pour ainsi dire eux-mêmes et reprendre au milieu des champs la vigueur qu'on perd dans l'air malsain des lieux trop peuplés. »

Voyez, en effet, les enfants, après un séjour de quelques mois à la montagne ou sur les bords de la mer ! Ils semblent complètement transformés ; tout en eux respire la santé : la figure est fraîche, les joues rosées, le regard heureux, l'appétit excellent ; la respiration se fait pleine, régulière ; la trame des tissus est plus serrée, plus résistante; le cœur bat sans défaillances ; les jarrets se tendent plus fermes dans les promenades, et les exercices prolongés sont possibles sans que ces enfants en soient incommodés. « La terre, dit Michelet, est un médecin, chaque climat est un remède. La médecine sera de plus en plus une émigration prévoyante, surtout par les voyages calculés habilement pour profiter des secours, des vivifications puissantes que la nature a partout en réserve. »

Aussi, devrait-on pouvoir envoyer au grand air, pendant plusieurs semaines et même plusieurs mois, si la chose est nécessaire, tous les enfants anémiés, débiles, marqués d'une prédisposition tuberculeuse. C'est d'ailleurs dans ce sens que Pasteur disait : « Quand une race est décimée par une maladie contagieuse, il n'existe qu'un remède, c'est de trier la graine saine et de sauver la race, en sauvant la graine. » Tous ces enfants prédisposés constituent une graine saine, mais une graine fragile qui, si on ne prend pas la précaution de la placer dans des conditions particulières de nutrition, de vitalité, s'altérera et deviendra incapable de produire un beau fruit.

Eh bien, dépistons tous ces enfants à terrain tuberculisable et mettons-les pendant un temps plus ou moins long dans des conditions telles de bonne aération, d'alimentation réparatrice, que leur constitution en soit totalement modifiée, et que leurs tissus puissent mieux ensuite résister à l'infection, quelle qu'elle soit.

Mais comment pourra-t-on faire cette sélection? Par l'**inspection médicale dans les écoles.** Aussi nous approuvons complètement le projet de loi élaboré au conseil des ministres du mois de mars dernier, ayant pour objet d'organiser cette inspection médicale.

D'après la loi du 20 octobre 1886, des visites médicales étaient bien prescrites dans les établissements scolaires, mais la réglementation en était imprécise et par suite sujette à diverses interprétations, suivant les départements.

M. Doumergue a tenu compte principalement des observations présentées par la commission permanente de préservation contre la tuberculose. Il établit donc un service d'inspection médicale des écoles publiques et privées dans chaque département, service que sera fait par des médecins-inspecteurs nommés à cet effet par les préfets.

D'après ce projet, l'inspection médicale doit porter sur les locaux et le mobilier scolaires, soit des internats, soit des externats. A ce titre, l'inspection médicale sera appelée à donner son avis sur le choix des emplacements, sur les plans et aménagements des établissements scolaires, sur le choix même du mobilier. Pour les établissements existants, elle signalera les imperfections des locaux ou du matériel et elle indiquera les améliorations à réaliser.

Au point de vue du régime scolaire, l'inspection médicale devra assurer l'observation des règlements concernant l'aération, l'alimentation, le chauffage, l'éclairage, les soins de propreté et aussi la durée du travail sédentaire, du repos, du sommeil, des repas et des exercices physiques.

Le médecin-inspecteur procédera au moins deux fois l'an, à époque fixée d'avance, à l'examen individuel des élèves. Les résultats de cet examen qui devra porter notamment sur l'état des voies respiratoires, du système cutané, sur les organes de la vue et de l'ouïe, sur la dentition, etc., seront consignés sur des *carnets scolaires*. Le médecin-inspecteur fera observer les conditions imposées au personnel des écoles en matière d'hygiène et les mesures spéciales relatives à la tuberculose et aux maladies contagieuses.

A cette inspection médicale, s'ajoutera **l'ensemble des observations qu'aura consignées l'instituteur** sur tel ou tel élève dont l'état de santé aura motivé des remarques particulières.

Un de nos amis, instituteur dans la région, nous racontait que, pour se renseigner sur l'état de résistance de ses élèves, il les soumettait de temps à autre à « l'épreuve de la cour », épreuve qui consiste à faire deux fois le tour de la cour au pas gymnastique modéré ; les plus vigoureux arrivent facilement au but ; d'autres éprouvent quelque peine à effectuer le parcours tout entier ; d'autres enfin, plus chétifs, s'arrêtent à mi-chemin, oppressés et impuissants à continuer l'épreuve. Ces derniers, d'ailleurs, n'offrent aucune résistance dans les jeux, et ce sont les mêmes qui ne peuvent ni soutenir leurs voix aussi longtemps que leurs camarades, lorsqu'ils chantent, ni lire jusqu'au bout à haute voix une phrase un peu longue, sans reprendre haleine. La plupart de ces débiles sont fils de tuberculeux, d'alcooliques ou de miséreux.

Ayant suivi dans la vie quelques-uns de ces prédisposés pendant plusieurs années, cet instituteur a constaté que tous ceux qui, étant jeunes, avaient passé leurs vacances en ville et qui, plus tard, avaient choisi une situation, un métier les obligeant à habiter la ville, étaient morts phtisiques à l'âge de 18 ou 20 ans, tandis qu'au contraire les débiles qui, par leur situation sociale, avaient été obligés de s'*affermer pendant les travaux d'été de la campagne pour garder le bétail dans les champs*, s'étaient fortifiés et avaient fini par acquérir une certaine vigueur constitutionnelle qui les avait rendus graduellement réfractaires à la tuberculose. Le séjour aux champs avait été pour ces derniers une véritable cure de repos et de grand air, car la surveillance du bétail n'est pas fatigante et le berger reste une grande partie de la journée au bon air de la campagne. De plus, cette cure est excellente au point de vue moral, car l'enfant reste dans un milieu de travail, et peu à peu s'établit en lui la notion d'une tâche à remplir pour laquelle il recevra une certaine rétribution ; il sait en effet qu'à la fin du semestre, on lui versera une certaine somme qui sera d'une grande utilité à la famille pour l'entretien du ménage dans les longs mois d'hiver.

Ces enfants quittent en général l'école au mois de mars pour n'y rentrer que dans les derniers jours d'octobre, jouissant ainsi pendant huit mois de l'année de la vie hygiénique de la campagne.

On peut regretter jusqu'à un certain point que ces enfants ne puissent profiter davantage des bienfaits de l'instruction, que quatre mois de classe par an ne leur permettent pas d'acquérir des notions suffisantes de grammaire, de calcul et d'orthographe, et que nombre d'entre eux forment ensuite le contingent des illettrés ; mais ce mal est-il bien grand ? Ne vaut-il pas mieux chercher à développer leur corps que leur intelligence, quand il est impossible d'en faire des jeunes gens à la fois robustes et instruits ?

Le nombre des enfants qui vont se placer à la campagne comme bergers est considérable dans certaines régions, particulièrement dans les pays d'élevage ; à Bourg-en-Bresse, les écoles perdent de ce fait 30 à 40 pour 100 de leurs élèves en été.

Ne serait-il pas à souhaiter qu'il se forme dans tout chef-lieu de département un office de placement des enfants à la campagne comme bergers ? Ce serait, à notre avis, un excellent moyen de fortifier l'enfance et de combattre les causes prédisposantes de la tuberculose.

Une telle régénération par le séjour à la campagne n'a rien qui puisse nous surprendre, puisque ces enfants ont ainsi le grand air, une alimentation suffisamment réparatrice et un repos relatif, c'est-à-dire qu'ils disposent pendant de longs mois des trois facteurs de régénération des cellules et des tissus.

C'est dans cet esprit que, depuis une trentaine d'années, on a créé dans certaines villes diverses organisations qui permettent aux enfants débiles de profiter des avantages de l'air de la campagne. Nous vous citerons : les colonies de vacances, l'Œuvre du professeur Grancher, les colonies agricoles, les associations de villégiature du travail féminin, etc.

« **Les colonies de vacances** sont une institution d'hygiène préventive au profit des enfants des écoles primaires, des plus pauvres entre les plus débiles, des plus méritants entre les plus pauvres. Elles n'admettent pas de malades. Elles ne sont pas une récompense. Leur objet est une cure d'air aidée par l'exercice naturel, la bonne nourriture et la gaîté. »

La première colonie de vacances fut organisée à Zurich en 1876 par le pasteur Bion qui, grâce à la générosité de quelques philanthropes, peut envoyer pendant 15 jours 68 enfants dans certaines familles du canton d'Appenzell, à une altitude variant de 1,000 à 1,200 mètres.

Les bienfaits d'un tel séjour furent si manifestes, qu'on créa bientôt des colonies à Bâle, à Berne, à Genève et dans les pays étrangers.

En France, le pasteur Lorriaux fonde, en 1881, l'**Œuvre des Trois Semaines** ; en 1882, M. de Pressensé crée l'**Œuvre de la Chaussée-du-Maine** ; en 1887, la création de la « **Société pour la protection et l'encouragement des colonies de vacances** » donne un heureux essor à ces manifestations de généreuse philanthropie, de telle sorte qu'on peut compter aujourd'hui environ 650 colonies de vacances, tant à Paris que dans les départements, faisant bénéficier environ 55,000 enfants du séjour au grand air.

Les bienfaits d'un tel séjour sont indéniables : en effet, le poids des enfants augmente, leur périmètre thoracique se développe, et leur résistance à la maladie est plus grande ; on a remarqué en effet que la proportion des malades est moins grande parmi eux dans le courant de l'année que parmi les enfants de même condition qui sont restés en ville.

D'un autre côté, ces enfants peuvent rendre des services dans les régions où ils sont envoyés : c'est ainsi que l'Œuvre des Enfants à la Montagne distribue des lots de 300 à 500 pieds de sapins ou d'épicéas à tous les cultivateurs qui veulent amorcer une forêt, si la région n'est pas suffisamment boisée ; le concours de cette Œuvre permet donc aux cultivateurs de prévenir le retour de ces crues colossales qui jettent la dévastation et la ruine dans les villages qu'ils habitent.

Les enfants peuvent être envoyés par groupe de deux à huit dans des familles de paysans — c'est le système danois, — mais le placement en commun est plus habituel. Ces deux systèmes ont leurs avantages : le premier est moins coûteux ; il conserve à l'enfant un milieu de travail et lui fait aimer la vie de campagne ; il contribue à répandre des principes d'hygiène dans les campagnes par les mesures de précautions auxquelles sont astreints les paysans et par les recommandations qui leur sont faites. Le second permet de continuer l'œuvre instructrice et moralisatrice de l'école ; les enfants sont aussi mieux surveillés et leur alimentation est plus saine.

En somme, les deux systèmes sont excellents, puisqu'ils permettent à l'enfant de jouir pleinement de l'air de la campagne.

Nous signalons aussi, en passant : **l'Œuvre d'hivernage de Paris**, créée pour envoyer les enfants convalescents et débiles dans le Midi (elle ne paye pour le transport des enfants, aller et retour à la Côte-d'Azur, qu'une trentaine de francs par tête, et le placement des enfants ne revient qu'à 1 franc ou 1 fr. 50 par jour) ; **le système du « Camping »**, très en honneur en Angleterre, qui consiste à loger les enfants, et surtout les adolescents, sous des tentes, que ce soit aux bords de la mer ou sur le versant des montagnes ; **les voyages scolaires du Club-Alpin et du Touring-Club de France** ; **l'Association des villégiatures du travail féminin,** dont le but est d'assurer aux petites ouvrières, aux petites employées un séjour de deux à trois semaines aux champs ou à la mer ; **l'Œuvre des jeunes filles à la campagne,** de Lyon ; **les colonies agricoles,** où les enfants menacés de tuberculose trouvent un logement salubre, la vie au grand air, une alimentation saine et abondante, un travail modéré ; **l'Œuvre du Placement familial,** dirigée par M. l'abbé Santol, dont le but est de placer gratuitement à la campagne les enfants pauvres des villes, etc.

A côté de ces œuvres admirables, nous nous en voudrions de ne point vous exposer en détail ce qu'on appelle l'**Œuvre du professeur Grancher.**

Le regretté professeur Grancher exposait, dans le *Bulletin Médical* du 7 novembre 1903, comment, d'après lui, il fallait comprendre dorénavant la défense sociale de la tuberculose.

Considérant que les œuvres officielles ou privées créées dans le but de soigner les tuberculeux (sanatoriums) ne donnent des résultats satisfaisants qu'autant qu'on institue un traitement précoce et prolongé, et qu'on arrive à supprimer ensuite pour le convalescent les causes favorisant le développement de la tuberculose (taudis, misère, surmenage, alcoolisme, etc.) ; considérant qu'il est à peu près matériellement impossible que toutes ces conditions soient remplies et que le tuberculeux de la classe pauvre, même légèrement atteint, est presque fatalement condamné, par sa situation sociale, à devenir un phtisique, on doit s'appliquer surtout à développer la résistance de l'organisme chez l'enfant, à transformer les débiles, les prédisposés, à en faire des êtres vigoureux, pleins de force, qui puissent lutter ensuite avec avantage contre l'envahissement microbien ; le meilleur moyen de combattre la tuberculose, c'est de fortifier l'enfant et l'adolescent.

Et c'est pourquoi le professeur Grancher créa l'**Œuvre de préservation de l'enfance contre la tuberculose.**

Cette œuvre a pour objet de préserver de la contagion tuberculeuse les enfants pauvres qui vivent en contact quotidien auprès d'un père ou d'une mère tuberculeux : elle recueille les enfants de 5 à 15 ans, encore indemnes de tuberculose, et avec l'assentiment des parents, les place à la campagne, soit dans des familles de paysans, soit dans des maisons de santé établies par la Société, soit dans les colonies agricoles, telles que celles du Cannet (Alpes-Maritimes).

L'*Œuvre* a pris un développement considérable dans ces dernières années : Lyon, Marseille, Bordeaux, Tours, Montpellier, Toulouse, ont chacune leur *Œuvre de préservation de l'enfance contre la tuberculose* en voie de fonctionnement, et « il n'est pas, disait le professeur Grancher, un département, si notre œuvre grandit suivant nos espérances, qui ne puisse devenir le centre de plusieurs foyers de campagne, et cela au grand bénéfice de la vie rurale et de nos paysans ».

En somme, cette œuvre procure aux enfants « la vie dans le grand air et la lumière qui leur donnera force et santé », et tous ces bienfaits sont « acquis avec une somme relativement minime, sans architecte, sans construction et presque sans frais généraux ».

Mais il ne faut pas seulement s'occuper des prédisposés, il faut encore surveiller les nombreux enfants qui ont déjà subi l'atteinte du bacille et qui, sous les apparences extérieures d'une santé à peu près normale, cachent des lésions de *tuberculose ganglio-pulmonaire*, tuberculose latente dont nous avons déjà parlé. C'est à ce but que répond **l'Œuvre de préservation scolaire contre la tuberculose**, fondée aussi par le professeur Grancher ; c'est par cette œuvre que ses disciples cherchent à dépister, dans les écoles, les enfants atteints de tuberculose pulmonaire à l'état latent ; ils établissent sur un carnet spécial l'état de santé de chaque enfant, afin de pouvoir surveiller les bien-portants pendant leur séjour à l'école et traiter les malades d'une façon précoce.

« Si l'assistance publique, disait le professeur Grancher, succombe aujourd'hui sous le fardeau des milliers et des milliers de phtisiques qu'elle ne peut secourir, c'est parce qu'elle attend, pour y porter remède, que le mal ait achevé son évolution souterraine... mieux vaut aller au-devant de lui, mieux vaut prendre l'offensive que l'attendre l'arme au pied...

« Songez à ces pauvres orphelins, enfants assistés du département de la Seine, pour la plupart fils de tuberculeux et d'alcooliques et par conséquent prédisposés à la tuberculose, qu'on place dès l'âge le plus tendre dans l'atmosphère vivifiante de la campagne, et chez lesquels cependant la tuberculose est presque une rareté (18 pour 20,000). Qu'est-ce à dire, sinon que l'air de la campagne a complètement modifié les tissus de ces débiles !

« Si l'on veut atteindre la tuberculose, maladie sociale, dans son expansion, c'est chez l'enfant d'abord qu'il faut la reconnaître et la combattre. »

M. Doumergue, ministre de l'Instruction publique, a eu l'heureuse pensée de s'inspirer de ces notions scientifiques et des résultats de ces travaux sur la tuberculose latente des enfants pour proposer aux deux Chambres un projet de loi établissant l'inspection médicale des écoles.

Si cette inspection médicale des écoles est faite avec méthode, si les enfants sont examinés avec minutie, surtout au point de vue de la tuberculose ganglio-pulmonaire, il n'est pas douteux qu'on n'arrive à faire de fréquents diagnostics précoces et qu'un traitement sévère institué dès le début ne donne d'excellents résultats.

Une bonne méthode préventive, à notre avis, consisterait à donner tous les matins, pendant les mois d'hiver, un ou deux petits verres d'huile de foie de morue à tous les enfants débiles des écoles primaires et même de tous les établissements scolaires, en intercalant quelques périodes de repos. Car l'huile de foie de morue, aliment par sa richesse en matières grasses, est aussi un excellent médicament grâce à l'iode (0,32 p. 100), au brome, au phosphore, à l'acide morrhuique qu'il contient. C'est un agent de reconstitution et d'épargne de premier ordre ; il détermine assez rapidement une augmentation de poids, et sous son influence, la richesse globulaire du sang est plus grande. Aussi doit-on en préconiser l'usage chez les débiles.

Quand on aura dépisté les débiles, les prédisposés, par l'inspection médicale des écoles, quand de trop rares enfants auront joui pendant quelques jours des bienfaits du grand air de la montagne grâce aux colonies de vacances, quand un certain nombre d'entre eux, pupilles de l'Œuvre du professeur Grancher ou bergers à la campagne pendant la saison d'été, auront recouvré une vigueur constitutionnelle suffisante pour résister à l'infection, peut-on considérer la tâche de l'hygiéniste comme terminée ? Non, car trop peu d'enfants, pendant trop peu de temps, profitent ainsi du séjour bienfaisant de la campagne. De plus, comme leur déchéance physique provient la plupart du temps de causes inhérentes aux conditions sociales des parents (alcoolisme, taudis, misère), conditions sociales qu'ils retrouvent à leur retour en ville, notre devoir est de les protéger d'une façon plus efficace. Nous savons bien qu'on s'ingénie de toutes parts à leur venir en aide, que la bienfaisance officielle et privée apporte sans cesse quelque amélioration à la situation matérielle de ces miséreux ; nous savons aussi que des bons de pain ou de viande, des vêtements chauds fréquemment distribués servent de réconfort passager dans les familles pauvres, surtout si le père agonise à l'hôpital, rongé de phtisie, et si la mère use ses dernières forces à gagner quelque argent, vivant misérablement dans un taudis infect avec ses trois ou quatre enfants, tous pauvrement vêtus et mangeant juste de quoi ne pas mourir de faim ! Mais ce n'est pas assez, et la France se doit à elle-même d'enlever tous ces enfants (ses futurs soldats) à l'atmosphère malfaisante du taudis, avant qu'ils ne soient la proie de la tuberculose, et de les placer dans de meilleures conditions d'habitation et d'aération. Ce n'est pas seulement une question d'humanité, de charité, c'est encore une question d'intérêt général. « Une démocratie, dit Montesquieu, ne peut atteindre un grand développement que si elle se préoccupe de la santé de ses enfants ; toute nation qui négligerait ce devoir sacré serait vouée à la décadence et à la ruine. »

La France qui chaque année voit diminuer le nombre de ses naissances et qui, par surcroît, se sent décimée tous les jours davantage par le terrible fléau de la tuberculose, la France qui est si fière, à juste titre, de toutes les œuvres d'assistance qu'elle a créées pour soulager les malheureux et réduire la misère, la France qui s'est toujours montrée grande, généreuse devant l'infortune, attentive à tendre une main secourable à tous ceux qui tombent le long du chemin de la vie, les recueillant dans ses hôpitaux, ses hospices, ses asiles, ses maternités, ses ouvroirs, etc., la France, disons-nous, a droit à toute notre admiration, à toute notre reconnaissance. Mais combien sa tâche eût été plus utile, plus féconde en résultats si elle s'était attachée davantage à protéger le développement de l'enfance et de la jeunesse, à surveiller d'une façon étroite cet âge où les tissus en voie continuelle de rénovation peuvent acquérir une vigueur exceptionnelle si l'organisme se trouve dans de bonnes conditions de vitalité, mais où ils peuvent aussi s'affaiblir, s'anémier, si l'enfant manque d'oxygène, si sa ration alimentaire est insuffisante ou malsaine ; il gardera toujours de cette insuffisance de nutrition, de ce défaut de développement une empreinte plus ou moins profonde caractérisée par une débilité générale et une prédisposition particulière à contracter des maladies microbiennes. La France veut des soldats vigoureux ; mais alors qu'elle s'occupe de ses enfants, de *tous* ses enfants ; qu'elle exerce sur eux une surveillance méthodique, attentive à supprimer tout ce qui contribuerait à entretenir ou à favoriser un mauvais état constitutionnel. Tant qu'elle ne les aura pas enlevés à l'atmosphère malsaine du taudis, tant qu'elle ne les aura pas nourris, que dis-je, gavés de grand air, de cet oxygène qui réchauffe le sang et rénove les tissus, les débiles resteront toujours des débiles ; sans l'air de la campagne, on pourra peut-être retarder le moment où la tuberculose s'agrippera à ces organismes anémiés, mais fatalement le bacille exercera son emprise.

Aussi nous estimons que *tous* les enfants débiles devraient pouvoir profiter du séjour au grand air.

Pour arriver à ce résultat, on pourrait, dans chaque département, développer l'œuvre du professeur Grancher ; mais on devrait aussi fonder des **Classes de plein air** et un **Internat sanitaire départemental.**

Les Classes de plein air sont très usitées en Angleterre et en Amérique ; situées dans les terrains libres, à la périphérie des villes, elles n'exigent pas de profondes fondations, et, grâce au ciment armé, elles peuvent être construites promptement et à peu de frais. On peut y recevoir et instruire les enfants débiles, dont le logement est malsain et dont le milieu familial constitue un danger permanent de contagion tuberculeuse. Ce serait un bon moyen de les réconforter que ce séjour de plusieurs heures dans une atmosphère salubre et vivifiante.

A ce même point de vue, on doit recommander d'élargir les espaces libres qui entourent les écoles afin de donner plus d'air et plus de lumière aux enfants, afin que les cours de récréation ne soient pas, suivant la pittoresque expression de Lucien Descaves, « de véritables fosses aux ours dans lesquelles, de quelque côté qu'ils se tournent, les enfants se cognent la tête contre un mur ».

Chaque école devrait même avoir à proximité un immense terrain de jeu, bien aéré, bien ensoleillé, réalisant ainsi ce que préconisait le professeur Mathieu, de Paris, en disant récemment dans une conférence : « Il faut de l'air dans l'école, de l'air autour de l'école et de l'air dans le programme. »

Les Américains depuis longtemps ont compris l'utilité des terrains de jeux ; aussi en ont-ils favorisé le développement. A Chicago, on compte 299 emplacements pour terrains de jeux, emplacements qui ont coûté 50 millions de francs ; Baltimore possède 54 terrains qui ont coûté 13 millions. M. Voods Hutchinson, qui est un grand promoteur de l'idée des terrains de jeux, disait récemment : « **Plutôt** un terrain de jeu sans école qu'une école sans terrain de jeu. »

Nous préconisons aussi la création d'un **Internat sanitaire départemental,** ce que Grancher appelait **l'Ecole sanatorium,** et dont la seule réalisation jusqu'ici nous ait été donnée par l'Ecole municipale lyonnaise de plein air. Elle aurait pour but de recevoir les débiles de tout le département pour un séjour dont la durée varierait avec l'état de débilité de l'élève ; aux uns, trois mois de séjour seraient suffisants, tandis que d'autres resteraient six mois ou un an. Dans cette école, on se préoccuperait particulièrement de l'enseignement de l'hygiène, du développement de l'organisme par des exercices progressifs de gymnastique suédoise, et on habituerait graduellement les enfants à la pratique des travaux des champs.

Nous comprenons facilement que cette organisation ne peut s'édifier totalement, d'une seule haleine ; car aucun budget ne pourrait s'y prêter. Mais cette question mérite d'être étudiée, et nous sommes persuadé que dans nombre de départements, on pourrait l'amorcer.

Voilà, à notre avis, le meilleur moyen d'obtenir la régénération définitive des débiles et des prédisposés à la tuberculose !

En résumé, fortifiez les débiles par le séjour dans l'atmosphère vivifiante de la campagne ; dépistez-les par l'inspection médicale dans les

écoles et par l'ensemble des observations consignées par l'instituteur ; développez les Colonies de vacances, les placements des enfants des villes comme bergers à la campagne, et toutes les œuvres similaires; étendez à chaque département l'Œuvre de préservation de l'enfance contre la tuberculose (Œuvre de Grancher) ; créez des classes de plein air autour des grandes villes et, dans chaque département, un Internat sanitaire.

D. Enseigner l'hygiène à tous les enfants.

Il ne suffit pas de fortifier les débiles pour enrayer les progrès de la tuberculose ; il faut encore que les enfants apprennent à vivre suivant les principes d'une hygiène bien comprise.

Nous n'avons pas la prétention de faire ici un cours d'hygiène, quoique la connaissance des règles de l'hygiène et leur rigoureuse observance contribuent à entretenir la robusticité des organismes et à opposer par là même un frein au développement de la tuberculose. En agissant ainsi, nous sortirions du cadre forcément restreint de ce manuel.

Cependant nous pouvons insister sur certaines prescriptions hygiéniques qui nous paraissent essentielles, et c'est pourquoi nous disons aux éducateurs : Apprenez aux enfants la vertu de propreté ; développez en eux le maximum de force, de résistance physique qu'ils ont toujours en puissance dans leurs cellules et leurs tissus, et pour cela utilisez surtout les ressources si efficaces de la vie au grand air.

La propreté est un facteur important de bonne

santé. Que l'enfant se lave la figure et les mains au savon tous les matins ; qu'il se lave les mains avant de rentrer en classe, avant de prendre ses repas, chaque fois qu'il aura fait quelque travail salissant ou antihygiénique. Il est de toute utilité aussi qu'il prenne un bain général tous les quinze jours ou tous les mois, afin de débarrasser l'épiderme des poussières extérieures qui s'y déposent et des produits de sécrétions qui s'y accumulent. « De nos maladies, la plus sauvage, c'est mépriser notre être » a dit justement Montaigne. On a reconnu les bienfaits du bain général chez les enfants en Angleterre, puisque dans ce pays les élèves des écoles sont obligés de se baigner toutes les semaines. Chez nous, au contraire, la propreté est considérée comme chose négligeable : « Par une habitude presque religieuse, dit M. Pierre Baudin, nos éducateurs limitent la personnalité corporelle, objet de leur sollicitude, aux parties du corps qui émergent de la gaîne des vêtements : la figure et les mains. On lave ça ; le reste se lave pour les grands jours. *Le bain reste en marge de la meilleure éducation.* Le bain n'entre point dans le règlement... »

Et d'autre part, il continue ainsi : « Pour la défense de l'individu, pour son dressage physique et moral, il n'est besoin que de lui apprendre à défendre sa peau ; défendre sa peau contre ses premiers ennemis, qui seront aussi ses ennemis de toujours, les plus actifs, les plus foudroyants, les plus insidieux, c'est : se laver, se frotter à l'eau, transformer sa doublure naturelle en une cuirasse de tissus serrés, réagissants, résistants... L'usage de l'eau seul le donne ! »

Cependant il ne faut rien exagérer, et nous ne devons pas nous croire obligés, pour obéir à l'hygiène, de prendre un tub tous les jours, avec frictions et massage, comme le font certaines personnes, par snobisme ou par une fausse conception de l'hygiène ; car ces ablutions répétées, ces frictions journalières rendent le derme et l'épiderme trop sensibles aux influences extérieures, et cette hyperesthésie cutanée peut contribuer à déterminer des accidents nerveux. Aussi nous estimons que l'usage du bain bimensuel est largement suffisant pour assurer la propreté corporelle.

Ajoutons encore que la propreté consiste aussi à avoir des vêtements propres, souvent brossés, un logement bien tenu, aux meubles reluisants, aux parquets souvent lavés, un logement où chaque chose soit à sa place, où le couvert soit mis sur une nappe immaculée : verres au cristal limpide, cuillers, fourchettes, couteaux sans aucune tache douteuse, etc... Tout cela doit être enseigné journellement à l'enfant, afin de faire naître en lui d'une façon presque inconsciente le goût de la propreté, afin qu'il éprouve ensuite comme un besoin de se soumettre, quand il le faut, aux différentes mesures de précautions hygiéniques.

Mais si l'enfant doit être propre, il faut aussi que l'école qu'il fréquente soit édifiée suivant les prescriptions de l'hygiène et que même, dans une certaine mesure, son architecture constitue une manifestation artistique. Tel est du moins le sens du rapport présenté par M. Frantz Jourdain au Congrès de l'Art à l'école, à l'Exposition de Bruxelles.

« La physionomie de l'école, dit-il, doit être comme le printemps de la vie, gaie, avenante, sereine, et rappeler déjà au futur ouvrier que son avenir est dans le travail... »

Et voici la description de l'école idéale :

« Des murs d'un blanc ivoire, enduits d'un humble crépi tyrolien ; de larges baies sans chambranles ; un auvent supporté par une fruste charpente ; des chevrons apparents donnant une forte saillie à la couverture de tuiles roses ; des géraniums aux fenêtres ; des plantes grimpantes, glycines, capucines, volubilis et pois de senteur, jetant sur la façade la féerie de leur éblouissant et radieux décor. A l'intérieur, des murs badigeonnés à la chaux d'un ton crème, arrondis au plafond et dans les angles ; des boiseries sans moulures, uniformément peintes d'un joli vert amande ainsi que les tables et les bancs ; la chaire du maître placée dans un window pentagonal exhaussé d'une marche et entourée de fleurs champêtres, plantées dans des pots de terre cuite unie ; d'amples rideaux de percale orange pour arrêter l'indiscrétion d'un soleil qui a l'habitude d'entrer sans se faire annoncer. Près du vestiaire, une salle de douches, revêtue de faïences claires et brillantes, et dans un réduit voisin un vacuum pour se débarrasser chaque jour de la poussière et des microbes.

« Ah ! l'adorable nid pour de jeunes oiseaux, et avec quelle intelligence, quelle délicatesse, quel art et surtout quelle tendresse, l'architecte qui a eu cette fraîche inspiration a tenu à se placer à la portée de l'enfance et à deviner ses plus secrets désirs. »

Cette école idéale existe, mais hélas ! ce n'est pas en France, c'est à Stuttgard.

On doit, en second lieu, **développer au maximum les muscles de l'enfant par des exercices de gymnastique suédoise, mais en accordant une attention toute particulière au jeu des muscles thoraciques qui commandent le fonctionnement des poumons.**

L'enfant doit s'entraîner, c'est-à-dire arriver à faire produire à son corps le maximum de travail avec le minimum de fatigue. Pour cela, il faut l'intégrité absolue de toutes les grandes fonctions de l'économie, et surtout de la respiration et de la circulation. Il faut pouvoir et savoir respirer ; il faut avoir un cœur solide et des poumons robustes, bien développés. Si, chaque année, au conseil de revision, on réforme un nombre aussi considérable de jeunes conscrits pour insuffisance du tour de poitrine, si la plupart de ces jeunes gens ont le dos voûté, les épaules affaissées, c'est qu'on ne leur a jamais appris à faire fonctionner d'une façon normale leurs poumons.

Et pourtant la gymnastique respiratoire, quand on soumet l'enfant à des exercices méthodiques et gradués, peut développer le tour de poitrine dans des proportions sensibles ; le Dr Marage, qui a fait de nombreuses expériences sur ce sujet, nous indique dans le tableau suivant les résultats qu'il a obtenus :

	TOUR DE POITRINE Au début.	6 mois après.
A 6 ans..............	51 cm.	57 cm.
A 7 —	52 —	59 —
A 8 —	53 —	60 —
A 9 —	55 —	63 —
A 10 —	59 —	64 —
A 11 —	58 —	66 —
A 12 —	59 —	67 —
A 13 —	70 —	77 —
A 14 —	62 —	74 —

De toutes ces expériences, M. le Dr Marage arrive aux conclusions suivantes :

1° Dans les écoles, les enfants apprennent en quelques minutes à faire les exercices nécessaires ;

2° On ne constate plus d'attitudes vicieuses ; les enfants se tiennent droits et les omoplates cessent d'être saillantes ;

3° L'état sanitaire a été supérieur cette année à celui des années précédentes : il y a eu beaucoup moins de manquants ;

4° Le développement est surtout très rapide chez les sujets un peu malingres ;

5° Il est inutile de créer des fonctionnaires nouveaux, les professeurs dirigeront les mouvements et les médecins des écoles contrôleront les résultats ;

6° Si, dans toutes les communes de France, les élèves faisaient régulièrement chaque jour ces exercices pendant cinq minutes, le nombre des conscrits aptes au service militaire augmenterait dans une notable proportion ; à une époque où la natalité diminue, ce résultat n'est pas à dédaigner.

Mais encore faut-il faire ces exercices de gymnastique dans des cours bien aérées, bien ensoleillées, où l'air se renouvelle abondamment, et non, comme cela existe dans presque toutes les écoles communales et dans certains lycées de garçons et de jeunes filles de la ville de Paris, dans des salles closes et chauffées où les enfants, en surnombre, apprennent à respirer à pleins poumons un air... vicié.

Nous estimons que l'enseignement donné dans les écoles, dans les lycées et collèges, où l'on s'occupe presque exclusivement de la culture intellectuelle des élèves, n'accorde qu'une part insignifiante au développement physique de l'enfant. Sous prétexte de former des intelligences, on surcharge les cerveaux et on débilite les organismes ; grâce à ce travail intellectuel quotidien de huit à dix heures, dont le père Gratry a dit justement « que les hommes l'imposent aux enfants et ne sauraient se l'imposer à eux-mêmes », on arrive à réaliser ce qu'en langage pittoresque on appelle des *bêtes à concours*, c'est-à-dire des êtres dont la mémoire étouffe sous l'amas de connaissances que les maîtres y ont déposées, sans que l'intelligence ait eu la faculté de les assimiler, et dont les organismes, par le surmenage cérébral intense auquel ils sont astreints, s'étiolent et deviennent ainsi une proie facile pour la tuberculose.

Avant de faire des savants, cherchons à faire des robustes, car, suivant la belle pensée de

Vauvenargues, « il faut entretenir la vigueur du corps pour conserver celle de l'esprit ».

Ornons l'intelligence de l'enfant et meublons sa mémoire de connaissances utiles, habituons-le à exercer le jeu de toutes ses facultés, laissons-le même cultiver les matières pour lesquelles il semble présenter une aptitude spéciale ; mais, de grâce, songeons aussi à façonner son corps, à fortifier ses tissus, à tonifier ses muscles par la diminution de la durée des études et des classes, par des récréations plus fréquentes, par l'organisation de jeux où tous les muscles travaillent graduellement et se développent, par des exercices de gymnastique suédoise, et enfin par de **fréquentes promenades au grand air**, dans l'atmosphère vivifiante des bois et de la montagne.

Tous les jours où le ciel est bleu sont des dimanches.
Le latin, c'est très bien quand il fait mauvais temps ;
Mais quand tous les oiseaux dansottent sur les branches.
Laissons dans les jardins courir tous les enfants !

. . . .

Ce qu'il faut démontrer, c'est que sous un mélèze
On est bien mieux assis qu'auprès d'un encrier,
Et qu'on doit préférer l'arbre à la catachrèse,
Les feuilles de bouleaux aux feuilles de papier.

Ce qu'il faut démontrer, c'est que, dans la montagne,
Tous les petits sentiers sentent le serpollet.
Viens ! Laisse Romulus et laisse Charlemagne !
Viens attendrir ton âme et durcir ton mollet !

Je veux te voir courir parmi les jeunes pousses
De fougères ! Je veux que tu boives l'air frais ! (1)

---

(1) Rosemonde Gérard. *Illustration* (16 juillet 1910).

Oui, habituons l'enfant à venir se retremper souvent dans les vivifications puissantes de la nature, habituons-le à développer graduellement le jeu normal de ses poumons, habituons-le, dès l'âge le plus tendre, à la vertu de propreté ; ce sera le meilleur moyen pour lui d'éviter les infections qui le menacent et de leur résister victorieusement.

C'est pour propager ces idées, c'est pour préciser les méthodes à employer soit en gymnastique, soit dans les sports, qu'a été fondée, à la Faculté de médecine de Paris, le 4 mars dernier, la **Ligue Française de l'Education physique,** sous la présidence du Pr Gilbert, l'éminent professeur de thérapeutique, et sous la présidence d'honneur du Pr Charles Richet. Il serait injuste de ne pas nommer à ce propos l'actif et distingué Dr Ph. Tissié, l'apôtre si connu de l'Education physique dans le sud-ouest de la France, qui créa ce mouvement et qui, après 22 ans de lutte, a la satisfaction de voir ses idées gagner Paris et la Faculté de médecine.

« Cette Ligue, dit son secrétaire, M. le Dr Henri Dausset, veut partir simplement d'une méthode qui a déjà donné des résultats incontestés pour trouver petit à petit, par des transformations nécessaires, la méthode qui se rapprochera le plus de la vérité scientifique.

« Elle veut ensuite enseigner ces résultats par tous les moyens, les vulgariser et les faire appliquer par les enfants, les femmes et les hommes sous le contrôle immédiat du médecin. »

Ajoutons encore que les différents **Congrès d'hygiène sociale** mettent chaque année à leur ordre du jour la question du développement physique de l'enfant et que leurs conclusions sont absolument identiques à celles du troisième congrès international d'hygiène scolaire, tenu dernièrement à Paris, sous la présidence de M. le Dr Mathieu, et qui clôtura ses sessions par le vote des vœux suivants :

1° Que des dossiers sanitaires individuels d'un type uniforme soient établis dans toutes les écoles : fiches de santé plus simples pour les externats, carnets de santé plus détaillés pour les internats ;

2° Que l'éducation physique soit donnée obligatoirement dans tous les établissements d'enseignement (garçons et filles), et qu'elle le soit sur des données uniformes ; que les examens comprennent obligatoirement une majoration de points relatifs à l'éducation physique ;

3° Que des terrains de jeux et des espaces libres soient ménagés par les municipalités et mis à la disposition des écoliers et des enfants ;

4° Que l'enseignement de l'hygiène scolaire soit donné en tant qu'enseignement spécial, dans toutes les écoles destinées à former des maîtres, et qu'il soit confié à des médecins et sanctionné par des examens ;

5° Que la Société des médecins des écoles de Paris, en ce qui a trait à la dissémination et à la prophylaxie des maladies contagieuses, nomme une commission chargée d'étudier et de codifier les instructions qui doivent être données aux médecins scolaires et aux instituteurs en insistant sur la nécessité de donner des règles simples, précises et faciles à suivre ;

6° Que la puériculture dans tous ses chapitres soit enseignée à toutes les maîtresses et élèves-maîtresses et que cet enseignement soit donné par des médecins ; que dans les écoles de filles, la puériculture du premier âge fasse partie intégrale de l'enseignement obligatoire dans toutes les écoles primaires et que cet enseignement soit sanctionné par des examens.

Nous insistons particulièrement sur l'importance du quatrième vœu. Demandez en effet aux jeunes instituteurs, aux jeunes institutrices qui ont à peine quitté les bancs de l'école normale, s'ils sont capables de fournir à leurs élèves un enseignement sérieux et fécond sur les questions essentielles de l'hygiène. Ils se rappellent sans doute les formules générales, les conseils pratiques édictés en gros caractères sur les murs des classes, conseils relatifs à la tuberculose, aux maladies microbiennes, à l'alcoolisme, au logement, etc. Mais comment pourront-ils, avec ces données sommaires, répondre à toutes les questions de leurs futurs élèves ? Comment pourront-ils, d'un fait particulier se rapportant à l'hygiène, déduire des considérations générales et tirer des conclusions logiques, s'ils n'ont pas des notions suffisamment précises sur l'origine de nos maladies, sur les circonstances qui les favorisent et sur les moyens pratiques de les éviter ? Et pourtant ce sont les instituteurs, ce sont les institutrices qui seront plus tard les moniteurs d'hygiène à la campagne ; grâce aux connaissances spéciales qu'ils auront acquises à l'école, grâce à l'heureuse influence que leur vaudra dans leur commune le noble rôle de moniteur d'hygiène, il est permis d'espérer qu'ils rendront de précieux services pour la cause de la santé publique.

Souhaitons donc qu'on prenne en considération le quatrième vœu du Congrès international d'hygiène scolaire, et que **dans chaque école normale d'instituteurs et d'institutrices l'enseignement de l'hygiène scolaire soit confiée à des médecins et sanctionné par des examens.**

Nous sommes heureux de constater qu'un premier pas vient d'être fait dans cette voie. En effet, dernièrement, le ministre de la Guerre a décidé que dorénavant tous les instituteurs-soldats passeront par Joinville, à partir du 1er janvier 1911 ; il y aura quatre cours dans l'année et leur durée sera de deux mois et demi. Ces instituteurs se familiariseront ainsi avec les méthodes d'éducation physique employées dans l'armée et seront mieux à même, quand ils auront ensuite la direction d'une école, de développer la constitution physique de leurs élèves.

Il est encore un point sur lequel nous devons appeler votre attention. Lorsque le jeune homme, à l'âge de 20 ans, se présente au conseil de revision, le médecin-major, après un examen de quelques minutes, le déclare apte au service militaire ou le réforme. Or, entre les cas manifestement bons et les cas franchement mauvais, il y a tout une gamme d'*intermédiaires*, de *douteux*, qu'on ne peut classer dans l'une ou l'autre catégorie, et parmi lesquels cependant il existe des éléments qui sont bons ou qui peuvent le devenir. Comme il est très difficile, même pour le clinicien le plus expert, de porter un diagnostic précis sur certains cas de prédisposition tuberculeuse, comme d'autre part, les porteurs de germes latents sont relativement nombreux, il semble bien, suivant l'idée de M. le Dr Salmon, médecin-major de 1re classe, qu'on pourrait incorporer un plus grand nombre de douteux, mais en faisant sur eux un essai progressif et minutieusement surveillé de leur possibilité d'aptitude au service militaire. « Rendre cet essai inoffensif, dit M. le Dr Salmon, même pour le débile à la limite, tel est le but de notre projet concernant la formation de **pelotons d'essai** ou **pelotons de robusticité,** qui utiliseront pour le développement harmonieux de l'organisme toutes les ressources de la science contemporaine, associant dans une œuvre de régénération les bons effets de l'aérothérapie, de la crénothérapie aux avantages climatologiques de notre douce France (1). »

Une telle pratique pourrait en effet reconstituer les jeunes gens débiles, les rendre aptes au service militaire, ce qui augmenterait chaque année notre contingent de quelques milliers d'unités, et ces mêmes jeunes gens, rentrés dans la vie civile, pourraient être, eux aussi, les créateurs de nouvelles familles.

C'est dans ce sens que la création des pelotons de robusticité serait un auxiliaire précieux de la lutte antituberculeuse.

Enfin nous désirons qu'on prenne en sérieuse considération un dernier conseil.

L'enfant débile sera surveillé, c'est entendu ; on lui fournira en tout temps les conditions matérielles propres à assurer sa régénération, c'est très bien ; mais combien notre sollicitude devra être plus grande encore quand il s'agira de la **culture physique des fillettes et des jeunes filles,** de ces enfants qui plus tard seront des femmes, des mères de famille !

Jusqu'à présent, nous n'avons rien fait pour développer leur vitalité, leur puissance de résistance

---

(1) *L'Avenir Médical*, juillet 1910.

physique ; toute notre préoccupation se bornait à en faire des machines à diplômes, des femmes savantes. Aussi, l'inspecteur d'Académie qui, dans ses tournées, avait la satisfaction de trouver devant lui une fillette répondant de façon intelligente à toutes ses questions, la félicitait hautement en présence de ses maîtresses et de ses camarades, sans se soucier la plupart du temps de la pâleur de son teint, du cerne de ses yeux et de l'affaiblissement de sa poitrine. Qu'importe cette débilité physique, pourvu que la fillette fasse honneur à l'école, qu'elle étonne ses examinateurs par sa mémoire et son intelligence !

Et cette coupable insouciance des parents, des éducateurs à l'égard de la culture physique de la jeune fille est générale. Ecoutez ce que dit à ce sujet M. Victor Marguerite : « Triste chose qu'un coup d'œil jeté sur un préau d'école maternelle ! Pour deux ou trois petites gaillardes plantées dru, et qui promettent de pousser ferme et droit, pour quelques plantes vivaces, combien d'étiolées, d'anémiées ! Oui, triste chose que ces membres grêles, ces dos rachitiques, ces teints de papier mâché où brillent des yeux malins et souffreteux. La jeune fille bourgeoise, à quelques exceptions près, vaut-elle mieux ? Pâlie par de trop lourdes études, par l'étouffoir de la vie familiale ou par la dispersion de la vie mondaine, atrophiée par le corset, étourdie d'élégances, c'est un être de luxe, une poupée fragile. On peut sans trop de pessimisme affirmer que la femme, la mère de demain, arrive, la plupart du temps, en de déplorables conditions à sa mission sacrée.

« L'air asphyxiant des usines, des boutiques, des

salons même fait d'elles des détraquées. Ce sont des organismes débilités et morbides qui transmettent, qui créent la vie, — une vie qui devrait naître vigoureuse et saine, et qui, faute d'hygiène antérieure, est de la maladie, de la mort toutes prêtes...

« Songez que ces flancs, que la coquetterie étrangle ; cette taille que l'étude voûte, c'est le moule délicat et puissant de l'avenir ! Faisons des femmes de France les premières artisanes de la vigueur française (1). »

Il semble qu'on comprenne enfin l'importance primordiale de cette culture physique des femmes pour la santé de la race. Témoin le vote émis l'année dernière par le conseil municipal de Pamiers, accordant 800 francs de traitement pour l'enseignement de la gymnastique suédoise aux enfants des écoles maternelles et aux jeunes filles des écoles municipales primaires. « L'éducation physique féminine, ajoute-t-il, n'a jamais été donnée dans nos écoles primaires, faute de méthode rationnelle, faute aussi de maîtresses compétentes, capables de l'appliquer. Et pourtant bien plus que l'éducation physique du jeune homme, l'éducation physique de la jeune fille, c'est-à-dire de la femme de demain, de la mère future, importe à l'avenir de la famille, à l'avenir de la race elle-même. »

Le conseil municipal de Pamiers a raison : pour avoir des enfants robustes, il faut des mères vigoureuses, et les mères ne seront vigoureuses

---

(1) Article du *Journal*.

qu'autant que, dès leur âge le plus tendre, on aura favorisé leur complet développement physique, qu'autant que leur constitution aura acquis de bonne heure et conservé toujours le maximum de résistance physique.

Et c'est par la gymnastique raisonnée, méthodique, qu'on arrive graduellement à produire chez la jeune fille, chez la future mère, le plein épanouissement de son corps : exercices modérés d'abord, plus développés, plus soutenus ensuite ; gymnastique respiratoire, promenades au grand air, enseignement de l'hygiène, etc.

Il faut de plus faire comprendre aux parents que le rôle futur de mère de famille crée chez la jeune fille des obligations spéciales : il lui est assurément plus utile d'apprendre à tenir une maison en ordre que de pâlir sur des problèmes de géométrie ou sur des livres d'histoire.

Aussi notre devoir est de développer **l'enseignement ménager** dans les écoles primaires, dans les lycées de jeunes filles ; notre devoir est de soustraire ces jeunes filles à la hantise toujours plus violente de préparer de nouveaux examens et de conquérir de nouveaux diplômes. « Il nous faut réagir avec décision contre ces tendances, dit M. Gasquet dans son rapport au conseil supérieur de l'Instruction publique du 15 décembre 1908. Si quelques-unes de nos élèves auront à demander à la vie un métier et un gagne-pain honorable, le plus grand nombre sont destinées à la famille, à la conduite d'une maison et d'un ménage. Ce que l'aristocratie de l'ancien régime ne dédaignait pas pour ses filles, une éducation ménagère qui les initiait aux soins de la cuisine, de la lingerie, de la couture, voire de l'infirmerie, doit être la règle pour les jeunes filles de la démocratie moderne. C'est elle qui profitera directement de tous les progrès que nous réaliserons dans cette voie. »

Oui, la jeune fille qui est destinée à être la gardienne du foyer, ne doit-elle pas *savoir* entretenir une maison, créer un intérieur agréable, préparer une nourriture saine, afin que le travailleur qui sera plus tard son mari, soit heureux de trouver chez lui un délassement à sa fatigue et ne soit pas tenté de déserter le foyer pour aller au cabaret.

Il serait aussi de haute portée sociale que le Gouvernement se préoccupe d'organiser des **leçons de puériculture** dans les écoles de filles, ainsi que l'a fait M. le Recteur de l'Académie de Lyon. C'est d'ailleurs dans ce sens que le Congrès international d'hygiène de 1903 a émis le vœu suivant : Pour les jeunes filles, depuis l'école moyenne jusqu'à l'école normale, il sera institué des leçons pratiques d'hygiène infantile, notamment en leur faisant suivre des consultations de nourrissons, car, comme l'a écrit avec raison M. P. Strauss, « l'usage des bains de propreté, la stérilisation du lait, l'emploi de la balance, la notion de l'asepsie constituent un bagage de connaissances élémentaires dont aucune femme n'a le droit d'être ignorante ».

En novembre 1903, les Bruxellois inaugurèrent, d'après ces principes, une école de puériculture, qui donne d'excellents résultats ; souhaitons que cet exemple se généralise et que, suivant le vœu de M. le professeur Pinard, adopté dernièrement par l'Académie de médecine, « des instituts de puériculture soient créés et scientifiquement établis dans toutes les villes de France ayant une Ecole normale de jeunes filles ».

En résumé, **nous devons enseigner aux enfants la vertu de propreté, développer en eux le jeu des muscles et surtout le jeu des muscles de la respiration, ainsi que l'attrait des promenades au grand air. C'est pour propager ces idées qu'a été fondée la Ligue française de l'Education physique et que se sont tenus différents Congrès.**

L'enseignement de l'hygiène devrait être plus étendu dans les Ecoles normales d'instituteurs. On devrait créer des pelotons de robusticité dans l'armée. On devrait s'occuper davantage de la culture physique des fillettes et des jeunes filles, et certainement, par ces mesures de prévention, serait raréfiée en France la graine de tuberculose.

CHAPITRE III

ENSEIGNER AUX HOMMES FAITS A VIVRE HYGIÉNIQUEMENT

La tuberculose peut aussi s'attaquer à l'*homme fait*. Ils ne sont pas rares ceux qui, parvenus à l'âge de 30 ans avec une constitution robuste, des tissus résistants et sans aucune prédisposition spéciale à la tuberculose, ont été cependant emportés par la phtisie à l'âge de 35 ou 40 ans. C'est qu'alors des facteurs de prédisposition tuberculeuse (alcoolisme, taudis, surmenage, etc.) qui n'existaient pas chez eux avant 30 ans, ont exercé, à partir de cet âge leur action néfaste sur la vitalité des tissus, créant dans tout l'organisme un lieu de moindre résistance sur lequel s'est greffé le bacille tuberculeux.

A. Conseils individuels.

Aussi, nous dirons à l'homme fait : Evitez tout ce qui pourrait vous débiliter.

I. — **Méfiez-vous des boissons alcooliques.** (Voir page 327.)

II. — **Evitez le taudis.** — Si vous avez à choisir

un logement, n'allez jamais dans les grandes bâtisses, aux fenêtres rares et étroites, où la lumière et l'air n'entrent qu'avec parcimonie, où les pièces ont un plafond bas et des alcôves profondes ! Habitez plutôt sur les confins de la ville que dans la ville même, avec un petit jardin pour les enfants. Ne craignez pas de faire de gros sacrifices pour avoir un logement sain et bien aéré ; vous en serez largement récompensés par une santé meilleure et par la satisfaction d'avoir un intérieur plus agréable : ce qui vous empêchera bien souvent aussi d'aller au café.

Rappelez-vous qu'un immeuble n'est salubre que s'il est largement aéré et ventilé, et s'il est pourvu de moyens suffisants d'adduction d'eau potable et d'évacuation des matières usées.

Voici, d'après M. **Julliérat, le père des Casiers sanitaires,** les principales mesures de précautions à prendre pour assurer une bonne hygiène dans un logement :

Faire entrer le plus d'air et de soleil possible.

Eviter de mettre les poussières en suspension.

Utiliser l'éclairage électrique.

Obtenir l'aération par les vitres perforées.

Se chauffer au bois, ou par les calorifères à eau chaude ou à vapeur.

Boire de l'eau pure, filtrée ou stérilisée.

Posséder des water-closets avec réservoirs de chasse, siphons, tout-à-l'égout.

S'entourer d'un minimum de tentures ou tapis.

Choisir comme chambre à coucher l'appartement le plus ensoleillé et le mieux aéré du logement.

Donner à son personnel domestique des **logements** hygiéniques pour leur éviter une **tuber-**

culose qui serait contractée ensuite par le patron.

Lutter contre les insectes désagréables et souvent dangereux.

Eloigner les animaux domestiques.

Obéir à la loi et à l'Administration pour toutes les questions sanitaires.

Pour que les principes de l'hygiène sociale aient leur plein effet, il faut le concours permanent de l'hygiène personnelle et familiale, et c'est pourquoi nous vous dirons : Ayez à cœur d'être *propres* ; lavez-vous les mains fréquemment, surtout avant les repas, prenez un bain tous les quinze jours, et vous, ménagères, appliquez-vous à créer un intérieur agréable afin d'y retenir plus facilement l'homme fatigué du travail de la journée.

Que de ménages d'ouvriers, que de femmes surtout auxquelles incombe l'entretien du logement, sont absolument ignorantes des lois de l'hygiène ! D'une enquête ouverte par l'office central des œuvres de bienfaisance, il résulte que la proportion des ménages mal tenus est de 42 pour 100.

Assurément l'état de délabrement de certains logis peut décourager les efforts des ménagères et leur servir d'excuse, si elles ne parviennent point à les rendre propres. Mais, comme le disent Turot et Bellamy dans leur livre sur les habitations à bon marché, combien de propriétaires hésitent avec raison à louer à des ouvriers parce que ceux-ci, d'un logement remis à neuf, auront bientôt fait un grenier, une niche, un galetas ! L'ouvrier a souvent le logement qu'il mérite.

Oui, l'éducation de ces locataires négligents est

toute à faire, et l'on doit entreprendre une véritable croisade de la propreté par le journal, la conférence et le cinématographe.

III. — Au sujet de **l'alimentation**, il faut savoir se garder de tout excès. On peut dire en général que nous mangeons trop et que nous mangeons mal, et cet excès d'alimentation défectueuse fatigue notre estomac, irrite nos intestins et provoque la formation de produits toxiques qui ont une influence néfaste sur la vitalité de nos tissus. « *Plures occidit gula quam gladius* » disait autrefois Galien. Ce n'est pas à dire qu'il faille imiter Crispin, personnage d'une vieille pièce de 1760, les *Philosophes modernes*, quand il marche à quatre pattes et déjeune d'une laitue, regrettant l'époque lointaine où l'homme vivait dans les cavernes, vêtu de peaux d'animaux, qu'il buvait à même au ruisseau et se nourrissait de fruits.

En nous civilisant nous avons tout perdu,
La santé, le bonheur et même la vertu ;
Je me renferme donc dans la vie animale,
Vous voyez ma cuisine : elle est simple et frugale.

Sachons rester dans de justes limites et ne tombons jamais d'un excès dans l'excès contraire.

Nous estimons qu'en règle générale, notre cuisine est trop compliquée et que nous mangeons trop. Edison, comparant l'organisme humain à une machine dynamo-électrique pour laquelle il s'agit de trouver un régime normal de fonctionnement, estime que la suralimentation à laquelle se livrent nos contemporains parce qu'ils trouvent plaisir à manger n'est qu'une forme de suicide. Pour lui, la dynamo humaine ne doit consommer que la quantité de combustible qui lui est nécessaire pour continuer à fonctionner ; il faut viser à conserver son poids et non à l'augmenter ; ceci correspond, comme nourriture, au tiers de ce que l'on consomme habituellement.

Aussi nous nous rallions complètement aux conclusions données par M. le Dr Deléarde, professeur agrégé de la Faculté de médecine de Lille, dans l'*Aide Sociale* du 15 avril 1910 :

« Ce ne sont point les aliments les plus chers qui sont les meilleurs. La viande en particulier n'est pas indispensable à la nourriture journalière de l'homme. Elle peut, sans inconvénient pour la santé, être remplacée par des légumes, de la graisse.

« La soupe de l'ouvrier, composée de pommes de terre, de pain, de navets, de choux, à laquelle on a ajouté un peu de gras de lard ou un morceau de gras de bœuf, est un meilleur aliment que le bouillon du riche. Sa valeur alimentaire est considérable, sa valeur marchande presque nulle.

« Les légumes, les féculents, les matières grasses vous donneront de la force, des muscles et par conséquent du sang à peu de frais au même titre que la viande, objet de vos désirs, qui figurera à votre table à titre de supplément.

« En économisant encore par la culture soignée du jardin, par l'abstention du cabaret et (vous, ménagères) par la préparation d'une alimentation à la fois saine et peu onéreuse vous arriverez, grâce à la mise en pratique des principes d'économie domestique, à vous donner un bien-être immédiat, une amélioration de votre sort que vous ne prévoyez peut-être pas et qui cependant est bien près de vous. »

Relisez souvent et sachez mettre en pratique les judicieux conseils donnés à ses membres par la **Ligue meusienne contre la Tuberculose** :

Lève-toi tôt, couche-toi tôt et occupe ta journée.

L'eau et le pain entretiennent la vie; mais l'air pur et le soleil sont indispensables à la santé.

La frugalité et la sobriété sont le meilleur élixir de longue vie.

La propreté préserve de la rouille; les machines les mieux entretenues font les plus longs services.

Assez de repos répare et fortifie; trop de repos amollit et affaiblit.

Se bien vêtir, c'est conserver à son corps, avec la liberté de ses mouvements, la chaleur qui lui est nécessaire; c'est le préserver de toutes variations brusques de température.

La maison propre et gaie rend le foyer aimable.

L'esprit se repose et s'aiguise dans les distractions et l'amusement; mais l'abus mène aux passions, et les passions aux vices.

La gaîté fait aimer la vie, et l'amour de la vie est la moitié de la santé : au contraire, la tristesse et le découragement font avancer la vieillesse.

Est-ce ton cerveau qui te nourrit? Ne laisse pas ankyloser tes bras et tes jambes. Gagnes-tu ta vie à coups de pioche? N'oublie pas d'orner ton intelligence et d'agrandir ta pensée.

Suivez donc toujours les règles d'une hygiène bien comprise ; en agissant ainsi, non seulement vous faites votre devoir envers vous-mêmes, mais vous faites aussi votre devoir envers votre descendance future : car nous n'ignorons plus maintenant que nombre d'enfants sont malades, chétifs ou prédisposés à la tuberculose, parce que leurs parents n'ont pas su vivre hygiéniquement.

« Nous vivons au jour le jour, dit le professeur Charles Richet, et nous ne songeons pas qu'au delà de notre existence actuelle, il y a tout une humanité future qui attend de nous quelque effort pour rendre la race meilleure. Elle veut, cette humanité future, que nous tentions une réforme générale, une sorte de régénération en donnant au corps la place qu'il mérite (1). »

B. Remèdes sociaux.

Depuis plusieurs années déjà, diverses institutions officielles ou privées ont été créées dans le but de lutter contre la marche envahissante du fléau ; nous vous citerons les principales :

La Commission permanente de préservation contre la tuberculose, créée en 1903, et qui est chargée de prendre l'initiative, auprès du Gouvernement, des mesures administratives et législatives propres à prévenir l'extension de la tuberculose.

La Fédération antituberculeuse française, dont le but est de grouper toutes les œuvres antituberculeuses françaises et de leur servir de trait d'union, tout en laissant à chacune son nom et son autonomie.

L'Alliance d'hygiène sociale, dont nous vous parlerons plus loin.

La Société de préservation contre la tuberculose,

(1) Conférence faite à la Ligue française de l'Education physique, à la Sorbonne, le 26 avril 1910.

dont le but est de vulgariser la connaissance des mesures préventives que réclame la lutte contre la tuberculose.

L'Œuvre de protection contre la tuberculose.

La Ligue française contre la tuberculose.

L'Œuvre des tuberculeux adultes.

L'Œuvre des sanatoriums populaires de Paris.

L'Œuvre médico-sociale antituberculeuse.

L'Œuvre pour la prophylaxie de la tuberculose et l'assistance des tuberculeux indigents, etc., etc.

Pour être efficace, cette lutte doit s'adresser non seulement à la tuberculose elle-même, mais aussi à tous les facteurs sociaux qui interviennent pour préparer les organismes, pour les débiliter. On devra donc combattre l'alcoolisme, lutter contre le taudis, ralentir l'exode rural, diminuer les effets du paupérisme, favoriser la création des dispensaires dans les villes d'une certaine importance et créer dans chaque département un grand mouvement d'hygiène sociale.

I. *Remèdes sociaux contre l'alcoolisme.* (V. p. 332.)

II. *Remèdes sociaux relatifs au logement.*

Tout ce qui s'attaque au *taudis* est une arme dirigée contre le mal tuberculeux.

A ce point de vue nous pouvons citer : **les Sociétés d'Habitations à bon marché** et **les Jardins ouvriers.**

a) La loi du 12 avril 1906 sur les **habitations à bon marché,** en encourageant la construction de maisons salubres édifiées soit par des particuliers, soit par des sociétés financières à l'usage d'habitations personnelles ou collectives, facilite la désertion du taudis et contribue par là même, pour une large part, à combattre la tuberculose.

Cette loi accorde un certain nombre d'avantages aux intéressés :

1° Exonération pendant 12 ans des taxes des contributions foncières et des portes et fenêtres ;

2° Exemption aux sociétés financières qui s'occuperont de ce genre d'industrie des taxes établies par la loi du 20 février 1849 ;

3° Exemption des droits de timbre sur les actes nécessaires à la constitution et à la dissolution des sociétés de construction et de crédit, ainsi que sur leurs titres d'actions ou d'obligations ;

4° Les mêmes sociétés sont encore exemptes de toute patente et de l'impôt sur le revenu ;

5° Enfin la loi met à la charge du département les frais nécessités par le comité de patronage (logement, voyages, etc.).

Les établissements appelés à concourir à la création de ces maisons sont les bureaux de bienfaisance et d'assistance, les hospices et les hôpitaux, qui peuvent employer un cinquième de leur avoir, soit pour construire eux-mêmes ces habitations, soit comme prêts pour faire des avances aux intéressés.

C'est dans ce sens que se sont créées des **Sociétés d'habitations à bon marché**, offrant à l'ouvrier des logements sains et agréables dont il reste locataire sa vie durant, ou dont il devient propriétaire au bout d'un certain nombre d'années.

La maisonnette avec cour et jardin est assurément le type d'habitation qui répond le mieux à l'idéal non seulement de l'ouvrier, mais de tous ceux qui, par leur situation, par leur travail, sont obligés de se loger en pleine ville. Qui donc, dans ses promenades à la campagne, sous un beau soleil qui fait éclore les premières fleurs de mai, n'a pas rêvé d'avoir son coin de terre, sa maison ?

Si j'avais un arpent de sol, mont, val ou plaine,
Avec un filet d'eau, torrent, source ou ruisseau,
J'y planterais un arbre, olivier, saule ou frêne,
J'y bâtirais un toit, chaume, tuile ou roseau (1).

Oui, chacun voudrait avoir « sur le penchant de quelque agréable colline bien ombragée, une maison blanche avec des contrevents verts... »

Aussi, ces Sociétés, en aidant l'ouvrier à quitter les réduits infects où l'on s'étiole pour aller se retremper dans la vivifiante atmosphère de la campagne, font œuvre utile et contribuent puissamment à lutter contre le taudis, contre la tuberculose, contre l'alcoolisme.

Citons : les groupes de maisons ouvrières des agents des chemins de fer métropolitains, édifiées grâce à l'aide apportée par la Compagnie du Métropolitain ;

Le groupe de la rue de Bercy (12e arr.), qui comprend 36 maisons jumelées deux à deux ; l'aspect en est charmant : façades de pierre grise, volets bleus, terrasse à l'italienne ; c'est le loyer de 500 à 700 francs, mais amortissement compris,

---

(1) Josephin Soulary. *Rêves ambitieux.*

de telle sorte que 12 ou 20 ans après, l'occupant se trouve propriétaire ;

La fondation Rothschild, qui comprend, près du Faubourg Saint-Antoine, 321 logements salubres de 1 à 5 pièces.

A Rouen, une Société fait construire dans la banlieue des maisonnettes saines et suffisamment spacieuses pour recevoir dans d'excellentes conditions d'hygiène et de cube d'air des familles nombreuses, ayant des enfants prédisposés ; elle paye la moitié du loyer.

Arras, Saint-Omer, ont cédé des terrains communaux pour les Sociétés d'habitations à bon marché.

Lyon dépense une somme importante pour assainir un terrain où on construira 24 maisons à bon marché avec jardin, etc.

Et cependant, malgré les avantages accordés aux Sociétés d'habitations à bon marché par le législateur, on a relativement peu fait dans ce sens. « Il n'est pas téméraire d'affirmer, dit M. Augustin Rey, membre du Conseil supérieur des habitations à bon marché, que nous avons actuellement en France plus de quatre milliards de travaux à faire pour placer l'habitation ouvrière à la hauteur des besoins.

« La loi sur les habitations à bon marché n'a produit en 15 ans que 27 millions de francs d'habitations. Comparé simplement à l'effort de la Belgique, c'est plus de 700 millions que nous aurions dû dépenser à l'heure actuelle. »

Indépendamment de la maisonnette pour famille dont nous venons de vous parler, certaines sociétés, particulièrement en Angleterre, ont créé des **cités ouvrières**, c'est-à-dire de vastes constructions comprenant un certain nombre de logements, avec salle de réunion commune.

Un surintendant fait la police de ces cités, veille à la propreté, à la décence de chaque bâtiment, exige que le balayage soit fait avant dix heures et que le palier et l'escalier soient lavés tous les samedis.

Comme précautions hygiéniques, chaque palier possède une descente fermée par un couvercle, destinée à recevoir les balayures de l'étage qui tombent dans un grand coffre que des voitures viennent chercher à heure fixe.

Chaque bâtiment possède une salle de bains froids. Tous les locataires doivent être vaccinés. Toute maladie contagieuse entraîne le transport obligatoire à l'hôpital.

Toute inscription, toute tache sur les murs sont formellement interdites et passibles d'amendes.

Dans ces maisons, la propreté est de rigueur et chacun s'y soumet avec complaisance, usant du local pris à bail « en bon père de famille », ainsi que parlaient les vieux notaires.

La « *Société parisienne des logements économiques* » a ouvert, en 1905, un premier immeuble de ce genre à Ménilmontant, qui abrite 510 personnes, dont 350 enfants, et en 1907, un immeuble à Montmartre, qui renferme 603 habitants, dont 421 enfants. Elle vient d'édifier une nouvelle maison économique dans un endroit bien aéré du quartier Vaugirard : cette maison a un corps de bâtiments contenant 108 logements de deux, trois et quatre pièces, dont les prix varient de 250 à 450 francs. Tous ces logements sont occupés par des familles d'ouvriers et d'employés ayant au moins trois enfants. La population totale de l'immeuble est de 810 habitants avec le chiffre énorme de 573 enfants.

La même Société construit en ce moment, boulevard Kellermann, son numéro 4, qui sera terminé en 1911, et la série continue.

Ce dernier système rencontre relativement moins de partisans que l'autre en France ; « l'aristocratie » de notre classe ouvrière vise plutôt à la propriété d'une maison de famille, d'un foyer personnel ; car l'ouvrier « se rend compte que, là seulement, parmi le bouleversement actuel des conditions d'existence, il trouvera pour sa famille l'asile inviolable et sacré dont elle a besoin pour résister victorieusement à toutes les forces de destruction (1) ».

Au sujet de l'hygiène du logement et de l'habitation, M. Paul Strauss a émis les vœux suivants au Congrès de l'assainissement :

Que les voies nouvelles aient une orientation telle que l'aération et l'ensoleillement des immeubles soient assurés aussi bien que possible ;

Que, dans les agglomérations urbaines, la hauteur des maisons ne puisse excéder la largeur des rues sur lesquelles elles sont construites ;

Que les ouvertures extérieures en plan vertical soient proportionnelles à la surface des pièces à éclairer ;

Que les règlements sanitaires s'occupent de la surface et de la largeur des cours par rapport à

(1) Remy Collin. *Chronique sociale de France*, mai 1910.

la hauteur des constructions qui les entourent ;

Que les cours, destinées à éclairer les pièces habitables, aient une largeur minima égale à la hauteur des habitations qu'elles desservent ;

Que la couverture des cours et courettes, a quelque hauteur que ce soit, soit interdite ;

Que les cours soient, autant que possible, ouvertes sur les voies publiques ;

Que les villes, lorsqu'elles détiendront, par suite d'expropriation, des îlots de terrain, en fassent le lotissement de façon à ce qu'il comprenne une cour commune centrale répondant aux conditions exprimées dans le paragraphe 2 du vœu précédent ;

Que les cuisines soient considérées comme pièces habitables et soumises aux mêmes conditions de cube, d'aération, d'éclairage et de hauteur que celles-ci ;

Que toutes les cuisines soient pourvues d'un système de ventilation permanente ;

Que les loges de concierge soient toujours aérées, ventilées et éclairées comme les autres pièces habitables ;

Que l'habitation de jour et de nuit soit interdite dans les sous-sols.

Ajoutons encore que si les propriétaires sont obligés de maintenir les immeubles en bon état de réparation locative, il devrait être institué, comme réciproque indispensable, un recours des propriétaires contre les locataires qui se livrent à des pratiques insalubres, qui n'entretiennent pas leur logement en état de propreté, soit par défaut de soins, soit par introduction de parasites divers.

Enfin, pour connaître dorénavant les maisons les plus insalubres des villes, il suffirait d'établir un *casier sanitaire* de chaque maison, comme on l'a fait à Paris et dans certaines autres villes ; au bout de quelques années on connaîtrait celles que la tuberculose visite le plus souvent ; ce sont celles dont l'amélioration ou la disparition s'imposeraient à bref délai.

Mais alors il serait à souhaiter qu'on vote une loi nouvelle enrayant les prétentions scandaleuses de certains propriétaires dont on exproprie les maisons insalubres ; cette loi serait ainsi conçue : « En cas d'expropriation, on défalquera de la valeur de l'immeuble, considéré comme s'il était salubre, la somme nécessaire pour le remettre en état de salubrité. »

b) **L'œuvre des Jardins ouvriers,** fondée en 1889 par Mme Hervieu, fabricante de draps à Sedan, sous le nom de l' « Œuvre de reconstitution de la famille », fut propagée ensuite par le Dr Lancry, de Dunkerque, et par M. l'abbé Lemire, député du Nord, qui créa la *Ligue du coin de terre et du foyer.*

Le jardin ouvrier a pour but « d'écarter l'ouvrier des foyers d'agglomération humaine et par conséquent des lieux contaminés par le bacille de Koch ; il fournit de l'air pur et vivifiant ; il traduit d'une manière éminemment pratique la formule doctrinale de Grancher : de l'air pur, encore de l'air pur, toujours de l'air pur ; il procure un supplément très appréciable d'aliments sains, nourrissants et rafraîchissants ; il détourne du cabaret ; en un mot, il remplit toutes les indications demandées pour la prophylaxie et la guérison de la tuberculose (1) ».

On peut même dire que le jardin ouvrier est le trait d'union pour le tuberculeux entre le sanatorium et l'atelier ; car il permet de continuer le rôle du sanatorium. Le malade, guéri ou amélioré par la cure, au lieu de reprendre son travail quotidien dans l'atmosphère délétère des bureaux ou des ateliers, au lieu de vivre dans son taudis ou au cabaret, retrouve dans l'air pur de la campagne les meilleures conditions de vitalité pour ses tissus encore anémiés, et réhabitue graduellement, sans à-coup, ses muscles et ses articulations à fournir un travail quotidien. Bien souvent aussi, cet ouvrier des villes sent naître en lui insensiblement l'amour du sol, l'amour des plantes, des arbres et des fleurs, et quand il rentre chez lui, le regard rempli encore des beautés de la nature, il éprouve comme un besoin de vivre complètement à la campagne, d'imprégner tout son être d'air pur et d'existence calme. Il est mieux à même alors, si son travail en ville le prédispose à la tuberculose, de trouver à la campagne des moyens d'existence plus en rapport avec son état de santé.

On compte en France environ 7,000 jardins ouvriers disséminés dans 120 localités différentes. « Curieuse chose, dit Victor Marguerite, que ce double courant, en sens inverse, l'un précipitant vers le mirage des villes — où l'on s'entasse, où l'on se débat, où l'on souffre, où, sur cent qui

---

(1) Dr Lancry.

tombent à la déchéance et au labeur d'esclaves, un seul perce et réussit, — le peuple des campagnards, dégoûté de la saine et dure vie paysanne ; l'autre rejetant vers les jardinets des banlieues le peuple des ouvriers, assoiffé de ciel respirable, de liberté... Pour l'ouvrier, la possession d'une maisonnette, d'un bout de jardin, ce sera le salut. Le travail de la terre le délassera du travail manuel. Il mangera ses fruits, boira moins. Grande leçon que ce retour du déraciné au sol nourricier ! La race, du coup, se retrempe, reprend santé, c'est-à-dire force et confiance. »

Il s'est même formé une *Association des Cités-Jardins de France* qui a pour but d'appliquer à l'habitation les derniers principes de l'hygiène, de former des centres industriels modèles, de développer dans les villes les étendues des parcs et terrains de jeux et de créer, hors des villes, des cités-jardins, creuset d'un meilleur avenir.

III. *Autres remèdes sociaux.*

a) **Il faut encore ralentir l'exode rural.**

De nombreux moyens ont été préconisés pour arriver à ce résultat, nous vous citerons les principaux :

Modifier le programme des études scolaires par le développement plus grand de l'enseignement ménager et des notions pratiques d'agriculture, par l'organisation des écoles d'aviculture, de laiterie, etc.

Eloigner le plus possible les régiments des grands centres où les soldats s'habituent peu à peu au spectacle de la vie plus facile, des distractions plus nombreuses, où ils constatent aussi que le salaire est en général plus élevé, sans remarquer en même temps que les frais généraux sont beaucoup plus importants qu'à la campagne, et que les conditions matérielles et économiques de la vie de l'ouvrier ont sur sa santé les plus funestes conséquences.

Choisir pour les soldats débiles des centres plus hygiéniques, situés dans des régions plus saines, mieux aérées, mieux ensoleillées, et créer des pelotons de robusticité ; insister, après leur guérison, sur la nécessité du séjour à la campagne.

Développer à la campagne l'association sous ses différentes formes pour relever la valeur des produits de la terre ; association pour l'achat des engrais et des instruments agricoles ; association pour les transports et la vente des produits ; association contre la mortalité et les accidents du bétail ; association pour faire appliquer toutes les vaccinations animales.

Enfin, développer la **mutualité** sous toutes ses modalités (ordinaire, maternelle, familiale, scolaire, etc.).

Il est regrettable de constater qu'en général les plus pauvres ne vont pas à la mutualité. Ainsi, d'après l'enquête faite par la *Ligue havraise contre la tuberculose*, qui visite la population ayant le plus besoin de secours contre la maladie, parce qu'elle est la plus pauvre à la fois, et la plus dangereuse pour les autres, sur 282 familles visitées, comprenant 1,265 personnes (506 adultes, 759 enfants), 21 personnes seulement font partie d'une société de secours mutuels.

En effet, les sociétés de secours mutuels sont en général composées de cultivateurs, de petits propriétaires, de commerçants, d'ouvriers aisés, de petits bourgeois et d'ouvriers devenus patrons; mais on y rencontre peu de ces ouvriers qui n'ont que leur salaire pour vivre et auxquels la mutualité pourrait rendre de très grands services.

La mutualité peut avoir une influence considérable dans la lutte antituberculeuse, soit parce qu'elle constitue un milieu où l'on peut faire de la prophylaxie antituberculeuse, soit parce qu'elle tient en réserve des ressources en vue de venir en aide à ceux que la prophylaxie n'a pas pu préserver. Car les frais médicaux et pharmaceutiques étant en général à la charge de la société, le mutualiste malade n'a pas à s'en préoccuper, ce qui est déjà un souci de moins, et souvent même il reçoit une légère indemnité qui lui permet de contribuer, dans une certaine mesure, à l'entretien du ménage.

« Les sociétés de secours mutuels, dit M. Edouard Fuster, auquel nous faisons de larges emprunts sur cette question, ont le mérite d'agir plus profondément que des services publics sur le milieu qu'il s'agit de transformer. Elles sont essentiellement des associations de secours mutuels, de contrôle mutuel, de sympathie attentive ; une action s'y exerce d'homme à homme ; leurs membres se connaissent, se conseillent, se surveillent, et cela même n'est-il pas un précieux appoint dans la lutte antituberculeuse ? (1) »

Cependant, on peut dire d'une façon générale que, *pour les tuberculeux*, la société n'intervient que lorsqu'il est trop tard, et qu'elle n'assiste ses malades que trop faiblement et trop peu de temps. Aussi, la conséquence fatale de cet état de choses est que les sociétés se trouvent enfermées dans ce dilemme : « Ou bien elles ne recruteront plus de nouveaux membres, ou bien elles verront leurs ressources absorbées presque totalement par des tuberculeux jeunes, nouvellement entrés dans la société. » *Jean Hébrard, secrétaire général de la Fédération mutualiste.*

Pour sortir de ce dilemme, pour continuer à recruter de nouveaux adhérents, tout en assurant à chacun, même s'il reste longtemps malade, les indemnités prévues par les règlements, les sociétés doivent fatalement se plier à certaines modifications ; elles doivent évoluer, se conformer aux lois du progrès en ce qui concerne la médecine et l'hygiène.

Elles doivent bien se pénétrer de cette idée que leurs véritables intérêts consistent à faire de la prévention plus encore que de l'assistance, de la préservation plus encore que de la médication. Le médecin des sociétés de secours mutuels doit être le conseiller plutôt que le « traitant » : il doit être avant tout un hygiéniste, un éducateur.

---

(1) Edouard Fuster. *Tuberculose et Mutualité.* Rapport présenté au Congrès d'Alliance d'Hygiène sociale d'Arras (juillet 1904).

Vous nous direz sans doute que, chaque année, des conférences intéressantes sont faites aux mutualistes par des professeurs de talent et que les sujets traités se rapportent toujours aux grands maux sociaux, à la tuberculose, à l'alcoolisme, de telle sorte que le mutualiste peut avoir, au bout de quelques années, des notions suffisamment étendues sur la nature de ces fléaux et sur les remèdes qu'il convient de leur opposer. Mais nous vous répondrons : Qui assiste à ces réunions ? Qui profite des leçons pratiques, des conseils donnés par le médecin-conférencier ? L'élite de chaque société, à peine deux ou trois mutualistes auxquels leur situation de fortune permet sans grand dommage de faire un voyage de 20, 40, 50 kilomètres, et même davantage, pour se rendre au lieu de la réunion ; mais les autres, qui sont le plus grand nombre, ceux qui vivent dans les plus déplorables conditions d'hygiène et qui ont le plus besoin de conseils, qui fait leur éducation hygiénique ? Personne. Et c'est ainsi que, par routine, par ignorance, la tuberculose se dissémine dans les campagnes, infectant la famille et le village, et obérant dans de terribles proportions le budget des sociétés.

A notre avis, il faut faire l'éducation de tous les mutualistes et non pas seulement des plus fortunés, et cette éducation ne se fera que par des *conférences fréquentes*, des causeries pratiques sur toutes les questions d'hygiène, organisées par canton, avec obligation pour le sociétaire d'y assister, sous peine d'une légère amende.

Indépendamment de cet enseignement de l'hygiène, les sociétés devront s'entendre entre elles en vue de la création d'un *service de réassurance antituberculeuse* ; il suffirait d'une surprime légère pour assurer tous les membres des diverses sociétés coalisées contre les risques des maladies de longue durée ou d'exceptionnelle gravité.

La mutualité ainsi organisée devra même s'entendre avec les œuvres spéciales de lutte antituberculeuse, telles que les dispensaires, pour faire soigner ses tuberculeux.

Elle favorisera en outre la création de l'habitation en dehors de la ville, suivant les vœux émis au congrès mutualiste de Nancy :

1° Que les sociétés encouragent chez leurs adhérents la pratique de l'habitation hors des agglomérations trop denses, et la pratique du jardin ouvrier, notamment en les poussant à s'affilier à des sociétés d'habitations à bon marché ;

2° Que les sociétés encouragent les efforts des organisateurs des sociétés d'habitations à bon marché, et, à défaut, prennent elles-mêmes l'initiative de grouper, en vue de la constitution d'une société d'habitations à bon marché, ceux des mutualistes qui sont disposés à recourir à ce mode de prévoyance ;

3° Que, pour faciliter cette organisation des sociétés d'habitations à bon marché, les mutuelles consentent à prêter des capitaux... ;

4° Que les sociétés de secours mutuels approuvées soient autorisées, par une modification de l'article 20 de la loi de 1898, à souscrire ou à acquérir des actions et des obligations des sociétés des habitations à bon marché et jardins ouvriers approuvées, ou à consentir des prêts hypothécaires à ces sociétés jusqu'à concurrence du cinquième de leurs fonds libres et des trois quarts de leurs ressources complémentaires.

Voilà comment la mutualité peut avoir une heureuse influence dans la lutte antituberculeuse!

Enfin, on devra montrer, par des conférences nombreuses, par des séances appropriées de cinématographie, les multiples dangers qui guettent ceux qui désertent la campagne pour aller « chercher fortune » dans les grandes villes (dangers du taudis, dangers de la contagion tuberculeuse, dangers de l'alcoolisme, etc.). On devra développer chez les enfants et chez les jeunes gens « l'amour des champs, des verdoyantes campagnes, des soleils aveuglants, de toute cette ambiance qui fait respirer la santé et le bonheur de vivre ». (Pr Arloing.)

Demeurez dans vos champs où le grand soleil luit.
Ne reniez jamais vos humbles origines ;
Soyez comme le chêne au tronc noueux et dur ;
Dans la terre, enfoncez vaillamment vos racines
Tandis que vos rameaux verdiront dans l'azur.

Car la terre qui fait mûrir les moissons blondes
Et dans les pampres verts monter l'âme du vin,
La terre est la nourrice aux mamelles fécondes ;
Celui-là seul est fort qui boit son lait divin.

Votre règne arrive, ô paysans de France !
Le penseur voit monter vos flots lointains encor,
Comme on voit s'éveiller dans une plaine immense
L'ondulation calme et lente des blés d'or (1).

---

(1) André Theuriet.

b) Lutter contre le paupérisme.

Il faut encore lutter contre les déplorables effets **du paupérisme**, de ce phénomène social dont souffrent particulièrement nombre de salariés et qui est un facteur important de tuberculose.

« Les statistiques montrent, dit M. le Dr Romme, que la fréquence de la tuberculose est presque en raison inverse du taux des revenus. En sous-entendant les éléments infection et contagion, on peut donc dire que dans notre société, la tuberculose est fonction des conditions économiques de l'individu. » En d'autres termes, suivant la juste expression de M. Ch. Woillot, secrétaire de la Fédération française des ouvriers des industries du papier : « La tuberculose est la maladie de la misère. » Si, en effet, l'individu jouit d'une certaine aisance, si son travail est rémunéré de façon convenable, il habitera un logement bien aéré, suffisamment grand pour abriter dans de bonnes conditions d'hygiène tous les membres de sa famille ; il ne se surmènera pas par des heures de travail supplémentaire, sa nourriture sera saine, abondante ; son intelligence plus développée, au lieu de l'entraîner au cabaret, l'amènera progressivement dans les salles de lecture, dans les cercles d'études, dans les réunions où l'on s'instruit ; les réserves que la prévoyance lui permet d'augmenter chaque année le mettront à l'abri des soucis du lendemain, et c'est ainsi qu'en général cet individu conservera toute sa vigueur, sans présenter jamais aucune prédisposition à la tuberculose.

Si au contraire l'ouvrier reçoit un salaire insuffisant, si la famille est trop nombreuse, si les périodes de chômage, de maladie sont fréquentes, le logement ne sera forcément qu'un taudis, la nourriture parcimonieuse et mal préparée ; traqué par tous ses fournisseurs, il demandera de nouvelles ressources à un travail supplémentaire, mais son organisme débilité ne pourra résister à un tel surmenage ; il cherchera un peu d'oubli dans les vapeurs stupéfiantes de l'absinthe et finalement échouera dans une salle d'hôpital, la poitrine ravagée par la phtisie.

La misère est une grande pourvoyeuse de tuberculose, et notre devoir est de venir en aide aux malheureux.

Signalons donc ces souffrances à nos législateurs ! Disons-leur que des milliers de voix s'élèvent avec des sanglots pour implorer un peu plus de pain, des vêtements plus chauds en hiver, un peu plus d'air, des logements plus sains ! Hélas ! cette pénible vision des misères du peuple s'évanouit bien vite de leur esprit dominé par la seule pensée de la réélection ! Et pourtant les mesquines préoccupations électorales ne devraient-elles pas céder le pas devant une seule pensée, un seul objectif : soulager la misère et, dans la mesure du possible, la prévenir ? Voilà, à notre avis, le premier devoir de nos législateurs !

Tâchons de supprimer le surmenage imposé par certaines industries, ainsi que les conséquences néfastes des longues journées de travail.

« Une heure de moins, dit M. Justin Godard, député de Lyon, dans les milieux confinés, surchargés de poussières et d'émanations, du bureau, du magasin, de l'usine, sera de bonne et salutaire prévention hygiénique. »

Développons l'**hygiène dans les ateliers** ; recommandons le nettoyage fréquent du sol, la bonne aération, la suppression des émanations provenant des égouts, des fosses-puisards et des fosses d'aisances ; faisons installer des cabinets d'aisances propres, bien éclairés, des lavabos, afin que l'ouvrier prenne des habitudes de propreté, et faisons l'éducation de la classe ouvrière par des affiches de prescriptions hygiéniques répandues à profusion dans les locaux de l'usine et de l'atelier.

Faisons appliquer plus sérieusement la loi du repos hebdomadaire, ainsi que les lois de protection ouvrière et d'inspection du travail. Encourageons la mutualité sous toutes ses formes. Préconisons dans une large mesure les mesures d'assurances, assurances contre la maladie, les accidents, l'invalidité, la vieillesse : « Entre tous les facteurs, dit M. Bielefeld, conseiller privé d'Etat, qui entrent en ligne de compte, en Allemagne, pour la lutte contre la tuberculose, c'est indiscutablement à l'assurance ouvrière obligatoire que revient la première place. »

Tâchons de développer les institutions de prévoyance et d'hygiène sociales, reconnues d'utilité publique, telles que dispensaires, petits sanatoriums, pour lesquelles, grâce à un amendement proposé par M. Léon Bourgeois, seront autorisés des prêts sur le montant des cotisations capitalisées pour les retraites ouvrières.

Facilitons la pratique de la propreté à tous les ouvriers par la création de *bains-douches* à prix très modique, ainsi qu'on l'a fait déjà dans plusieurs villes de France.

Et surtout venons en aide **aux familles nombreuses** : ne nous contentons pas de leur donner quelques bons de viande ou quelques vêtements ; tâchons de leur fournir un abri sain, un logement aéré en rapport avec le nombre des enfants.

Unissons nos efforts pour faire aboutir leurs justes revendications. Depuis trois ans, elles ont formé une ligue, appelée la **Ligue des familles nombreuses**, qui comprend quatre cent mille chefs de famille, tant à Paris qu'en province, et dont le but est d'obtenir du Gouvernement :

1° Qu'une allocation ou dégrèvement d'impôts soit accordé à partir du quatrième enfant, quelle que soit la situation de fortune des parents ;

2° Que toutes les faveurs dont dispose l'Etat soient réservées par la loi aux familles nombreuses ;

3° Qu'il y ait dans l'avancement des chefs de famille et dans les examens et pour eux et pour leurs enfants, une cote de famille ;

4° Que la loi du 29 nivôse an XIII (19 janvier 1805), qui permettait aux pères de famille de sept enfants d'en faire élever un aux frais de l'Etat (loi supprimée par la loi des finances de 1885-1887), soit rétablie ;

5° Que les bourses soient surtout réservées de

préférence aux enfants de familles nombreuses ;

6° Que les emplois qui ne nécessitent pas d'aptitudes spéciales soient donnés d'abord aux chefs de familles nombreuses qui les demandent ;

7° Que l'Etat s'occupe de cette question capitale: les logements pour les familles nombreuses.

Oui, accordons toute notre sollicitude à cette question si importante des logements pour familles nombreuses. Tâchons de réaliser une protection plus efficace de ces familles, en payant aux parents chargés de famille une indemnité de logement proportionnelle au nombre d'enfants, ainsi que le font l'Œuvre des foyers d'Elbeuf et la Société des habitations à bon marché de Rouen.

« Quand donc, dit le Conseil supérieur des sociétés d'habitations à bon marché, d'autres villes se décideront-elles à marcher sur les traces de la ville de Rouen, et à donner aux familles nombreuses des secours sous cette forme de subvention de loyer, qui produiraient des effets autrement bienfaisants que les quelques francs distribués de temps à autre en argent ? Cheysson a traité de main de maître cette question du loyer des familles nombreuses ; il a reconnu que la seule solution possible était la subvention calculée d'après le nombre des enfants, accordée par les villes, par les institutions de bienfaisance ou par les institutions charitables, et versée par elles à la caisse des sociétés d'habitations à bon marché approuvées. »

Et il conclut avec raison :

« Tout le temps qu'on met à entrer dans cette

voie est mis à profit par l'alcoolisme et par la tuberculose, pour augmenter dans notre pays leurs ravages physiques et moraux, et pour accroître le déficit annuel de notre population française. »

c) Créer des dispensaires antituberculeux.

La création de dispensaires antituberculeux s'impose dans toutes les villes d'une certaine importance.

Les *dispensaires*, suivant la définition donnée par leur fondateur, M. le professeur Calmette, de Lille, doivent être considérés comme des instruments de prophylaxie et d'assistance contre la tuberculose et non comme des instruments de cure.

« La principale mission de ces dispensaires, dit M. Calmette, doit consister, suivant nous, non point à donner des consultations ou à distribuer des médicaments aux malades pauvres, mais à *rechercher*, à *attirer*, à *retenir*, par une propagande intelligemment faite dans les milieux populaires, les ouvriers atteints ou suspects de tuberculose ; à leur donner, aussi souvent et aussi longtemps qu'ils en auront besoin, des conseils pour eux et pour leurs familles ; à leur distribuer, lorsqu'ils seront obligés de suspendre leur travail, des secours alimentaires, des vêtements, de la literie, des crachoirs de poche, des antiseptiques ; à assainir leur logement par des nettoyages fréquents et des désinfections répétées à intervalles réguliers ; à leur procurer, si besoin est, un logement plus salubre ; à blanchir gratuitement leur linge pour éviter la contagion dans la famille et hors de la famille; à faire toutes les démarches utiles auprès de la bienfaisance privée, des patrons, etc., pour obtenir des secours qui permettront de rétablir le malade s'il n'est pas trop gravement atteint, et de le rendre à son travail (1). »

En somme, ce sont des dispensaires d'éducation antituberculeuse puisque les ouvriers apprennent la nature de leur maladie et surtout les dangers de contamination pour l'entourage ; et ce sont en même temps des instruments de prophylaxie sociale puisque des assistants-enquêteurs, ouvriers la plupart du temps, sont chargés de dépister les foyers tuberculeux dans les logements insalubres et les familles pauvres, et de les éteindre en stérilisant le logement, les vêtements, et en éloignant les organismes prédisposés.

Brouardel était un ardent propagateur de l'idée du dispensaire antituberculeux : « Il faudrait, disait-il à la séance d'ouverture de la Fédération des sociétés antituberculeuses, s'adresser aux chefs d'entreprise et surtout aux contremaîtres d'usine et d'atelier qui, approchant les ouvriers, savent ceux qui toussent et qui crachent, ceux dont les forces diminuent et s'affaiblissent. Lorsque, grâce aux renseignements fournis, grâce aux conseils des patrons et contremaîtres,

(1) Article publié par M. Calmette dans le journal *La lutte antituberculeuse*, du 28 février 1903.

les suspects de tuberculose seront attirés au dispensaire, un grand pas sera déjà fait. Le dispensaire ainsi conçu permettrait de porter un diagnostic et de découvrir les tuberculeux, même faiblement atteints, qui peuvent être soignés et guéris. »

En général les tuberculeux pauvres attendent trop tard pour se soigner ; bien souvent, ils se présentent à la consultation, porteurs de lésions incurables.

Les principaux dispensaires sont : le *dispensaire Emile Roux*, créé à Lille en 1900 par M. le professeur Calmette ; le *dispensaire Montefiore*, créé par M. Malvoz, à Liège, en même temps que celui de M. Calmette ; le *dispensaire de l'Institut bactériologique de Lyon*, rue Chevreul, qui a l'avantage sur les autres de posséder un système complet d'hydrothérapie, et dont la direction est confiée à MM. les professeurs Arloing et Jules Courmont ; le *dispensaire des VIIIe et XVIIe arrondissements*, le *dispensaire Jacques-Siegfried*, le dispensaire antituberculeux de la ville de Paris, les dispensaires créés dans les villes de Bordeaux, de Dijon, de Nantes, de Toulon, de Poitiers, de Nice, etc.

d) Créer une section d'alliance d'hygiène sociale.

Enfin il serait à souhaiter qu'**on crée dans chaque département une section d'alliance d'hygiène sociale.**

L'alliance d'hygiène sociale a été fondée en 1904. Son premier président fut Casimir Périer, et c'est M. Léon Bourgeois, sénateur, qui lui a succédé.

Elle a pour but « de coordonner et de seconder les efforts faits en faveur de l'hygiène sociale en France ». Elle se propose notamment de lutter contre la tuberculose, l'alcoolisme, la mortalité infantile, etc., par l'amélioration du logement et de l'habitation, le développement de la mutualité, l'action du musée social, des sociétés d'enseignement. « Elle réunit les représentants élus des fédérations et associations correspondant à chacun de ces modes d'intervention de l'initiative privée dans le domaine de l'hygiène sociale. Elle groupe en outre un grand nombre de membres individuels. »

Chaque année, un congrès d'hygiène sociale est tenu en province.

Nous approuvons complètement ce vaste programme, car il ne suffit pas de donner des conseils d'hygiène dans une famille où languit un tuberculeux, d'appliquer dans sa chambre le système de la désinfection continue, d'assurer la destruction permanente des bacilles, si les conditions qui ont présidé à son éclosion ne disparaissent pas, si le taudis persiste avec son air délétère, si l'alcool continue à désorganiser les tissus, si les mères ne sont pas protégées, secourues dans l'œuvre si noble de la maternité, si les débiles, les prédisposés continuent à vivre sous la perpétuelle menace créée par les mauvaises conditions sociales de leurs parents.

La lutte sociale anti-tuberculeuse doit être générale ; elle comprend un ensemble de moyens dont la mise en pratique exige la coordination de toutes les énergies. Il faut aller de l'avant par une action plus efficace, plus étendue : il faut entraîner la masse dans cette noble croisade !

Nous rêvons, dans chaque département, ainsi que cela existe dans certaines régions (Saint-Etienne, Nantes, Lille, Arras, Lyon, Bordeaux, Montpellier, Nîmes, Nancy), d'une vaste association, composée de toutes les personnes de bonne volonté, sans distinction d'opinion politique ou religieuse, dans laquelle chacun apporterait son dévouement et, suivant ses aptitudes et ses moyens, le concours de son obole, de sa plume ou de sa parole : ce serait une section de l'Alliance d'hygiène sociale. Cette section aurait pour but de fonder dans la région une vaste organisation d'aide sociale, de préservation sociale. Suivant le programme de l'Alliance, elle créerait des mutualités maternelles, des gouttes de lait, des consultations de nourrissons, des écoles sanitaires, des colonies de vacances au grand air, des œuvres de séjour à la campagne, des sociétés d'habitations à bon marché, des jardins ouvriers, des dispensaires, des sections antialcooliques, etc., travail gigantesque sans doute, organisation coûteuse et de longue haleine dont la mise en action nécessiterait le concours de toutes les bonnes volontés ; mais ne serait-ce pas calomnier notre pays que de supposer un seul instant qu'on ne trouverait pas dans chaque département des cœurs dévoués, vraiment pénétrés du sentiment de solidarité qui doit tous nous unir en présence de ce danger social ; que des âmes généreuses, tourmentées par la vision des inégalités sociales et des misères qui préparent la tuberculose, ne s'uniraient pas pour contribuer, par leur charitable obole, à détruire le taudis, à supprimer l'alcoolisme et à fortifier l'enfant ? Qu'est-ce donc que la question de gros sous quand on peut non seulement soulager la misère, mais, ce qui est mieux encore, la prévenir, l'empêcher ? Oui, puisque la tuberculose est si difficile à guérir, soit parce que les débuts en sont insidieux et que le médecin n'est consulté qu'après des semaines et des mois d'attente, le malade croyant toujours à une indisposition passagère, soit parce que, victime de sa situation, de son travail, le traitement et le repos ne sont pas suffisamment prolongés, soit encore parce que le tuberculeux guéri, en rentrant chez lui, retrouve toutes les conditions qui ont préparé son organisme au développement de la tuberculose, tels que taudis, misère, surmenage, alcoolisme ; puisque, disons-nous, il est si difficile de guérir la tuberculose, tâchons de la prévenir, unissons tous nos efforts dans ce sens par l'organisation dont nous venons de vous entretenir, et nous sommes assurés que, par cette action préventive, nous ferons œuvre plus utile dans la lutte antituberculeuse qu'en dépensant des millions pour traiter les tuberculeux.

« Cherchons, dit M. Léon Bourgeois, à faire connaître à tous ces joies profondes que donne à l'homme de bien la pensée que, par une action continue, réfléchie, désintéressée, il a évité une souffrance à quelqu'un de ses semblables. Par cette horreur accrue du mal, par cette joie du bien accompli, nous comptons bien déterminer un mouvement d'opinion chaque jour plus grand, et tel qu'il deviendra bientôt irrésistible.

« Et nous arriverons, un jour prochain — nous l'espérons de toute notre âme, — à faire accepter joyeusement par tous les hommes, le service obligatoire dans la grande bataille contre la maladie et la mort. »

En résumé :

L'homme fait devra éviter l'alcool et le taudis.

La propreté devra régner dans la famille.

On se contentera d'une alimentation saine, sans excès.

Comme remèdes sociaux, on devra :

Développer les sociétés d'habitations à bon marché ;

Créer dans toutes les villes des jardins ouvriers;

Ralentir l'exode rural et développer la mutualité ;

Combattre le paupérisme, grand facteur de tuberculose ;

Fonder des dispensaires dans les villes d'une certaine importance ;

Et créer dans chaque département une section d'Alliance d'hygiène sociale.

CHAPITRE IV

QUELQUES CONSEILS RELATIFS AU DÉBUT DE LA TUBERCULOSE

La tuberculose est une maladie *insidieuse*, à marche lente, qui évolue sur un terrain préparé, marqué d'un certain degré de déchéance physique, et dont les débuts ne produisent que de légères modifications dans l'état général, ne se traduisant que par des symptômes vagues et intermittents. Ce qui rend cette maladie particulièrement meurtrière !! Car, celui sur lequel s'exerce son action, ne se croyant pas malade, continue à se livrer à ses occupations journalières, à s'exposer aux intempéries des saisons, sans s'inquiéter des *malaises fugaces* et progressivement intenses qui pourront distraire de temps à autre sa pensée. Tantôt c'est une *faiblesse générale*, une *anémie* plus ou moins prononcée, un *amaigrissement progressif* que rien dans l'organisme ne semble pouvoir expliquer ; tantôt c'est une *petite toux quinteuse*, un *râclement continuel de la gorge*, une *débilité marquée des voies respiratoires*, une *tendance particulière à contracter des rhumes*, un *léger point de côté dans les inspirations profondes*, un *peu d'essoufflement à l'effort prolongé* ; tantôt encore, c'est, à la tombée du jour, un peu de *fatigue fébrile*, ou des *sueurs nocturnes* qu'on est tenté d'attribuer au surmenage, à la faiblesse de l'organisme.

Au bout de quelques semaines, le malade se décide à prendre, le soir en se couchant, un cachet de sulfate de quinine ou de pyramidon, pour calmer la fièvre qui trouble son sommeil ; dans la journée, il absorbera peut-être deux ou trois petits verres d'un tonique que lui aura vanté le pharmacien, afin de se donner « un peu de ressort ». Dans certains cas même, il tentera l'essai du *Sirop merveilleux*, de l'*Elixir curatif de tous les maux*, prôné à la quatrième page de son journal.

Deux mois, trois mois se passent ainsi, et le malade est tout étonné de ne constater aucune amélioration dans son état ; au contraire, les symptômes du début semblent s'accentuer : la faiblesse est plus grande, l'appétit a disparu presque complètement et la toux devient tenace. C'est alors que le malade, pris d'appréhension, se voit contraint de faire ce par quoi il aurait dû commencer : il va consulter son médecin.

Mais pendant ces quelques semaines de retard, les lésions se sont étendues, les bacilles ont gagné les tissus sains du voisinage, ils ont même pu, par l'intermédiaire du sang, porter leurs ravages dans plusieurs autres points de l'organisme ; leur virulence s'est accrue, les poisons tuberculeux ont imprégné chaque jour plus profondément l'intimité des tissus, et souvent alors, le médecin se trouve en présence d'un foyer qui s'étend et dont il aura beaucoup de peine à enrayer l'évolution.

« Les *tuberculoses dissimulées*, écrit M. Arloing,

les *tuberculoses occultes* sont probablement fréquentes, en raison des causes d'atténuation qui agissent sur le virus tuberculeux. Mais tout de même le microbe produit des troubles nutritifs plus ou moins importants, et le clinicien devra soupçonner son intervention chaque fois qu'il observera des troubles généraux non justifiés par l'examen du malade (1). »

Nous ne parlons pas des cas où le malade aura présenté brusquement un *vomissement de sang* à la suite d'une quinte de toux, ni même des cas où les *crachats* seront *teintés de stries sanguinolentes*, car la vue du sang est toujours une cause d'effroi pour le malade, et devant le « spectre rouge », on n'hésite jamais à faire appel au médecin. Cette hémoptysie peut être due à une affection cardiaque, à une laryngite, mais, le plus souvent, c'est la tuberculose qui la produit, et l'on agira sagement en se conformant scrupuleusement aux conseils du docteur.

Donc, si vous constatez dans votre organisme un certain nombre des signes fugaces que nous venons de vous signaler, *si ces malaises persistent depuis plus de huit jours malgré les précautions que vous aurez pu prendre* et malgré le traitement dont, de votre chef, vous aurez tenté l'essai, n'hésitez pas davantage, allez trouver votre médecin.

Et ne croyez pas qu'en vous invitant à consulter de bonne heure votre médecin, nous vous donnions un conseil intéressé, un conseil dont béné-

---

(1) Arloing, *Province Médicale*, 2 — IV — 10.

ficiera l'ensemble du corps médical. Non, certes, car les affections traitées dès le début avortent bien souvent, sous l'influence d'une médication précoce, ou du moins guérissent beaucoup plus rapidement (ce qui est contraire à l'intérêt immédiat du docteur), que celles pour lesquelles on aura repoussé de jour en jour la visite médicale et qui s'éterniseront ensuite en multiples complications exigeant un plus grand nombre de visites.

Si nous vous parlons ainsi, si nous insistons pour que le médecin soit appelé de bonne heure, c'est que nous avons l'intime conviction qu'une visite médicale précoce peut empêcher bien des maux.

Et même, en ce qui concerne la tuberculose, *la visite et le traitement précoces sont les éléments essentiels de la guérison.* C'est d'ailleurs dans ce sens que Grancher a pu dire : La tuberculose est la plus curable des maladies chroniques, *à condition toutefois qu'on la soigne de bonne heure.*

Donc, appelez votre médecin quand des malaises, en apparence insignifiants, persistent malgré les précautions que vous aurez prises. Racontez-lui, même avec détails, tout ce que vous ressentez ; donnez-lui des indications aussi précises que possible sur la localisation des symptômes, sur leur durée, sur leur intensité, répondez avec exactitude sur tous les points qu'il croira utile d'élucider. N'ayez aucune honte à avouer toutes les affections dont vous aurez pu être atteints dans votre enfance ou dans votre jeunesse : le médecin est un confesseur, et, comme tel, il en a la discrétion et l'indulgence. Ne lui cachez absolument rien ; la vérité tout entière est souvent nécessaire pour asseoir un diagnostic ferme, précis. Et quand ce médecin, après un interrogatoire minutieux concernant l'état de santé de vos ascendants, votre passé pathologique et la succession des malaises que vous éprouvez, après plusieurs examens approfondis de chacun de vos organes, se croira obligé de vous dire : « Mon ami, je considère votre cas comme très sérieux ; vos bronches sont fatiguées ; il y a au sommet du poumon gauche un point de congestion qui nécessitera, pour guérir, de longues semaines de traitement sévère et plusieurs mois de convalescence surveillée », quand, après ce conseil qui indique une gravité particulière de la maladie, vous avez lieu de penser que vos malaises pourraient être attribués à un début de tuberculose et que votre médecin hésite, par commisération, à vous donner le diagnostic exact de la maladie, exigez qu'il vous parle sans réticence, afin qu'éclairé sur la gravité de la lésion, vous puissiez vous soigner en conséquence. Car on doit savoir que **les lésions du début de la tuberculose sont essentiellement curables.**

Bien des médecins hésitent à avouer au malade qu'il est atteint de tuberculose et nous-même, dans plusieurs circonstances, avons partagé cette hésitation. Il est bien difficile, en effet, de dire à une personne n'ayant aucune notion de la nature et du degré de curabilité de cette maladie, qu'elle est atteinte de tuberculose, quand, dans sa pensée, le terme fatal en est toujours, quoi que l'on fasse, dans un temps plus ou moins éloigné, la phtisie avec sa terrifiante agonie. Nous comprenons que, dans certains cas, un noble sentiment d'humanité fasse hésiter à parler franchement, mais alors *faisons l'éducation de la masse*, montrons-lui ce qu'est la tuberculose et comment on peut la combattre avec succès ; ne craignons pas, si l'occasion s'en présente, et sans violer le secret professionnel, de citer telle ou telle personne complètement guérie et vivant sa vie normale après un séjour plus ou moins prolongé dans un sanatorium ou même simplement à la campagne. Et quand le public sera bien pénétré de cette idée de curabilité de la tuberculose, n'hésitons plus à avouer au malade le diagnostic de son affection, en insistant sur les heureux résultats obtenus par un traitement long et sévère.

Il est des cas cependant où le médecin peut et doit taire le diagnostic exact de la maladie ; c'est lorsque le malade est phtisique avancé et par conséquent incurable, c'est lorsque l'intoxication tuberculeuse imprègne l'organisme tout entier et qu'il s'est formé dans plusieurs organes à la fois des lésions de généralisation bacillaire qui ne laissent aucun espoir de guérison. On doit alors cacher au malade le sombre pronostic de son mal, mais en l'habituant néanmoins à prendre toutes les mesures de précautions nécessaires pour éviter la contagion de l'entourage.

En résumé, le devoir du malade est de consulter de bonne heure soit son médecin, soit le médecin du dispensaire, et le devoir du médecin est de parler franchement à son malade, de lui exposer toute la gravité de son état, mais en lui montrant en même temps les heureux résultats qu'on est en droit d'attendre d'une thérapeutique rationnelle et d'une hygiène bien comprise.

Si le médecin a le courage de parler franchement dans une famille intelligente dont l'éducation est faite ou facile à faire au point de vue de la tuberculose (et nous avouons que c'est toujours un devoir pénible), *il faut aussi que*, de leur côté, les *parents acceptent avec soumission le diagnostic et se soumettent avec confiance au traitement imposé.*

En général, le *diagnostic de tuberculose est difficilement accepté dans les familles* : on considère cette maladie comme une tare héréditaire sans songer qu'elle peut s'attaquer à tous, même à ceux qui paraissent jouir d'une santé parfaite, si le terrain est préparé. Quand le docteur vient dire à un père : « Votre fils souffre d'une bronchite suspecte, d'un point de tuberculose au début », ce père se récrie aussitôt que la chose n'est pas possible, alléguant qu'aussi loin qu'on puisse remonter dans la lignée des ascendants paternels et maternels, jamais aucun d'eux n'a présenté des signes de tuberculose. Qu'il se rappelle cependant, ce père de famille, que pour devenir tuberculeux, deux conditions sont nécessaires et suffisantes : le bacille et le terrain préparé. Or, les bacilles tuberculeux existant à peu près partout, il n'est pas surprenant que le malade en ait absorbé par l'air de la respiration ou avec des aliments contaminés. « Mais le terrain n'était pas préparé » ajoute le père. Non, le terrain n'était pas préparé par l'hérédité, c'est entendu ; mais ce malade, ne s'est-il pas trouvé à un moment donné dans un état de moindre résistance ? Qui sait si, à la suite d'une grippe prolongée, d'une anémie profonde, d'une pleurésie, d'un surmenage physique ou cérébral, ses tissus adultérés, ses cellules atteintes dans leur vitalité et leur résistance à l'infection, ne se sont pas laissés entamer par l'ennemi toujours sur la brèche, sans qu'il y ait eu répercussion bien marquée sur l'état général ? L'enfant était affaibli, anémié, et le bacille s'y est implanté sournoisement.

Pourquoi ne pas se rendre à l'évidence ? Pourquoi douter toujours de la réalité de la maladie quand le diagnostic est établi sur des bases sérieuses ? Je me rappelle, dit le professeur Gaussel, de Montpellier, avoir envoyé dans un sanatorium un jeune homme atteint de tuberculose dont les crachats renfermaient des bacilles de Koch en abondance : ce qui confirmait pleinement le diagnostic. Après une cure de plusieurs mois, le malade est revenu avec un état général excellent et toutes les apparences d'une santé parfaite ; aussi, autour de lui, ne veut-on pas croire à la maladie ; l'auscultation montre cependant qu'il n'est pas guéri.

Acceptez donc franchement le diagnostic de tuberculose que vous aura donné le docteur et ne songez qu'à votre guérison. Car (nous insistons sur ce point), *on guérit très souvent de tuberculose*, et nous estimons que ceux qui deviennent phtisiques et succombent à cette terrible maladie sont, pour la plupart, victimes de leur imprudence ou de leur condition sociale qui ne leur permet pas de suivre un traitement convenable et suffisamment prolongé.

Faut-il vous rappeler les paroles des maîtres de la médecine sur la curabilité de la tuberculose ?

« Les médecins, disait déjà Laënnec au début du XIXe siècle, ne doutent pas plus que le public de la possibilité de guérir la phtisie pulmonaire par un traitement convenable, surtout lorsqu'on s'y prend à temps et lorsque la maladie est encore au premier degré. » Et plus tard Jaccoud disait : « La phtisie pulmonaire est curable à toutes les périodes. » Et Bouchard : « Cette maladie qui s'acharne sur l'humanité est curable dans le plus grand nombre des cas. »

Peut-être ne savez-vous pas que le poète allemand Gœthe, le chirurgien français Péan, les docteurs Brehmer et Dettweiller, fondateurs des premiers sanatoriums, étaient des tuberculeux guéris et qu'ils ont atteint cependant un âge assez avancé ?

D'ailleurs tous les médecins ont à leur actif des guérisons certaines, indéniables, de tuberculose. Assurément, dans les petites villes, dans les campagnes, le diagnostic de cette maladie n'est pas contrôlé par l'examen bactériologique des crachats ou par d'autres procédés employés dans les laboratoires, mais une saine expérience clinique permet d'affirmer, sans aucun doute possible, la réalité de la lésion bacillaire, de ce sommet du poumon atteint de tuberculose, et cependant les malades ont guéri ; ils ont repris leur travail, leurs habitudes, leur vie normale ; tout au plus se soumettent-ils encore à quelques précautions contre le froid humide, contre le surmenage, contre la mauvaise aération, contre les excès de toutes sortes, et en particulier les excès d'alcool.

Ne voyons-nous pas chaque année des malades revenir, après un séjour de quelques mois dans un sanatorium, complètement guéris de leur lésion, et revivre la vie normale des gens bien portants ?

Il n'est pas rare, quand on fait des autopsies de personnes mortes accidentellement : noyés, suicidés, écrasés, de trouver dans leurs poumons des granulations tuberculeuses plus ou moins étendues, mais des granulations tuberculeuses cicatrisées, guéries. Et pourtant il résultait des renseignements fournis par l'enquête que ces personnes n'étaient pas malades avant l'accident et que le fonctionnement de leur appareil respiratoire était parfait. Dans le cours de leur vie, elles furent, à un moment donné, infectées par des poussières tuberculeuses qui déterminèrent la formation de lésions circonscrites ; mais les cellules de l'organisme furent plus fortes que les bacilles qui périrent étouffés dans le tissu scléreux de la granulation. Voilà encore de nombreux cas de guérison de tuberculose !

M. le Dr Calmette affirme, après Brouardel, que presque tous les hommes sont, ont été ou seront tuberculeux. Sur 100 décès, 25 meurent de tuberculose, et les 75 autres présentent presque tous des lésions de tuberculose guéries.

M. le Dr Calmette va même plus loin. Il prétend qu'**une première atteinte de tuberculose qui guérit complètement constitue pour l'organisme comme une vaccination**, et qu'ainsi guéri l'ancien tuberculeux présente un état réfractaire à une nouvelle infection. Il se base, pour asseoir son opinion, sur des faits cliniques et sur des faits d'expérimentation.

Faits cliniques. — Chez beaucoup d'enfants lymphatiques les ganglions sous-maxillaires et cervicaux se congestionnent, s'hypertrophient, constituant des masses dures, un peu douloureuses qui peuvent se transformer en abcès dont la cicatrisation donne lieu à ce qu'on appelle les écrouelles, les humeurs froides. Il est établi maintenant que ces lésions ganglionnaires sont produites par la tuberculose : ce sont donc des lésions localisées de tuberculose. Or, si ces lésions se cicatrisent soit par des injections modificatrices, soit par une opération, si même ces ganglions infectés peuvent, sans opération, grâce à un traitement général approprié, vaincre le bacille et revenir à leur vitalité normale, on constate que ces organismes, porteurs de lésions ganglionnaires cicatrisées, deviennent graduellement un terrain presque réfractaire à la tuberculose. En effet, il est rare de voir les scrofulo-tuberculeux devenir phtisiques : ils sont en quelque sorte vaccinés.

On suppose que l'évolution de ces petites lésions tuberculeuses contribue à développer dans tout l'organisme une vaccination antituberculeuse qui s'oppose à une nouvelle infection bacillaire.

D'après le rapport présenté dernièrement à l'Association française pour l'avancement des sciences par MM. F. Bezançon et Henri de Serbonnes, il semble que cette opinion peut s'appliquer à la plupart des formes curables de la tuberculose atténuée. Ce ne sont pas seulement les sujets atteints d'écrouelles ou de lupus (tuberculose de la peau) qui présentent une véritable immunité à l'égard de la tuberculose, mais il en est de même des coxalgiques, des pleurétiques guéris. Toutefois, on doit être prudent dans l'interprétation de ces faits, car il faut encore distinguer la guérison des rémissions parfois longues, observées au cours de cette maladie. On peut parler de guérison quand le malade est resté quatre ans sans nouvelle manifestation. Il ne faut pas oublier qu'il ne s'agit là que d'une interprétation, car cette immunité qui serait conférée par une première atteinte n'a pas la sanction définitive de l'expérience.

Faits d'expérimentation. — MM. Calmette et Guenin (1) ont fait ingérer à de jeunes chevreaux et à de jeunes veaux une petite quantité de bacilles tuberculeux vivants en deux repas, à 45 jours d'intervalle ; et quelque temps après, ces animaux étaient vaccinés. L'ingestion de bacille avait déterminé la formation de lésions tuberculeuses bénignes dans les intestins, et quand les lésions furent cicatrisées, ces animaux présentèrent une résistance extraordinaire aux nouvelles contagions ; on pouvait presque les considérer comme vaccinés.
on pouvait presque les considérer comme vaccinés.

M. Arloing, de Lyon, a obtenu les mêmes résultats en inoculant à des animaux de la même espèce des bacilles *atténués* par une méthode analogue à celle que Pasteur a suivie pour le vaccin charbonneux.

---

(1) Académie des Sciences, 11 juin 1906.

Il semblerait donc démontré qu'**une première atteinte de tuberculose bien guérie constitue pour l'organisme une vaccination**, c'est-à-dire que les tissus, après cette atteinte, résisteraient beaucoup mieux à l'infection bacillaire.

Quoi qu'il en soit de ces études, on peut dire que la tuberculose est guérissable, à condition qu'on la soigne de bonne heure, mais nous ajoutons aussi, *à condition qu'on la soigne longtemps.* « *Pour guérir de la tuberculose*, disait le professeur Grancher, *il faut vouloir*, et *le vouloir longtemps.* »

Ce qui augmente dans de fortes proportions le funèbre bilan de cette maladie, c'est que le public ne se rend pas un compte exact de sa nature et des conditions dans lesquelles l'organisme lutte contre l'ennemi envahisseur.

A notre avis, la tuberculose dans son évolution comprend deux périodes :

Dans la première période, ainsi que nous l'avons déjà montré, les bacilles s'attaquent aux cellules et aux tissus : ces derniers se défendent, aidés du précieux concours des leucocytes ou globules blancs du sang qui arrivent en masse sur les points attaqués. Dans un organisme normal, résistant, les microbes sont facilement anéantis, mais il n'en est pas de même sur un terrain préparé. Les moyens de défense étant alors affaiblis, les bacilles se développent avec une intensité croissante, créant des lésions spécifiques, c'est-à-dire des *granulations tuberculeuses* et répandant dans tout le corps, par l'intermédiaire du sang, les *toxines tuberculeuses*, les poisons tuberculeux. C'est la période caractérisée par un certain nombre de troubles tels que légères poussées fébriles, faiblesse générale, amaigrissement, anémie, toux, essoufflement, perte de l'appétit, etc. Si le malade ne se soigne pas ou se soigne mal, les lésions s'accentuent, l'empoisonnement devient plus profond et peu à peu s'établissent dans ces tissus adultérés les lésions de la phtisie chronique. Mais si le malade, conscient de la gravité que peut présenter une telle maladie, se soumet dès le début aux prescriptions du docteur, les cellules et les tissus arrivent peu à peu à résister à l'infection ; grâce à un repos bien compris, grâce à une oxygénation plus complète dans l'air pur de la campagne, grâce à une alimentation saine et reconstituante, ils acquièrent une certaine vigueur qui leur permet d'arrêter la marche envahissante des bacilles. A ce moment, la fièvre disparaît, les nuits sont calmes, les forces renaissent, l'essoufflement diminue, les muscles se raffermissent, l'appétit devient meilleur. La lutte peut être considérée comme terminée, et nous arrivons à la *seconde période de la maladie.*

De ce que l'infection tuberculeuse est annihilée, on ne peut pas dire cependant que ce soit la fin de la maladie ; car il reste dans tout l'organisme, à la suite de cette intoxication prolongée, des tissus anémiés, affaiblis, des cellules à vitalité moindre, des organes au fonctionnement incomplet, un mauvais état général qu'on devra modifier complètement si l'on veut obtenir une guérison définitive, et cette seconde période sera d'autant plus longue que l'infection elle-même aura fait des ravages plus sérieux. Une comparaison empruntée à l'histoire fera mieux comprendre que les explications les plus étendues le mécanisme et la difficulté de la guérison dans la tuberculose.

En 1870-71, après six mois de lutte héroïque, de résistance acharnée, la France se voit dans l'obligation de souscrire aux conditions du vainqueur et de signer le traité de Francfort. Par ce traité, les deux provinces françaises de l'Alsace et de la Lorraine deviennent terres allemandes et cinq milliards de notre épargne vont grossir le trésor de nos ennemis. A ce moment, la guerre est terminée, les Allemands sont rentrés dans leurs foyers, et cependant notre pays n'est pas remis de ce désastre : il n'est pas ce qu'il doit être, il n'a plus, au point de vue diplomatique, économique, militaire, industriel, commercial, le rang distingué qui doit lui revenir par le chiffre de sa population, la gloire de son passé et de ses traditions, la fécondité de ses plaines et de ses coteaux, la richesse de son sol, le développement de son industrie et de son commerce ; le pays reste anémié ! La France, au moment de la lutte, n'a pas ménagé ses sacrifices d'hommes et d'argent ; elle a souffert terriblement, dans toutes ses fibres, des défaites de nos soldats, de cet envahissement brutal par l'étranger et de la signature du traité de Francfort. Aussi, semblable à une convalescente qui, après les assauts d'une grave maladie, est tout étonnée de se trouver encore vivante, elle considère avec mélancolie les ruines accumulées sous les pas du vainqueur.

Eh bien, pour réparer les pertes matérielles et morales causées par la guerre, pour redevenir elle-même, c'est-à-dire un pays fort avec une armée vaillante et nombreuse, un pays grand dont on recherche les alliances et les amitiés, un pays riche par son commerce, son industrie, son agriculture, sa littérature et ses arts, il a fallu à la France vingt ans de patient labeur, vingt ans de lente réorganisation militaire, économique et sociale. Six mois de guerre avaient suffi pour anéantir le prestige de la France, et cependant il lui faut vingt ans d'efforts soutenus pour qu'elle retrouve cet ancien prestige et qu'elle puisse se retremper dans le sentiment de sa grandeur reconquise !

Rappelez-vous ce douloureux événement chaque fois que vous serez tenté de dire : « Je suis complètement guéri », alors que votre médecin, conscient de l'insuffisance de la réparation organique, vous imposera un traitement de quelques mois encore. **Une lésion tuberculeuse en plein développement peut demander deux, trois, quatre mois et même davantage pour se cicatriser, mais, même après cette cicatrisation, il reste dans l'ensemble de l'organisme, à la suite du mauvais état antérieur et de cette intoxication prolongée, des tissus anémiés, des cellules malades, des organes plus ou moins atteints dans leur fonctionnement, et la guérison n'est souvent définitive qu'au bout de quelques années.**

D'ailleurs, il est reconnu, depuis les travaux de différents auteurs, Straus, Gamaleia, Grancher, que les cadavres des bacilles tuberculeux gardent pendant très longtemps une certaine toxicité, continuant à déverser dans l'intimité des organes leurs poisons et provoquant ainsi les symptômes et les lésions de la phtisie, amaigrissement, cachexie, etc. Aussi, doit-on songer que, même après la cicatrisation des lésions tuberculeuses, l'empoisonnement tuberculeux persiste et qu'on doit le combattre par une médication prolongée.

Si l'on comprend ainsi l'évolution et le traitement de la tuberculose, si, étant donné une lésion tuberculeuse, les efforts du malade et du médecin tendent non seulement à favoriser la cicatrisation de cette lésion et à détruire les bacilles, mais à refaire dans tout l'organisme des tissus nouveaux, résistants — ce qui exige toujours un temps relativement long, — nous sommes persuadé qu'il se crée alors une sorte d'état réfractaire, incompatible avec une nouvelle infection tuberculeuse : ce qui confirmerait l'opinion émise pour la première fois par Marfan à l'occasion des scrofuleux complètement guéris.

Le professeur Grancher avait donc bien raison de dire : « Pour guérir de la tuberculose, il faut le vouloir, et le vouloir longtemps. »

Ce qui rend encore la tuberculose si meurtrière, c'est que, le traitement devant être prolongé pendant très longtemps, *les malades se lassent peu à peu de toutes les prescriptions médicales* et sont tentés, quand ils ont recouvré toutes les apparences de la bonne santé, de se croire parfaitement guéris et capables d'affronter la fatigue des longues promenades, du travail persévérant ou les rigueurs de la saison brumeuse.

Au début, après le premier moment de stupeur, d'abattement causé par la révélation du diagnostic, le malade se soumet généralement avec patience à toutes les recommandations du docteur, tenaillé qu'il est par la volonté de guérir. Il se couchera tôt, se lèvera tard, fera consciencieusement sa cure de repos, étendu sur une chaise-longue, dans la chambre ou au jardin, suivant la saison ; il s'appliquera à suivre ponctuellement, jusque dans les plus petits détails, les différentes parties du traitement. Aussi, au bout de quelques semaines, grâce à cette soumission intelligente, une amélioration s'est produite : la fièvre a disparu, l'appétit renaît, le malade tousse moins ; il sent dans tout son corps un bien-être général auquel il n'était plus accoutumé depuis longtemps. Moment critique où la surveillance qu'exerce l'entourage ne doit point se relâcher, car le malade a des tendances alors à douter de la réalité du diagnostic établi et, s'illusionnant sur son état de santé, ne veut voir dans la grande faiblesse qui l'oppresse au moindre effort, que le résultat du séjour au lit, du repos prolongé auquel on l'a condamné.

La plus petite amélioration lui donne facilement l'illusion de la guérison, et **cet optimisme exagéré** qui sert de réconfort dans l'évolution de la maladie et qui, à ce point de vue, facilite la guérison des malades souples, disciplinés, soumis aux conseils du docteur, cet optimisme qui est un des traits dominants du caractère du tuberculeux peut devenir chez les malades nerveux, peu raisonnables, un facteur important *de rechutes* et de complications. Que de fois le tuberculeux, malgré les pressantes recommandations du médecin, s'il éprouve le sentiment d'un réconfort physique, profite d'une heure où le soleil répand à profusion sa chaleur et sa lumière pour faire une promenade dans le voisinage, à pas hésitants, la poitrine affaissée ! Cette première sortie le fatigue, il s'arrête de temps à autre pour respirer plus largement, il a même une sensation de défaillance, ses forces semblent le trahir, mais dans une poussée suprême de sa volonté toujours vivace, il raidit les muscles. tend le jarret, relève la tête, et parvient, à bout de forces, au seuil de sa maison. Les jours suivants, il renouvelle cette pénible expérience, allant chaque jour un peu plus loin que la veille afin de mesurer son degré de résistance devant l'effort physique, et finalement, dans une de ses promenades, surpris par la brume ou par un changement brusque de température, il s'arrête, oppressé, le corps en moiteur, sentant courir sur ses reins un frisson qui le glace. Le lendemain, la toux reparaît, accompagnée souvent d'un violent point de côté, et le docteur appelé auprès du malade constate avec surprise une température de 39°, de 40°, avec aggravation de tous les symptômes ? Que s'est-il donc passé depuis la dernière visite ? Le malade, conscient de son imprudence, n'ose l'avouer ; les parents eux-mêmes le cachent bien souvent, mais le médecin auquel l'expérience a révélé la psychologie de ces malades et de leur entourage, comprend qu'on a fait une faute ; il récrimine contre ce défaut de soumission, contre ce manque de confiance, et, rempli de pitié devant une aussi triste inconscience, s'attelle de nouveau à la besogne, le cœur serré à la pensée que quelques heures d'imprudence ont suffi pour lézarder les premières bases sur lesquelles devait s'élever l'édifice de la guérison. Les prescriptions sévères, minutieuses du début sont remises en vigueur... et le malade, au bout de quelques jours, est convaincu que sa faute est réparée. Eh bien, non, mille fois non ! Comme le flot montant de l'océan, à chacun des mouvement du flux, attaque la colline de sable élevée sur la grève par la patience des enfants et désagrège chaque fois plus profondément ce fragile rempart, de même toute rechute, chez un tuberculeux, détermine une infiltration plus profonde du microbe envahisseur dans le tissu pulmonaire, aggravant la lésion et diminuant d'autant les chances de guérison. Aussi peut-on dire que les chances de guérison sont en raison inverse du nombre de rechutes. Demandez aux tuberculeux avancés, si vraiment, depuis qu'ils sont en traitement, ils se sont toujours soumis avec ponctualité à toutes les recommandations du docteur, si, avant de se départir de telle ou telle précaution, ils ont eu soin de l'en avertir, de prendre son avis ; demandez-leur s'ils ont la conscience tranquille à ce sujet, et neuf fois sur dix, ils avoueront avoir aggravé leur état par quelques imprudences.

L'une des causes les plus fréquentes de ces rechutes, c'est le *refroidissement* ; aussi le tuberculeux doit-il en avoir une crainte salutaire. Nous n'entendons pas dire par là qu'il doive craindre de respirer un air froid, d'habiter dans les montagnes où le froid est toujours plus accentué que dans la plaine, non, car ce n'est pas en général par la respiration qu'on s'enrhume, à moins que ce ne soit dans une atmosphère très humide de brouillard. Au contraire, sous l'influence du froid sec, les échanges respiratoires se font dans de meilleures conditions, l'oxygène active davantage les combustions intracellulaires, et la chaleur produite est plus intense ; mais alors, il ne faut pas qu'il y ait une déperdition trop grande, ni trop rapide de chaleur par la surface du corps ; il faut que le malade soit couvert de vêtements chauds, de fourrures épaisses afin qu'il n'éprouve pas la moindre sensation de froid.

Le tuberculeux agira sagement en évitant la fatigue qui pourrait le faire transpirer, car la sueur, en offrant sur tout le corps une large surface d'évaporation, peut produire un refroidissement intense et rapide ; de même, les vêtements humides de pluie ou de brouillard sont toujours dangereux. En somme, le tuberculeux doit savoir que si le refroidissement joue un rôle considérable dans l'éclosion des premiers symptômes du mal, il est aussi le facteur le plus important des rechutes.

Les *infections successives* déterminées par le bacille de la tuberculose et *les infections surajoutées* produites par d'autres germes (rougeole, grippe, fièvre typhoïde, coqueluche), aggravent fortement le pronostic de la tuberculose.

« Si on devient phtisique, dit le Dr Calmette, c'est que, à une première infection s'en est surajoutée une seconde, puis souvent bien d'autres encore, dans un temps relativement court, soit en cohabitant avec des tuberculeux, soit en s'infectant avec les aliments. »

En effet, les tissus dont toutes les énergies tendent à arrêter le développement des bacilles dans les poumons ou dans d'autres organes, surmenés par cette lutte intensive où s'exerce leur action et qui les laisse dans un certain état d'affaiblissement, de vitalité moindre, ces tissus, disons-nous, s'ils sont soumis à une nouvelle infection tuberculeuse, n'ont plus la même vigueur pour résister à l'ennemi et se laissent envahir avec d'autant plus de facilité qu'ils ont été plus éprouvés par la première lutte. Et combien plus faibles encore sont les chances de victoire quand de nouveaux germes (grippe, pneumonie) se surajoutent aux autres, en pleine lutte, renforçant l'action des bacilles tuberculeux, premiers envahisseurs, et apportant un concours que l'affaiblissement progressif des tissus et la virulence toujours plus grande des bacilles rendent chaque jour plus efficace. La lutte tend alors à devenir inégale et l'organisme plus éprouvé risque de ne pouvoir résister à l'ennemi.

Donc, si le tuberculeux n'est pas complètement guéri d'une première atteinte, si ses bronches, si ses poumons n'ont pas cette saine vigueur, cette force de résistance qui permet d'affronter la contagion des germes sans en redouter l'attaque, qu'il ne s'expose pas au danger et qu'il prenne de grandes précautions.

C'est dans ce sens qu'on doit recommander au tuberculeux d'éviter la cohabitation ou même simplement les visites avec les grippés, les pneumoniques, les rougeoleux, les typhiques et en général avec toutes les personnes atteintes de maladies contagieuses.

C'est pour cela aussi que le tuberculeux ne doit jamais avaler ses crachats ; car, arrivés dans les intestins, les bacilles y produisent des lésions plus ou moins étendues et cette nouvelle infection, en se surajoutant à la lésion pulmonaire, augmente l'intoxication.

On doit donc faire le diagnostic précoce de la première infection et créer autour du malade un isolement relatif afin d'éviter les réinfections pendant un certain temps : ce qui permet à la lésion d'évoluer, de guérir, et ce qui permet à l'organisme, suivant l'opinion du Dr Calmette, de se vacciner lui-même.

Le tuberculeux devra se méfier aussi ***des réclames sensationnelles de la quatrième page des journaux***, de ces colonnes suspectes où l'on vante les bienfaits de telle ou telle médication : « Vous qui toussez, vous qui avez les bronches fragiles, prenez mon Elixir ; son action est infaillible, son goût agréable ; un traitement de quelques mois suffit à guérir la toux la plus rebelle. »

Lisez ces deux entrefilets que nous avons découpés, le premier, dans un grand quotidien, le second, dans un journal régional.

La tuberculose.

Parmi les découvertes récentes dont s'est enrichie la science médicale, nous ne pouvons passer sous silence celle que vient de faire le docteur X. pour la guérison de la tuberculose. Atteint lui-même très gravement de tuberculose pulmonaire et condamné par tous, il étudia pendant ces dernières années les moyens les plus efficaces pour guérir cette maladie, et c'est après avoir expérimenté d'abord sur lui-même les résultats de ses recherches qu'il est arrivé à obtenir sa propre guérison. Depuis, il s'est uniquement consacré au traitement de cette maladie, et compte à l'heure actuelle 80 p. 100 de guérisons ! Aussi les malades liront-ils avec intérêt sa brochure : « Comment je me suis guéri » qu'ils recevront gratis en la lui demandant.

Et cet autre :

Les microbes et la science.

La nouvelle découverte pour la guérison de la phtisie a provoqué l'attention et l'admiration des savants, tout en remplissant d'une vive espérance toute la nombreuse famille des malades et de ceux qui, le cœur brisé, voient les êtres qu'ils chérissent s'éteindre lentement, jour pour jour, sans rien pouvoir faire pour les sauver. Et cette fois la découverte est bien réelle, authentique, éprouvée par des succès nombreux et retentissants.

Ce nouveau produit est préparé par le professeur X. Il consiste en un puissant antiseptique, il tue les bacilles sans attaquer en aucune manière l'organisme humain. Soumis à l'examen du corps médical, après des nombreux essais, il a été reconnu comme l'unique médicament qu'en définitive la science puisse offrir avec succès contre la tuberculose.

Son action est prompte, énergique, rapide, à tel point que beaucoup des malades atteints de phtisie, même au second ou au troisième degré, traités avec le spécifique du professeur X., ont constaté très vite une amélioration notable dans leur état de santé générale; la fièvre diminuait graduellement, puis finit par disparaître tout à fait, l'appétit revint, les forces augmentèrent, la respiration devint plus facile et en peu de temps ces malheureux étaient complètement guéris. Des résultats tout aussi remarquables ont été obtenus en outre dans des affections de la poitrine, très variées : bronchites, catarrhes pulmonaires. C'est au point que le professeur X. ne sait plus comment répondre aux demandes si nombreuses de son spécifique, qui lui parviennent de tous côtés. Prix du spécifique, 10 francs.

Quels progrès immenses l'étude des microbes n'a-t-elle pas fait faire à la médecine !

Que de malades, terrassés par la lente désorganisation de la phtisie, attendent avec sérénité, avec une confiance que rien ne peut ébranler, la guérison définitive grâce à l'usage prolongé du Sirop X, des Pilules Y ou du Spécifique Z !

Que de malheureux, aigris par la longueur du traitement, par la sévérité des prescriptions médicales ou par la lenteur de l'amélioration, s'abandonnent passivement aux conseils d'un inconnu dont la réclame habilement présentée dans les grands journaux fait miroiter à leurs yeux émerveillés l'espoir chimérique de la guérison, mais dont le tarif éhonté est en raison directe de la fortune et de la naïveté du patient ! Et cette médication ne produisant pas chez ces malades les résultats qu'ils en attendaient, c'est à d'autres réclames qu'ils s'adressent, toujours prêts à suivre une thérapeutique nouvelle.

Pauvres malheureux ! Il eût été plus sage, quand il en était temps encore, d'écouter les recommandations du docteur et de s'y conformer avec ponctualité. Que n'ont-ils apporté au début du traitement la même persévérance, une volonté de guérir aussi forte et une foi aussi tenace !

Ce n'est pas quand l'organisme tout entier est rongé par la morsure de la phtisie, qu'il faut vouloir guérir, c'est au début de la maladie, c'est aux premiers symptômes, et même, nous ajouterons : c'est avant les premiers symptômes d'infection tuberculeuse, c'est chaque fois qu'on dira d'un jeune homme : oh ! qu'il est délicat ! et que l'appréciation sur son état de santé, sur sa faculté de résistance se traduira par une petite moue significative, par un hochement de tête plein de pitié.

Allez à votre médecin si vous êtes malade, allez même à lui si vous êtes débile, mais, de grâce, ne perdez pas un temps précieux à faire l'essai de ces sirops de réclame, car si vous attendez de vous traiter comme il convient, le bacille, lui, n'attend pas, et chaque jour l'infection devient plus profonde.

Quand le docteur a formulé ses prescriptions, le malade doit s'y soumettre avec confiance et ne rien négliger de ce qui est ordonné ; souvent le moindre petit détail a une importance capitale pour le résultat du traitement.

En tout cas, si le docteur recommande au malade de cesser son travail, **de se reposer,** ce dernier doit le faire, quelque pénible que soit pour lui cette obligation. Que de fois les malades viennent vous dire : « Je veux bien prendre le sirop que vous m'ordonnez, livrer mon dos aux badigeonnages de teinture d'iode ou à l'action des ventouses ; mais, pour le moment, je ne puis absolument pas me reposer. » Nous savons bien que, dans certains cas, l'ouvrier qui vit de son salaire doit, pour ne pas perdre son emploi, se contraindre à continuer son travail, même s'il sent peu à peu ses forces le trahir ; nous savons aussi que souvent l'ouvrier se remet à l'ouvrage sans être définitivement guéri, car il est des cas où on ne peut concilier complètement la sauvegarde de sa situation avec l'intérêt bien compris de sa santé. Et cependant, pour l'ouvrier sérieux, la santé c'est le gagne-pain, c'est la faculté de pouvoir travailler ; c'est le capital qui permet au prolétaire de donner à sa famille un abri, des vêtements et du pain. Il est donc pour lui d'un intérêt primordial de se guérir complètement, et de se guérir le plus rapidement possible. Le meilleur moyen pour y arriver, c'est de suivre à la lettre les prescriptions du médecin, c'est de se soumettre à toutes ses recommandations, même celles qui paraissent futiles, car elles lui sont dictées par ses connaissances médicales et son expérience personnelle, et s'il ordonne le repos, et même le repos prolongé, c'est d'accepter avec soumission son conseil et de ne pas craindre de courir le risque de perdre son emploi si véritablement le retour à la santé ne peut exister qu'à ce prix.

On a tort de croire que les malades guérissent surtout avec des médicaments. On se figure généralement qu'en prenant matin et soir certaines préparations pharmaceutiques, on puisse lutter efficacement contre les maladies en général, — et la tuberculose en particulier, — et les arrêter dans leur évolution. Les médicaments assurément ont leurs indications, et même certains d'entre eux ont une action vraiment curative, une action spécifique dans une maladie déterminée : c'est ainsi que le sulfate de quinine guérit le paludisme, que le mercure cicatrise les ulcérations syphilitiques et que le sérum antidiphtérique enraye le développement des fausses membranes diphtéritiques dans la gorge d'un enfant.

Mais à côté de ces médicaments spécifiques, combien d'autres n'interviennent que comme adjuvants plus ou moins efficaces dans le traitement des maladies ! En tout cas, en ce qui concerne la tuberculose, les médicaments doivent être relégués au second plan : c'est le repos prolongé qui est alors le principal facteur de guérison. N'a-t-on pas reconnu que l'appétit est d'autant plus accusé que le sujet est resté plus longtemps dans la position étendue et qu'au contraire toute promenade intempestive favorise l'anorexie, même en l'absence de fièvre ? Et Daremberg ne disait-il pas : « Quand un tuberculeux est en bonne voie de guérison, quand il n'a ni fièvre, ni insomnie, quand il mange et digère bien, il ne doit prendre aucun médicament. »

La nécessité du repos dans le traitement de la tuberculose s'explique facilement.

Nous vous avons dit déjà que, dans la tuberculose, l'organisme peut être comparé à une cheminée dont le tirage est plus violent, plus précipité qu'à l'état normal et dont les combustions sont plus intenses. Or, si l'organisme, dans cet état de surchauffe, déjà intoxiqué par les poisons tuberculeux, est soumis par surcroît à un travail musculaire plus ou moins prononcé, ou même à un travail cérébral persévérant, il en résulte une accentuation de la combustion intra-cellulaire avec rétention de produits toxiques dans l'organisme et élévation plus grande de température. La fatigue survient alors rapidement dans les organes, et les cellules mal nourries, empoisonnées par les toxines tuberculeuses et les produits de rétention, se trouvent dans de mauvaises conditions pour lutter efficacement contre l'ennemi envahisseur.

Si donc le médecin vous dit : « Restez en repos ; cessez votre travail », ne craignez pas de faire des sacrifices, et même de gros sacrifices pour suivre ce conseil, car ces sacrifices seront largement compensés par une guérison plus rapide ; vous éviterez ainsi les complications qui surviennent si souvent chez les malades non disciplinés, et en ce qui concerne la tuberculose, vous serez dans les meilleures conditions pour enrayer les progrès du mal.

A force de courage, de volonté tenace, le tuberculeux qui s'obstine à travailler arrive sans doute à pouvoir fournir au début la même somme de travail qu'à l'état de bonne santé, mais plus tard, quand les lésions se sont aggravées, que l'empoisonnement est plus profond, ses forces le trahissent, son rendement utilitaire est moindre, et un jour arrive où cet ouvrier n'est plus qu'une non-valeur. Cette machine humaine qui, au début, par le repos, par un traitement approprié, était susceptible de recouvrer son fonctionnement intégral, n'est plus qu'une loque inutilisable, qu'emportera, suivant le préjugé populaire, le vent d'automne, à la chute des feuilles.

« Le tuberculeux curable, dit M. le Dr Ardeletti, est un homme qui, près de faire faillite, a obtenu un délai et qui, pour se remettre à flot, doit ne reculer devant aucun sacrifice, aucune privation, et se retrancher impitoyablement toute dépense inutile. Plus tard, si la chance le favorise, il recommencera à vivre comme tout le monde ; mais, pour le moment, il sait qu'il traverse une période dure et mauvaise, une période d'exception. »

Se reposer, et **se reposer longtemps,** tel est donc le premier article des commandements auxquels doit obéir un tuberculeux.

En second lieu, l'air pur étant nécessaire à ses poumons, **il devra vivre à la campagne.**

Le séjour idéal des tuberculeux serait, d'après

Netter (1), « un terrain sans humidité et sans brouillard, suffisamment élevé et adossé au flanc d'une montagne, voisin d'un bois de sapins, bien exposé et abrité des grands vents, offrant une pente suffisante, une vue découverte, pourvu d'eau de source et d'un parc d'isolement ».

Cet idéal se rencontre surtout dans un sanatorium.

Le sanatorium est un établissement situé dans un milieu particulièrement salubre, où les malades viennent surtout y faire une cure d'air, aidée par l'emploi méthodique et judicieux de toutes les ressources de l'hygiène et complétée assez souvent par l'usage raisonné d'agents thérapeutiques.

Nous ne ferons que mentionner les *sanatoriums marins*, édifiés le long des côtes de l'Océan et de la Méditerranée, dont le but principal est de traiter par la cure d'air salin les différentes manifestations de la tuberculose autres que la tuberculose pulmonaire, telles que : coxalgies, maux de Pott, tumeurs blanches, adénites scrofuleuses, etc.

Les sanatoriums proprement dits sont construits dans les montagnes, à des altitudes plus ou moins élevées, et ont pour but le traitement des tuberculoses pulmonaires. Tantôt ce sont des sanatoriums privés où les frais de séjour sont très élevés et qui, par conséquent, ne peuvent recevoir que les gens riches ou aisés ; tantôt ce sont des sanatoriums dits populaires, où sont soignés les malades pauvres.

---

(1) Rapport au Comité d'hygiène de France.

Dans ces derniers, l'influence de la cure se manifeste par une amélioration plus rapide que dans les sanatoriums des malades riches, car les tuberculeux qu'on y envoie trouvent des conditions d'aération, d'alimentation et de repos qui contrastent singulièrement avec leur existence antérieure dans des taudis nauséabonds où la nourriture est rare et souvent malsaine. Mais la réaction inverse se produit aussi à leur sortie du sanatorium quand ils reprennent leurs anciennes conditions de logement, de nourriture et leur vie professionnelle.

Aussi, nous nous étonnons que les Allemands, ces grands promoteurs de l'idée sanatoriale, accusent dans leurs statistiques 67 pour 100 de guérisons après trois mois de traitement dans un sanatorium, car, pour que l'ouvrier se maintienne dans cet état de guérison apparente, il faudrait supprimer au moins pendant un temps relativement prolongé toutes les causes qui ont assuré chez lui l'éclosion de la tuberculose (taudis, misère, alcoolisme, surmenage) ; tandis qu'au contraire nous sommes persuadé que ces ouvriers reviennent de la cure seulement très améliorés et qu'au bout de quelques mois de travail et de vie antihygiénique, les premières lésions se réchauffent, annihilant bien vite les résultats de la cure et déterminant une infiltration de plus en plus profonde des tissus atteints.

La cure par le sanatorium est assurément *le traitement idéal de la tuberculose* ; car, outre qu'il trouve dans cet établissement les meilleures conditions d'hygiène et de confort, le malade reçoit un enseignement complet d'hygiène. « L'enseignement du sanatorium, dit M. Edouard Fuster, n'est pas le moins utile résultat des repos sous surveillance médicale. Ceux qui ont vu, sans parti-pris, en Allemagne, fonctionner les sanatoriums populaires, ceux qui ont vu aussi de près, année par année, dans ce pays, les milieux ouvriers les plus divers, peuvent témoigner que le sanatorium, par la rupture avec le reste de la vie, par l'excès même un peu solennel des précautions et de la régularité qu'il impose à ses pensionnaires, par l'enseignement quotidien donné au tuberculeux, avec son propre corps pour champ d'expérience, a énormément contribué à avertir la population ouvrière. Rentré chez lui, à l'atelier, l'ex-pensionnaire devient, non sans pédantisme et sans acrimonie parfois, un instituteur d'hygiène. »

Mais alors, si la cure par le sanatorium est le traitement idéal de la tuberculose, faut-il donc édifier de nouveaux établissements afin que, suivant l'opinion du professeur Landouzy, « l'ouvrier, l'artisan, le petit employé, le prolétaire en redingote aient la possibilité de se soigner par les meilleures méthodes, en dépit que leur maigre budget leur refuse le mode de traitement par lequel sont soulagés et guéris certains des heureux de ce monde ? »

Voilà la réponse du professeur Louis Rénon, dont personne ne discutera la compétence en matière de tuberculose : « Malgré les efforts qui se poursuivent depuis trois ans, la création de sanatoriums pour tuberculeux pauvres est attaquée à son tour, et cela au nom des dépenses formidables que coûterait leur installation et du peu de résultats qu'ils pourraient donner. On a fait remarquer qu'à Angicourt le lit revenait à 6,000 francs, et que, en comptant au moins 300,000 tuberculeux à hospitaliser en France, la dépense totale reviendrait à un milliard huit cents millions, avec un budget annuel d'au moins trois cent vingt-huit millions. Or, beaucoup croient qu'on ne trouvera jamais le quart, même pas le dixième de ces sommes fantastiques, et beaucoup pensent qu'il serait fâcheux qu'on les trouvât, car ceux qui les auraient données, — Etat, département ou particuliers, — regretteraient un jour, en présence de maigres résultats, d'avoir ouvert pour si peu leur bourse, dont ils auraient pu faire, même au point de vue de la tuberculose, un emploi singulièrement plus utile... Aussi, l'idée des sanatoriums de fortune pour tuberculeux pauvres, lancée par M. Brunon, a-t-elle été accueillie avec une grande faveur. La cure libre, faite dans n'importe quelle maison à la campagne, est très économique et elle a donné des succès aussi nombreux que ceux remportés dans les sanatoriums les mieux installés (1). »

La seule objection qu'on puisse faire à l'idée de ces sanatoriums de fortune, c'est que dans ces maisons, difficiles à trouver, la dissémination des tuberculeux nuira à leur éducation hygiénique et contribuera à favoriser la contagion.

En somme, le sanatorium, traitement excellent de la tuberculose, mais traitement très coûteux, ne

(1) Louis Rénon. *Les maladies populaires*, p. 443.

peut convenir qu'aux malades riches et aisés. Pour les indigents, le séjour dans une maison de campagne avec large aération, combiné à une nourriture saine et abondante et à des heures de repos, donne d'aussi bons résultats que la cure dans les sanatoriums les plus luxueux, si les malades observent rigoureusement tous les préceptes d'hygiène qui leur ont été donnés. C'est ainsi que M. le Dr Calmette a fait construire de petites maisons spacieuses, hygiéniques, en pleine campagnes, dans les bois, pour y recevoir des familles entières dont les parents sont tuberculeux.

Dans ces conditions, on trouvera facilement, en dehors du sanatorium, des endroits montagneux et boisés où le tuberculeux puisse faire une cure excellente. On choisira une habitation hors de la ville et loin des routes fréquentées, dans une région où la température varie peu, où le soleil pénètre largement, où l'air est pur et le sol sec.

Pour que les cellules de l'organisme tuberculeux parviennent à vaincre le bacille, il faut qu'elles soient dans les meilleures conditions possibles de vitalité, il faut que le sang leur apporte sans cesse, avec les principes nutritifs nécessaires, l'oxygène indispensable aux échanges intra-cellulaires. Aussi les cellules seront d'autant plus fortes, d'autant plus capables de résister à l'infection, que les poumons respireront dans une atmosphère plus pure, plus oxygénée et moins chargée de poussières et de germes.

« Supposez une plante maintenue dans un milieu qui ne lui convient pas, vivant en mauvaise terre, dans un espace où elle manque d'air et de soleil ; elle végète, ses feuilles jaunissent et se dessèchent ; des parasites se développent sur elle avec aisance ; il ne lui reste plus qu'à se faner et à mourir. Confiez cette plante à un jardinier expert; il la transportera dans le milieu qui lui convient ; il la transplantera dans un sol riche, nourrissant ; il la mettra en bon air, en plein soleil, à l'abri des intempéries, etc. Par suite de ces soins minutieux et ordonnés, la plante, en voie de dépérissement, reprendra une nouvelle vigueur ; elle reverdira, poussera des bourgeons et trouvera, dans les conditions naturelles d'existence qu'on lui a fournies, la force de résister à toute cause nuisible qui pourrait agir sur elle.

« L'histoire d'un tuberculeux qu'on envoie à la campagne, pour l'obliger à un genre de vie hygiénique et méthodiquement réglé, me rappelle en beaucoup de points celle de la plante dont je viens de vous parler. C'est par l'action intensive et prolongée du bon air, de l'alimentation, du repos et d'une existence naturelle, qu'on réussit à obtenir la transformation organique salutaire, qui enraye le mal et conduit à la guérison. C'est là tout le mystère de la cure de la tuberculose (1). »

Tuberculeux qui avez la ferme volonté de guérir, et de guérir complètement, fuyez la ville avec son atmosphère privée d'oxygène, viciée par les poussières de la rue que soulève le moindre coup de vent, viciée par les odeurs nauséabondes de ses égouts, de ses courettes et par la fumée de ses cheminées, viciée enfin par les miasmes et les

(1) Guinard. *Tuberculose et Hygiène.*

germes des maladies contagieuses. Fuyez la ville avec ses salons, ses réunions nombreuses où l'air respiré est à l'air pur des montagnes comme l'eau des marais est à l'eau claire des sources ! Fuyez les spectacles, les grands magasins, véritables foyers de germes contagieux, et allez vivre une vie calme et reposante dans l'air sain et fréquemment renouvelé des montagnes.

Et là, choisissez une chambre exposée autant que possible au midi avec larges fenêtres laissant pénétrer à flot les rayons du soleil ! Ne craignez pas de renouveller fréquemment l'air de votre appartement ; habituez-vous même à l'aération continue par la fenêtre ouverte, été comme hiver, nuit et jour, et vous verrez bientôt votre organisme reprendre une vigueur nouvelle, signe certain de la victoire de vos tissus sur les bacilles.

D'ailleurs, la vie calme de la campagne, avec son oxygénation plus parfaite, n'exerce pas seulement son action bienfaisante sur l'état physique des malades ; *le moral lui-même est heureusement influencé*, et l'on peut dire de ceux qui séjournent au grand air de la montagne ce que dit le professeur Rénon concernant les tuberculeux envoyés dans le Midi de la France : « Grisés dès leur arrivée par la lumière, enivrés du parfum et de la beauté des fleurs, séduits par la splendeur de cette nature incomparable aux tons délicatement nuancés, avec l'enchantement de ses après-midi et la magie de ses soleils couchants, ils sont pris du désir irrésistible de vivre, de vivre encore, de vivre toujours ; ils veulent guérir à tout prix. »

Cette volonté de guérir est d'heureux augure

pour le résultat du traitement ; car, l'esprit continuellement tendu vers cette pensée de la guérison, ils accordent toute leur confiance aux prescriptions du docteur et acceptent de les suivre jusque dans les moindres détails.

L'influence du moral sur le physique est tellement grande que souvent des affections bénignes traînent en longueur ou se compliquent et deviennent graves parce que le système nerveux déprimé ne favorise pas d'une façon normale la nutrition des cellules et des tissus et n'est plus capable d'assurer leur intégrité et leur force de résistance. Le tuberculeux qui veut guérir doit être gai. M. le professeur Maurice Letulle est tellement pénétré de l'heureuse influence du rire, de la bonne humeur sur l'évolution de la tuberculose, qu'il a organisé à l'hôpital Boucicaut des concerts, des spectacles où les malades viennent oublier leurs misères dans un rire franc et sain.

La cure alimentaire a aussi une très grande importance dans le traitement de la tuberculose pulmonaire.

Il convient de donner au malade une alimentation abondante, variée, à valeur nutritive suffisante afin qu'il puisse y trouver les éléments nécessaires à sa régénération.

Pendant plusieurs années, on a même admis comme une nécessité dans le traitement de *suralimenter* le tuberculeux, mais cette méthode, excellente en soi, fut détournée de son véritable but par l'exagération même de certains médecins qui crurent bien faire en gavant leurs malades et qui n'eurent d'autre résultat que d'irriter leur estomac, de fatiguer leurs intestins, de surmener leur foie et leurs reins, provoquant ainsi ce que M. Landouzy appelle une surintoxication.

Il est généralement admis que la ration alimentaire du tuberculeux doit être plus élevée que celle de l'individu sain, mais elle ne doit pas dépasser une certaine limite qui varie avec chaque malade. « En général, disait Graucher, deux cuillerées à soupe de viande crue en vingt-quatre heures et deux œufs en plus de la nourriture ordinaire ou ration d'entretien, c'est ce que j'appelle la ration de guérison, et cela suffit. »

Rappelons-nous que l'estomac du tuberculeux est pour lui « une place forte », et que si cette place forte n'offre plus de résistance, ne remplit plus intégralement sa fonction, c'est la défaite de l'organisme tout entier.

D'ailleurs, l'important n'est pas de manger beaucoup, c'est d'assimiler ce que l'on mange ; ce qui faisait dire à Malibran : « On engraisse avec ce que l'on digère, et non avec ce que l'on mange. »

Par conséquent, mieux vaut manger raisonnablement, choisir dans son alimentation des mets sains, à valeur nutritive importante, que de se suralimenter de façon intense, au risque de provoquer de la dilatation d'estomac, de la gastroentérite, de la congestion hépatique et rénale par cet excès d'alimentation.

Quels sont les aliments que peut manger le tuberculeux ? En général, tous les aliments, pourvu que son estomac les digère ; cependant il en est quelques-uns pour lesquels il devra avoir une prédilection spéciale. Nous croyons utile de donner quelques conseils à ce sujet, d'après M. le professeur Gaussel, de Montpellier.

Aliments albuminoïdes ou azotés. — *La viande* pourra être mangée *crue* ou *cuite*.

La viande crue se donne à la dose de cent à trois cents grammes, suivant la méthode préconisée en 1865 par Fuster ; on choisit de préférence la viande de mouton, ou celle de cheval, car la viande de bœuf peut donner le tænia et renfermer des bacilles tuberculeux. Le suc de viande crue (carnine, suc Durham, musculosine, hipposarime, horsine, etc.) joue le même rôle.

La viande cuite a une grande valeur nutritive.

Les bouillons de viande sont excellents en ce sens qu'ils provoquent la sécrétion des sucs digestifs.

Les jus de viande, obtenus en triturant de la viande très peu cuite dont on exprime le suc avec une presse, *les extraits de viande* et *les poudres de viande* ont une réelle valeur.

Les volailles sont à recommander, mais il faut se méfier du gibier.

Les poissons sont excellents, car leur chair renferme une certaine quantité de phosphore.

Aliments hydrocarbonés. — Le tuberculeux pourra utiliser *le sucre* dans son alimentation, mais ne jamais dépasser 80 à 100 gr. par jour.

Le pain est un aliment indispensable ; mais on recommandera surtout le pain bien cuit et la croûte de pain. Il en est de même des biscuits secs. Ajoutez-y *le riz*, *les pâtes alimentaires* (macaronis, vermicelles, nouilles).

Les légumes secs s'emploient en soupes et en purées (lentilles, pois, haricots).

Les pommes de terre sont excellentes.

Enfin, comme *fruits*, on permettra surtout les pêches, les prunes, les bananes, les raisins, et toutes les compotes.

Aliments gras. — Ces aliments constituent un excellent combustible, mais d'une digestibilité plus difficile.

Le beurre est employé frais et cru. *La charcuterie* est très nutritive mais lourde à digérer. *Le cacao*, *le chocolat* sont très nourrissants.

L'huile de foie de morue est à la fois un aliment et un médicament : il est très recommandé.

La nourriture du tuberculeux doit être très variée, mais nous insistons particulièrement sur l'emploi journalier du *lait* et des *œufs* qui sont des aliments complets.

En résumé, le tuberculeux fera trois bons repas « tels qu'ils sont servis dans une bonne table d'hôte » (Mouisset), avec, au besoin, une collation à dix heures et à quatre heures.

Une dernière question se pose : **le tuberculeux peut-il se marier ?** Une semblable question ne peut pas recevoir une réponse uniforme, car la guérison complète comme le développement ultérieur de nouvelles lésions dépendent de la constitution de ces individus ainsi que de leurs conditions de vie, de leur situation, de leur fortune.

On peut distinguer plusieurs cas.

Un jeune homme riche ou de situation aisée, n'ayant jamais eu une constitution vigoureuse, a présenté à un moment donné des signes de tuberculose très nets ; mais, grâce à un traitement sévère et prolongé, les lésions ont disparu complètement. Depuis trois ans, cinq ans, il n'éprouve aucun malaise résultant de ses anciennes lésions. Cet ancien tuberculeux, à notre avis, pourra se marier, à condition qu'il ne se livre à aucun travail fatigant, qu'il ne fasse pas d'excès et que sa situation de fortune lui permette autant que possible de vivre au grand air et de se reposer longuement en cas de maladie.

Pour la jeune fille, même riche, la réponse doit être plus réservée. Car on doit savoir que l'état de grossesse constitue pour elle un affaiblissement, une dépression physique dont profitent bien souvent les bacilles pour se réveiller, pour réchauffer les lésions anciennes ou en créer de nouvelles. On ne devra permettre le mariage à ces jeunes filles qu'après s'être assuré que non seulement les lésions sont complètement cicatrisées, mais que tout l'organisme a acquis suffisamment de vigueur et que tous les tissus ont recouvré complètement leur vitalité antérieure. Et encore on devra faire entrevoir la possibilité de l'éclosion ultérieure de quelque tuberculose. En tous cas, rappelons toujours à ces jeunes filles la formule de Peter aux tuberculeuses : « Fille, pas de mariage — femme, pas d'enfant — mère, pas d'allaitement. » La jeune mère pourra s'occuper de son enfant, de son ménage, mais sans fatigue ; elle vivra le plus possible au grand air, évitant le bal, le théâtre, les soirées mondaines.

Ces jeunes mariés, guéris de leur tuberculose, doivent pouvoir mener une vie hygiénique, prudente et rationnelle.

Si cependant la lésion est survenue chez un jeune homme de constitution robuste, qu'elle ait évolué assez rapidement et que, depuis sa guérison, malgré le retour à la vie de travail, malgré la reprise de ses occupations journalières, ce jeune homme n'ait jamais présenté aucun trouble du côté de la poitrine, il n'y a aucun inconvénient à ce qu'il se marie.

Mais si la lésion a évolué sur un terrain débilité, s'il a fallu des mois ou des années pour obtenir la guérison, si, de plus, ce jeune homme ou cette jeune fille ne sont pas dans des conditions de fortune qui leur permettent de se reposer, quand ils en sentiront le besoin, s'ils sont obligés de travailler, de se surmener, de s'exposer au danger des intempéries des saisons pour gagner le salaire quotidien, d'habiter en ville un logement peu salubre, en un mot s'ils ne peuvent pas vivre *hygiéniquement*, il est préférable qu'ils restent célibataires, car tôt ou tard ils tomberont victimes des conditions sociales qui ne leur permettent pas d'être robustes, d'être réfractaires.

Il est inutile de dire que le mariage des tuberculeux avérés, des phtisiques, dont les lésions sont en voie d'évolution, est un véritable crime social, car chacun sait que leurs enfants sont des êtres chétifs, rachitiques, mal venus, qui sont la plupart du temps à charge à la société, et qui constituent au premier chef de la graine de tuberculose.

En résumé :

Ne négligez pas les symptômes fugaces du début de la tuberculose.

Consultez de bonne heure votre médecin.

Le médecin devra avouer franchement le diagnostic de tuberculose, mais les parents devront l'accepter avec soumission, sans arrière-pensée.

On guérit très souvent de tuberculose : de nombreux faits le prouvent. Il semblerait même qu'une première atteinte de tuberculose bien guérie constituerait une vaccination de l'organisme.

Mais pour guérir de la tuberculose, il faut le vouloir, et le vouloir longtemps.

Les malades devront éviter les rechutes, les refroidissements, les infections successives ou surajoutées, et se méfier des réclames sensationnelles.

Ils devront écouter le docteur dans ses conseils :

1° Pour le repos et le repos prolongé ;

2° Pour la vie à la campagne — ou au sanatorium ;

3° Pour une alimentation saine, réparatrice.

Enfin, le tuberculeux ne se mariera que si depuis plusieurs années déjà il n'a éprouvé aucun malaise se rapportant à la maladie, et si son docteur le considère comme guéri.

TROISIÈME PARTIE

I. L'ALCOOLISME

Qu'entend-on par **alcoolisme ?**

L'alcoolisme proprement dit ou alcoolisme chronique est l'état de celui chez lequel la consommation journalière d'une certaine quantité d'alcool, sous quelque forme que ce soit (vin, bière, cidre), bien supérieure à celle que brûle normalement son organisme, a déterminé progressivement des lésions plus ou moins apparentes, et cet état se trouve encore aggravé, quand, à la dose d'alcool ingéré, s'ajoute une consommation habituelle d'une dose plus ou moins forte d'essences spéciales comme celles que l'on trouve dans les liqueurs, dans les bitters, dans les absinthes, etc.

En résumé, l'alcoolisme est l'état de celui qui est malade par suite de l'abus ou de l'usage continuel de l'alcool ou des essences, sous quelque forme que ce soit.

Nous insistons sur ce point : **usage continuel,** afin qu'on ne confonde pas l'alcoolisme chronique, seul alcoolisme qui nous intéresse au point de vue social, avec l'ivresse ou alcoolisme aigu, et qu'on ne soit pas tenté de qualifier d'alcoolique le passant qui titube dans la rue, le chapeau légèrement défoncé, les vêtements en désordre et la chanson sur les lèvres. Cet homme peut être un alcoolique, assurément, mais bien souvent aussi, c'est un brave ouvrier qui, tout le long de l'année, peine sans trêve pour nourrir sa nombreuse famille, se contentant à ses repas d'une ration très modérée de vin, et qui, dans une circonstance fortuite, tout à fait exceptionnelle, n'a pas su résister à l'attrait de quelques verres de vin ou même d'absinthe, gracieusement offerts par un ami *en goguette*, et s'est laissé surprendre par la douce griserie de l'alcool. Cette surprise a été d'autant plus facile, et les manifestations de l'ivresse ont été d'autant plus accentuées que l'organisme de cet ouvrier sérieux constituait un terrain *neuf*, un terrain vierge de tout empoisonnement alcoolique antérieur. Cette griserie n'est qu'un incident dans la vie de ce travailleur qui le lendemain revient à sa tâche et à son régime de sobriété.

Il n'en est pas de même chez l'alcoolique. Tous les jours, ce dernier absorbe une dose plus ou moins forte d'alcool sans qu'aucun signe extérieur vienne révéler à son entourage l'empoisonnement lent qui s'infiltre dans ses tissus. Il se produit en lui une accoutumance telle que, au bout d'un certain temps, les cellules même les plus sensibles de son organisme ne réagissent plus sous les vapeurs de l'alcool, et que bien souvent de graves lésions se sont formées presque à son insu. N'allez pas lui dire qu'il est alcoolique, n'essayez pas de lui démontrer qu'en continuant de boire comme il le fait, il s'empoisonne tous les jours davantage ; il vous répondra tout surpris : « Mais, Monsieur, je ne me saoule jamais ! »

Il peut, c'est vrai, ne consommer à ses repas qu'une ration normale de vin, mais, dans l'intervalle, c'est une succession de bocks de bière, de cafés avec *rincette*, de petits verres d'alcools plus ou moins concentrés, sans compter les apéritifs variés dont les essences augmentent encore la nocivité des liquides. Tout est prétexte à boire pour l'alcoolique : la vue d'un café, la rencontre d'un ami, la pluie qui l'arrête en chemin ; et souvent aussi il boit sans motif, pour le plaisir de boire, victime passive de sa fatale passion.

Prenons, par exemple, un ouvrier « auquel un verre de vin ne fait pas peur » et qui pourtant ne se considère pas comme un alcoolique, et voyons si l'ensemble des boissons alcooliques qu'il absorbe dans le courant de la journée renferme une dose d'alcool suffisante pour créer en lui graduellement les lésions de l'alcoolisme chronique.

Le matin, à 6 heures, une vieille habitude veut qu'il boive une ou deux « gouttes » pour « tuer le ver » ; à 9 heures, c'est le moment de casser la croûte en buvant un demi-litre de vin ; à midi, après avoir fait une pose au comptoir, « le temps de déguster sa verte », il arrive au logis où les mets préparés par la ménagère sont arrosés de quelques verres de vin, et le repas se termine généralement par une tasse de café à laquelle doit toujours s'ajouter une ou deux rasades d'eau-de-vie ou de cognac pour en faire, d'après lui, un véritable digestif ; à 4 heures, quelques minutes de pose, histoire de « licher un demi-setier », et à

7 heures, après avoir absorbé une ou deux absinthes pour « s'ouvrir l'estomac », il rentre prendre son repas du soir qui comprend encore une ration de quelques verres de vin.

En faisant l'addition des différents liquides absorbés par cet ouvrier dans une journée, on voit qu'il aura consommé trois à quatre verres d'eau-de-vie, deux à trois litres de vin et deux à trois absinthes, ce qui constitue la valeur approximative de six à sept cents grammes d'eau-de-vie !

Voilà donc un ouvrier qui devient alcoolique sans le savoir. Cette absence de malaises lui est plutôt préjudiciable, car comment peut-il croire à un danger réel pour l'avenir, quand, depuis des mois déjà, malgré de fréquentes recommandations de la part de sa femme plus clairvoyante, il continue à boire, à boire encore, sans en éprouver aucun trouble sérieux ? Aussi, lorsqu'un médecin est appelé pour la première fois chez un de ces malades, il constate la plupart du temps une intoxication profonde de l'organisme par l'alcool.

Puisque les boissons alcooliques déterminent un empoisonnement plus ou moins accentué chez ceux qui en font un abus, il est intéressant de connaître la **nocivité** spéciale de chacune des substances qui les composent.

Dans toute boisson alcoolique, il y a d'abord l'*alcool ordinaire*, appelé chimiquement alcool éthylique. Cet alcool par lui-même est un poison. Si en effet on prend un échantillon d'alcool de vin le plus pur et qu'on l'injecte à la dose de 40 grammes environ dans le corps d'un lapin de 4 kilogrammes, l'animal sera tué.

Tous les liquides alcooliques, puisqu'ils renferment de l'alcool éthylique, sont donc des liquides dangereux : **boissons fermentées**, comme le vin, la bière et le cidre, ou des **boissons distillées**, comme les *alcools de consommation* (alcools de pommes de terre, de betteraves, de châtaignes, de grains, etc.), et les *eaux-de-vie* (cognac, armagnac, rhum, kirsch, calvados, marc, genièvre, etc.).

Tous ces liquides renferment, indépendamment de l'alcool, des *impuretés* (acides, éthers, aldéhydes, furfurols, alcools supérieurs), qui leur communiquent un parfum particulier, un goût spécial (ce qui les fait rechercher des amateurs), mais qui semblent aussi augmenter leur nocivité.

Cependant certains auteurs attribuent à l'alcool éthylique seul, à ce produit qui forme comme la base des liquides alcooliques, le plus grand nombre des accidents décrits sous le nom d'alcoolisme, car même dans les alcools industriels les plus mal rectifiés, la proportion des impuretés et des alcools dits supérieurs n'atteint pas trois pour cent.

L'alcool est d'autant plus nocif qu'il est moins dilué, car concentré sous forme de liqueur forte, indépendamment de son action sur l'organisme comme toxique général, il produit des lésions locales sur l'estomac par sa causticité ; ainsi un grand verre de vin est moins nocif qu'un petit verre d'eau-de-vie, quoique la teneur en alcool soit la même dans les deux cas, parce que l'eau-de-vie a une action caustique qui n'existe pas dans le vin.

De plus, l'alcool est beaucoup plus rapidement absorbé dans l'estomac et son action est plus funeste quand il est seulement en dilution dans l'eau que lorsqu'il est mélangé à des aliments. C'est ce qui explique la plus grande toxicité des liquides alcooliques, *pris à jeun*, que ce soit un verre de vin, un verre d'eau-de-vie ou de liqueur ; aussi doit-on recommander à l'ouvrier qui n'a pas le courage de résister à la tentation du verre de vin blanc ou du verre d'alcool pris à jeun avant d'aller à son travail, de manger toujours en même temps un morceau de pain ou d'absorber une soupe bien chaude.

En tout cas, ce qui augmente certainement la nocivité de certaines boissons alcooliques, c'est la présence **d'essences** provenant de plantes aromatiques, qu'on leur associe soit par distillation, soit par macération, soit par adjonction simple. Tel est le cas du byrrh, du vermouth, du curaçao, de la chartreuse, de la bénédictine, du kummel, des apéritifs variés, comme le bitter et l'absinthe. La nocivité de ces essences s'ajoute à celle de l'alcool et peut à la longue imprimer à l'empoisonnement alcoolique un cachet spécial et se manifester par des signes distincts.

Comme l'absinthe est la boisson qui exerce chez nous les ravages les plus terribles, comme l'influence néfaste de ce breuvage pèse d'un poids très lourd sur le cerveau de la nation, nous tenons à vous faire connaître la nocivité particulière de ce produit.

L'absinthe est une mixture composée d'une solution alcoolique à titre variable (de 50 à 75°) et d'essences provenant de la distillation de plantes aromatiques ; mélangée à l'eau, elle donne un liquide blanc laiteux, translucide, exhalant un parfum pénétrant d'anis.

L'absinthe est dangereuse à la fois par son alcool et par ses essences, comme en témoignent les expériences faites par Magnan et Laborde.

Si on injecte à deux chiens de même poids, à l'un de l'alcool, à l'autre de l'essence d'absinthe, le premier sera ivre, le second présentera des crises d'épilepsie avec violentes convulsions.

Autre expérience : si on injecte sous la peau d'un cobaye (cochon d'Inde) quelques gouttes d'essence d'absinthe, ou si on la lui fait seulement respirer, il est pris bientôt de raideur dans les pattes, puis se dresse, grimace, tombe, se couche, contracté en demi-cercle, et tressaute en criant. Bientôt les muscles se détendent..... et l'attaque recommence encore. Si la dose est forte, l'animal a, ainsi, plusieurs attaques, jusqu'à ce qu'il meure, après 20 ou 30 minutes.

Prenez deux bocaux contenant des poissons rouges ; versez dans l'un six gouttes d'acide prussique, dans l'autre, six gouttes d'essence d'absinthe ; les poissons meurent dans les deux bocaux, mais la mort est plus prompte dans celui où on a versé l'absinthe (1).

Voilà le résultat des expériences faites avec l'absinthe sur les poissons, sur les cobayes et sur les chiens ! Et ces accidents caractéristiques que provoque l'absinthisme ou empoisonnement par l'absinthe se retrouvent avec la même intensité

---

(1) Cité par M. le médecin-major Petit. *Conférences sur l'alcoolisme.*

chez l'homme qui fait usage de ce funeste breuvage. En effet, au bout d'un certain temps, le buveur d'absinthe présente, outre les signes de l'alcoolisme chronique ordinaire, une déchéance cérébrale plus accentuée et des crises nerveuses convulsives rappelant celles de l'épilepsie, troubles dus aux essences multiples contenues dans cette liqueur.

Maintenant que nous sommes suffisamment renseignés sur la nocivité des boissons alcooliques et des boissons à essences, examinons ensemble **les progrès effrayants de l'alcoolisme dans les villes, à la campagne, et dans certaines régions de l'Ouest.**

Nous vous avons déjà montré que beaucoup d'ouvriers des villes sont alcooliques sans le savoir ou ont des tendances à le devenir, par la consommation énorme de vin, d'eau-de-vie et d'absinthe qu'ils font chaque jour. L'ouvrier buveur ne peut passer devant un comptoir, si le travail n'est pas trop urgent, sans s'y arrêter ; il ne dédaigne même pas, particulièrement dans la soirée du samedi et la journée du dimanche, de s'attarder des heures entières dans l'atmosphère empoisonnée du cabaret et, là, d'ingurgiter d'innombrables petits verres d'alcools frelatés, alcools qui corrodent son estomac, sclérosent son foie et paralysent son cerveau. Et quand il rentre à la maison « ce sont des jurons, des coups sourds... une fois en train de battre, il ne s'arrête plus. Tout ce qu'il y a de mauvais, de destructeur dans ces affreux vins de barrière lui monte au cerveau et veut sortir. La femme hurle, les derniers meubles du bouge volent en éclats, les enfants réveillés en sursaut pleurent de peur (1) ». Scène de roman ou de théâtre ! direz-vous, non, c'est de la vie créée par l'alcool, c'est du drame qui alimente la colonne des faits divers.

Nous disons que l'ouvrier consomme des alcools frelatés ; en effet, dans le commerce, on dénature l'alcool en le mélangeant avec des produits à goût pénétrant et infect, comme le méthylène ou esprit de bois, pour empêcher qu'on ne le livre à la consommation. Or, le savant chimiste Trillat, de l'Institut Pasteur, ayant trouvé un procédé rapide et commode de distinguer le méthylène des autres alcools, a découvert que toutes les liqueurs à bon marché renfermaient des quantités considérables d'esprit de bois dont le mauvais goût est masqué par les aromes d'essences qu'on y ajoute. Dans certaines liqueurs on incorpore même de l'« *acide nitrique* » pour leur donner du « montant ». Et c'est ainsi que l'ouvrier des villes, avec ses trois ou quatre sous, consomme de l'esprit de bois !

« Les travailleurs d'usine, dit le Dr Arledetti, et, en général, tous ceux que le sort a placés au bas de l'échelle sociale, tous les misérables dont la vie est morne et sans horizon, demandent à l'alcool un peu de cette mauvaise joie qu'il procure à si bon marché. Ils aiment les poisons énergiques qu'une industrie savante et exempte de préjugés leur fournit en abondance : l'eau-de-vie, les boissons à essence, l'absinthe surtout. Ils préfèrent ces drogues infâmes aux vins légers et réconfortants que notre sol produit et qui furent longtemps la seule

(1) A. Daudet. *Contes du lundi : Arthur.*

boisson de l'ouvrier français, boisson hygiénique qui n'engendrait ni la folie, ni la tuberculose et qui jetait sur la vie du travailleur un rayon de gaîté et d'illusion (1). »

Aussi ces alcools frelatés, ces funestes spiritueux arrivent-ils à transformer l'ouvrier au moral comme au physique, à en faire en quelques années, souvent même en quelques mois, une misérable loque humaine, une bête inconsciente, jouet de l'instinct qui armera son bras et le poussera au meurtre.

L'ouvrier boit en général 15 à 20 pour 100 de son salaire, c'est-à-dire que s'il gagne par exemple 1,800 francs dans son année, il laisse au comptoir une somme d'environ 300 francs.

Un socialiste belge a calculé que les ouvriers de son pays avaient, en dix ans, dépensé en boissons alcooliques une somme de plusieurs centaines de millions ! Aussi on se demande avec regret quels merveilleux résultats ces Belges auraient pu obtenir si le quart de ces millions seulement avaient été consacré à créer des habitations à bon marché et à favoriser le développement de l'enfance chétive !

Mais pourquoi l'alcoolisme fait-il donc tant de progrès chez l'ouvrier des villes ?

Il y a de multiples raisons à cet état de choses. L'ouvrier boit d'abord pour se donner une excitation passagère qui lui permette de faire son travail avec plus d'énergie ; il boit pour garder la vigueur que tend à faire disparaître une alimentation insuf-

---

(1) *Lectures sur la tuberculose.*

fisante et malsaine ; plus tard, il boira par habitude. En général les travailleurs, quand ils sont bien nourris, boivent moins. « L'alcoolisme, dit M. Emile Gautier dans son rapport à la Commission de 1902 sur les causes de l'alcoolisme dans la classe ouvrière, l'alcoolisme s'engendre de l'effondrement de la volonté, devenue peu à peu incapable de maîtriser les impulsions de l'instinct. » Et attribuant à l'inhabitabilité des intérieurs pauvres, une part prépondérante dans la propagation de ce mal, il ajoute :

« Si le taudis est, comme on l'a dit éloquemment, au même titre et au même degré que le cabaret, le grand pourvoyeur de la misère physiologique et de la tuberculose qui en est la manifestation la plus navrante, n'oublions pas que c'est l'horreur du taudis qui fait le prestige et la fortune du cabaret. Comment l'ouvrier qui rentre le soir, épuisé par une rude journée de travail, dans des conditions souvent peu conformes aux lois de l'hygiène, ne serait-il pas tenté de préférer à son galetas étroit, poussiéreux, sombre, sale, infect, où il fait tantôt trop chaud, tantôt trop froid, sans attrait et sans gaîté, avec une bourgeoise quinteuse et geignarde, des gosses pleurnicheurs, une nourriture parcimonieuse ou répugnante, le cabaret plus ou moins brillamment illuminé, une manière de salon à son usage, où il trouvera du feu, des journaux, des camarades, de quoi étourdir à bon marché, tout à la fois, son estomac et son cerveau ; l'occasion, enfin, de rire un brin avant d'être heureux, ce qui est encore, suivant la forte expression de La Bruyère, le plus sûr moyen de ne pas mourir sans avoir ri.

« Ils sont ainsi des centaines de milliers et des millions de pauvres diables pour qui boire, boire jusqu'à l'oubli, boire jusqu'à l'extase est la seule distraction, l'unique joie à leur portée, et qui ne peuvent ou ne savent demander un peu de ressort, un peu de montant, un peu d'illusion qu'au feu de paille de l'alcool. »

Cette page de psychologie ouvrière qui rappelle la forte et cruelle parole de Taine « L'alcool est la littérature du peuple » nous démontre suffisamment que l'alcoolisme est inhérent pour ainsi dire aux conditions actuelles de la vie du travailleur. Alimentation défectueuse, surmenage physique et moral, et surtout taudis, tels sont les principaux facteurs qui interviennent pour pousser l'ouvrier au cabaret.

Mais, en ville, ce n'est pas seulement l'ouvrier qui s'alcoolise, souvent sans le savoir : le bourgeois, le commerçant ne font guère exception à la règle. Chez eux, le vin de table est du meilleur cru et les liqueurs sont de première marque ; aussi, généralement, on sait y faire honneur. Ce qui n'empêche pas d'aller au café pour traiter une affaire, causer avec des amis, lire les journaux ou faire une partie de cartes, et comme on ne peut pas rester au café sans consommer, on boit quelques bocks de bière, une absinthe si c'est l'heure de l'apéritif, une fine, une chartreuse, un suc digestif quelconque après les repas. Et à la fin de la journée, ce commerçant aura absorbé en alcool la valeur de trois à quatre cents grammes d'eau-de-vie, n'ayant fait qu'un travail musculaire insignifiant ! Voilà encore un buveur qui s'achemine sans s'en rendre compte vers l'alcoolisme !

A la campagne, l'alcoolisme fait beaucoup moins de ravages que dans les grandes villes, quoique dans certaines régions on fasse une consommation énorme de vin.

Cependant, depuis quelques années, la consommation d'eau-de-vie ayant fortement augmenté, on rencontre beaucoup plus d'alcooliques qu'autrefois ; car c'est par l'eau-de-vie que les paysans s'empoisonnent. « Cette boisson, dit le Dr Legrain, est aussi meurtrière pour les populations actuelles que le furent pour nos pères les épidémies de peste et de choléra. »

On prend de bonne heure, à la campagne, l'habitude de boire.

De 18 à 20 ans, le jeune homme, qui se considère déjà comme un personnage d'une certaine importance, s'efforce de ressembler en tous points à l'homme fait, à l'homme de trente ans. Il se hasarde à fumer quelques cigarettes, et, malgré les malaises gastriques, malgré l'état nauséeux qui accompagne toujours les premières fumées de tabac, il persiste dans ses essais. Puis, à l'occasion d'une fête où il se trouve réuni à des jeunes gens plus âgés que lui, il boit du vin pur à son repas, arrose son café d'eau-de-vie, fume quelques cigarettes, ou même un cigare... Résultat : maux de tête, nausées, embarras gastrique. Mais ces ennuis ne l'arrêtent pas : comme il a son amour-propre, et que ces malaises s'atténuent, à la première occasion, il recommence l'épreuve. Il s'entraîne même dans la semaine en buvant avec ses camarades. souvent au su des parents, quelques verres de vin puisés à même au tonneau, et finalement l'époque du conseil de revision, si féconde en « beuveries » de toutes sortes, arrive à le consacrer homme. A ce moment, il ne boit plus par amour-propre, il boit par plaisir, par habitude ; quelques années plus tard, il boira par nécessité, comme poussé par un démon intérieur ; il arrivera enfin un âge où, le vin ne produisant plus une sensation suffisamment forte à son goût émoussé, il la demandera à l'eau-de-vie, au rhum et quelquefois même à l'absinthe.

Voyez ce qui se passe dans les pays vignobles de la Bourgogne et du Midi. Le vigneron ne peut pas rencontrer un ami (et les amis sont nombreux en pareille occurrence) et causer quelques instants avec lui, sans qu'aussitôt il prononce la phrase traditionnelle : « Eh bien, si on trinquait ! », invitation toute cordiale à laquelle il est difficile de se soustraire. Et voilà les deux amis attablés devant la bouteille, devisant du temps probable, de la politique locale et du dernier potin... et la bouteille se vide. Quand le dernier verre est épuisé : « Allons, une petite goutte ? Vous ne pouvez pas me refuser ça ! » Et l'eau-de-vie succède au vin, par rasades.

Cette scène se répète souvent plusieurs fois par jour pour le même homme ; au bout d'un certain temps, l'habitude est tellement ancrée qu'il n'a plus besoin de la présence de l'ami pour se donner un motif de boire. Il descend quelquefois à sa cave, et là, seul avec sa passion, ingurgite deux, trois verres de vin et une large rasade d'eau-de-vie.

Autrefois, à la campagne, les cafés étaient relativement peu fréquentés, tandis que maintenant, quoique plus nombreux, ils regorgent de clients. Ce sont des lieux de rendez-vous où l'on passe le dimanche et les jours de fête à boire et à jouer, sans souci de la famille qui s'étiole au régime de l'eau et du morceau de pain. Que de fois ne nous est-il pas arrivé de voir de malheureux ivrognes dépenser en quelques heures un argent péniblement amassé dans la semaine et, rentrés chez eux, l'œil hagard, le cerveau obnubilé, terroriser leur famille par de bruyants éclats de voix et des gestes menaçants, si leur femme se permettait de leur faire quelque remontrance ! Souvent même la menace ne suffit pas et la brute s'acharne sur des innocents.

Le lendemain de ces débauches, le paysan retourne à son travail, mais avec moins d'entrain, la tête lourde, les membres paresseux ; la fatigue lui paralyse les mouvements, et voilà notre buveur qui se couche près de sa faux ou de sa charrue, obligé de demander au sommeil un regain d'énergie, jurant dans son for intérieur « qu'on ne l'y reprendrait plus ». Mais le proverbe est toujours vrai : Qui a bu, boira ; au prochain jour de marché ou de foire, la tentation renaît sous ses pas ; c'est au café qu'il traite une affaire, qu'il reçoit le prix de ses denrées ; aussi le premier verre absorbé est comme le déclanchement qui fait sombrer toutes ses bonnes résolutions et le livre, jouet inconscient, au feu meurtrier des alcools !

M. Mabilleau cite un village voisin de Paris qui compte 1,850 habitants et possède 33 débits. Ces débits encaissent par an pour les spiritueux proprement dits, desquels on en exclut le vin, la bière et le cidre (nous insistons sur ce point), la somme fantastique de 131,210 francs, soit 284 francs par famille.

Assurément le vigneron, le paysan s'alcooliseront moins vite que l'ouvrier des villes qui consomme la même dose d'alcool ; car, l'eau-de-vie, quoique renfermant des principes nocifs, n'est pas aussi funeste que l'absinthe ou les autres spiritueux ; de plus le travail au grand air, le travail brutal, violent, auquel est astreint l'ouvrier des champs par les nécessités de la culture, exige une dépense plus grande d'énergie, de sorte que l'alcool ingéré se transforme partiellement en travail. Enfin, il respire sans cesse un air plus pur, dépouillé de toutes les poussières nauséabondes et dangereuses de l'atmosphère des villes, un air plus oxygéné qui facilite chez lui les combustions organiques et contribue à rénover les tissus affaiblis par l'alcool. Mais la totalité de l'alcool absorbé n'est pas brûlé dans l'organisme ; le surplus reste dans l'intimité des tissus, contribuant à déterminer les lésions de l'alcoolisme chronique.

Dans les familles, on abuse bien souvent aussi, en ville comme à la campagne, de toutes ces liqueurs plus ou moins digestives (élixir, vulnéraire, arquebuse, etc.) que toute bonne ménagère tient en réserve dans une armoire et qu'on ne craint pas d'administrer à l'occasion du moindre malaise !

Le fait suivant montrera suffisamment que ces liquides alcooliques concentrés ne sont pas toujours sans danger.

Une jeune bonne, en entrant dans une chambre obscure qu'elle croyait inoccupée, se trouve brusquement en face de deux jeunes gens qui s'y étaient introduits « pour lui faire une farce ». Cette gaminerie lui causa une telle frayeur qu'elle resta quelques minutes inerte, sans proférer une parole. Sa patronne, aussitôt, pour combattre cet état syncopal, eut recours à l'arquebuse ; on lui en administra un verre à liqueur ; quelques minutes après, ce fut un second verre, et l'on continua ainsi jusqu'à ce qu'elle en eut absorbé la valeur d'un grand verre ordinaire. Mais alors la scène changea totalement ; cette jeune bonne se réveilla peu à peu de sa torpeur, se mit à crier, à chanter, à gesticuler, à réclamer une camarade qui se trouvait à ses côtés et qu'elle ne reconnaissait pas, et comme cet état persistait et s'aggravait, on vint nous prévenir. Nous crûmes tout d'abord que la frayeur intense à laquelle elle avait été soumise pouvait expliquer certains troubles cérébraux, tels qu'un peu de délire, une certaine incohérence d'idées et de paroles, mais l'agitation croissante qu'elle manifestait, à tel point que trois personnes avaient peine à la maintenir, et une forte odeur d'essences aromatiques qui se dégageait de sa respiration firent aiguiller notre examen vers la possibilité d'une intoxication alcoolique, et en effet on m'apprit qu'elle avait absorbé une dose importante d'arquebuse. Des vomissements violents, à odeur pénétrante, survinrent bientôt, soulagèrent notre malade et lui apportèrent un calme immédiat. Le lendemain, il ne lui restait de toute cette aventure qu'un peu de torpeur cérébrale et des malaises gastriques qui s'effacèrent peu à peu.

Ainsi donc, par ignorance, pour parer à un léger malaise, on avait causé une véritable intoxication alcoolique. *Là où une cuillerée à café d'arquebuse aurait été suffisante pour combattre un léger état syncopal*, on avait cru agir plus rapidement et d'une façon plus efficace en exagérant la dose jusqu'à un verre ordinaire de liqueur.

Bien souvent même, chez certaines personnes, cette consommation d'arquebuse ou d'élixir n'est pas seulement accidentelle ; elle devient presque quotidienne par l'habitude qu'elles ont d'en boire au moindre malaise ; aussi c'est un besoin qui s'établit chez elles progressivement, et peu à peu se forment dans leurs organes des lésions plus ou moins prononcées d'alcoolisme chronique. Voilà des femmes alcooliques sans le savoir !

Pourtant si l'alcoolisme est très répandu dans les grandes villes et à la campagne, on peut dire qu'il constitue un véritable fléau pour nos **ports de mer**, et principalement dans nos provinces de **Normandie et de Bretagne.**

A Quiberon, où le calme de la plage et la beauté de la mer nous firent séjourner quelque temps au mois d'août 1909, nous fûmes douloureusement impressionné par le spectacle des terribles ravages occasionnés chez les marins par l'alcool.

Dans ce port, chaque jour, on s'embarque pour la pêche à la sardine ; mais auparavant on a soin de passer chez le « mastroquet » pour « boire la goutte », pendant que le patron de la barque apporte le litre d'eau-de-vie qu'on boira à bord. Et c'est par larges rasades, à même la bouteille, que le flacon se vide au milieu du travail. Le samedi soir, comme on ne reprend pas la mer dans la nuit, on s'enivre copieusement ; dans des bouges infects, aux plafonds bas, éclairés par des lampes fumeuses, on voit des mariniers dont la peau tannée par les embruns est ridée avant l'âge, serrés les uns contre les autres autour de la table commune, la face bestiale, le regard hypnotisé par le flacon d'alcool, balbutiant de vaines paroles ou psalmodiant des complaintes monotones d'une voix éraillée, entrecoupée de hoquets ; et pendant ce temps, la femme traîne dans la rue sa marmaille aux vêtements sordides, enfants chétifs, malingres, vieux avant d'avoir grandi.

Le pêcheur ne passe à la maison que la nuit du samedi au dimanche ; aussi, c'est presque toujours en état d'ivresse, abruti par les vapeurs d'alcool et la fumée du tabac qu'il accomplit l'œuvre de procréation ! Et l'on s'étonne ensuite du nombre toujours croissant de dégénérés qui encombrent la société !

Souvent même, en Normandie, les mères de famille, ô honte ! ne craignent pas de s'alcooliser et d'entraîner avec elles leur misérable progéniture dans la déchéance que provoque cette basse satisfaction ! Dans certain village, les femmes ont toujours une fiole d'eau-de-vie dans leur poche, et jeunes et vieilles n'éprouvent aucune honte à boire une rasade en pleine rue. Cette habitude est tellement ancrée et si bien reconnue que la rue a été dénommée « rue de la fiole ». Dans un autre village, les femmes vont au café comme les hommes et consomment ce qu'elles appellent un « *treize sous* » qui comprend un sou de sucre, deux sous de café et dix sous d'eau-de-vie (1).

A Falaise, il n'est pas rare de trouver des gens qui absorbent journellement un litre d'eau-de-vie,

---

(1) Cité par Rénon. *Les maladies populaires.*

c'est-à-dire 365 litres par an ! Aussi, dans certains cantons de cette région, le conseil de revision ne trouve pas un seul conscrit ayant la taille.

Est-ce que les instituteurs de la région de Caen ne nous apprennent pas que les enfants viennent à l'école avec un flacon de « calvados » dans leur panier ? Et comment qualifier ces malheureuses qui, chaque soir, donnent à leurs petits, dès l'âge de huit mois, une cuiller de cognac « pour les endormir ? » Et celles qui mettent de l'eau-de-vie dans les biberons, ou qui font sucer à ces pauvres enfants, après l'avoir imbibé d'alcool, un morceau de sucre enveloppé d'un chiffon ? Voilà jusqu'où peut aller l'inconscience des mères quand le poison alcoolique a obnubilé leur cerveau ! Et en présence de pareils crimes, on hésiterait de prendre des mesures coercitives ! Mais alors pourquoi traquer les fumeurs d'opium ? Eux, au moins, respectent la santé de leurs enfants.

Niez donc, après ces tristes constatations, les terribles ravages causés dans la société par l'alcoolisme ! Et cet état de choses est encore aggravé par la consommation toujours plus grande de l'absinthe !

L'absinthe ? Ce poison couleur de vert-de-gris,
Qui vous rend idiot sans qu'on soit jamais gris ! (1).

En 1901, on buvait en France trois cent mille hectolitres d'absinthe ; trois ans plus tard, on en consommait soixante mille hectolitres de plus !

---

(1) *Les Ouvriers*, drame on vers, d'Eugène Manuel, page 35.

Et la progression continue. « L'heure verte, dit M. le Dr Lucien Nass, est, hélas ! une expression classique ; et il suffit de passer devant la terrasse d'un café vers six heures du soir pour y respirer les relents d'absinthe qui s'en dégagent ! Ce n'est pas tant le vin, ni la bière, qui tuent notre race, c'est l'absinthe. »

Après vous avoir montré l'étendue du fléau qui s'infiltre dans les différents groupements du corps social de notre pays, laissez-nous vous exposer en quelques mots l'*évolution des troubles* qui aboutissent à la déchéance finale, quand la griffe acérée de l'alcool a imprimé sa morsure sur un organisme.

Le buveur peut quelquefois rester très longtemps sans éprouver aucun trouble sérieux ; en général, ses malaises débutent par des *douleurs d'estomac* : la digestion est lente, pénible, l'appétit devient capricieux, diminue, puis arrive à disparaître complètement ; le matin, des renvois acides lui remontent à la gorge, accompagnés bien souvent de vomissements aqueux avec sensation très douloureuse de brûlure. Plus tard, *le foie et les reins* deviennent douloureux, se congestionnent, et comme leurs fonctions qui consistent à neutraliser les poisons et à éliminer les déchets de la nutrition, sont fortement entravées, il en résulte un empoisonnement général avec retentissement marqué sur certains organes, et particulièrement sur l'estomac, sur le foie, sur le cerveau, sur les nerfs. Aussi, *le caractère* du buveur se modifie, il devient plus irritable ; la mémoire s'affaiblit, il éprouve des vertiges, des fourmillements dans les membres, des crampes aux extrémités ; la nuit, le sommeil, long à venir, est entrecoupé de *cauchemars*, de visions horribles où des rats, des serpents, des chiens, des animaux de toutes sortes viennent ramper sur son lit et le menacer. Peu à peu l'intoxication augmente, et la prédominance des lésions dans tel ou tel organe en fait un malheureux impotent, un candidat à la tuberculose, ou un fou, souvent doublé d'un criminel.

Si l'alcool a complètement *atrophié les cellules hépatiques* (cirrhose du foie), si les *reins* ne remplissent plus leur office d'élimination, si le *cœur*, fatigué du travail supplémentaire que lui impose l'altération du foie et des reins, s'affaiblit et peu à peu s'affole, devient irrégulier, on assiste alors à une terrible déchéance physique. Le ventre grossit, devient plus lourd sous le poids de la sérosité qui l'envahit (hydropisie) ; des ponctions répétées peuvent, pendant un certain temps, apporter un peu de soulagement au malade, mais il arrive un moment où la thérapeutique est impuissante ; l'enflure monte le long des jambes, toutes les fonctions sont gênées, et le malade, anhélant, la figure contractée par une angoisse inexprimable, cherche par des mouvements respiratoires plus profonds et plus précipités à vaincre l'oppression qui l'étreint ; la poitrine se soulève péniblement et retombe comme un soufflet de forge impuissant à fonctionner ; le souffle, de plus en plus pénible, se transforme en une succession de râles, jusqu'à ce qu'enfin l'asphyxie, après un effort désespéré, mette un terme à cette terrifiante agonie.

Si au contraire l'intoxication a accentué ses

ravages *sur le cerveau*, ce qui se produit particulièrement chez les buveurs d'absinthe, les troubles du début augmentent, les hallucinations sont plus fréquentes, le malade est en proie à des crises de délire aigu (délirium tremens) avec tremblement de la face et des membres ; des idées de suicide le hantent et souvent aussi des impulsions irrésistibles le poussent au meurtre. Un soir, il rentrera, le cerveau plus obnubilé, l'intelligence plus obscurcie, et son corps ira se balancer dans le vide, pendu à une poutre du grenier ; ou bien sa volonté défaillante sera sans force sous la poussée de l'instinct, et son bras armé fera de toute sa famille épouvantée une hécatombe de victimes. *Il aura vu rouge* ! C'est le fait divers banal à force d'être fréquent. Sur cent détenus pour coups et blessures, pour assassinats, pour incendie, pour mendicité, on trouve une moyenne de 75 alcooliques.

Dans d'autres cas, toutes les facultés intellectuelles s'affaiblissent progressivement : l'imagination s'éteint, la mémoire se perd, la parole s'embarrasse, les mouvements deviennent incertains, la sensibilité s'émousse, et l'alcoolique atteint de *démence* tombe dans un état permanent d'hébétude, entrecoupé de temps à autre par des accès de délire passager ou par une excitation maniaque de courte durée ; il s'en va grossir d'une unité le contingent des asiles d'aliénés où cette déchéance cérébrale s'achève dans l'effondrement de la personnalité. « Que d'honnêtetés, dit M. le Dr Petit, médecin-major, que de caractères, que de génies ont été ainsi ravagés et détruits par la noce ! que de belles pensées laissées au fond d'un verre ! Les esprits les plus distingués ne sont plus que des loques, les grands hommes d'hier, des gâteux, n'inspirant que pitié et dégoût ! »

Prenez garde, jeune homme qui débutez dans la vie et qui ne voulez point réagir contre l'entraînement progressif qui vous pousse au comptoir ! Sachez bien que vous vous acheminez doucement vers la maison d'aliénés ou que la prison guette ! Et vous, homme marié, père de famille, sachez que, suivant la forte expression de Lamennais, « dans ce verre qui vacille en votre main tremblante d'ivresse, vous buvez les larmes, le sang et la vie de votre femme et de vos enfants ».

La plupart des *maladies aiguës* prennent aussi une gravité exceptionnelle chez le buveur, telles sont l'érysipèle, la grippe, la pneumonie, le rhumatisme, la fièvre typhoïde, etc. Car il existe chez lui une diminution remarquable de la résistance aux infections, par suite des altérations créées par l'alcool et les essences dans les organes et les tissus.

C'est cette déchéance dans la vitalité des tissus qui favorise chez le buveur le développement de la *tuberculose*. Nous avons vu en effet (page 75) que l'alcoolisme est un facteur important de prédisposition tuberculeuse.

Mais l'alcoolisme ne s'attaque pas seulement à l'organisme du buveur, il marque son empreinte jusque dans la chair de ses *enfants*. « C'est même là, dit Cheysson, le crime impardonnable de l'alcoolisme. Que le buveur soit frappé dans sa personne, c'est justice ; mais ce qui est profondément douloureux, c'est de voir des enfants condamnés par la faute des parents à toutes les déchéances qui aboutissent au cabanon, à la prison ou à l'hôpital ! »

L'antiquité s'était déjà rendu compte de l'influence nocive de l'alcool sur les produits de la conception. « Ton père t'a engendré étant ivre ! » disait Diogène aux jeunes gens malingres, et Lycurgue édictait une loi qui défendait l'usage du vin le jour du mariage. A Carthage, une loi interdisait aux époux toute autre boisson que l'eau pendant les jours consacrés aux devoirs conjugaux. Maintenant encore, l'expression d' « enfants du dimanche », qui sert à caractériser les enfants délicats en Belgique, n'indique-t-elle pas dans le peuple la notion de l'influence considérable qu'exerce sur la progéniture l'alcoolisme des parents ? C'est en effet le dimanche que l'on boit davantage et que l'on se grise.

Nous n'avons qu'à ouvrir les ouvrages sur l'alcoolisme pour y trouver à chaque page des exemples navrants d'enfants empoisonnés d'avance par l'alcoolisme des parents.

1° Une femme saine, non alcoolique, mariée à un ivrogne, a perdu tous ses enfants, au nombre de sept. Impossible d'en élever un seul ; tous sont morts dans les convulsions au cours de la première année.

2° Une femme robuste, saine, mariée à 17 ans à un alcoolique. En neuf ans, cinq enfants naissent de cette union, chétifs et malingres ; quatre meurent dans les dix jours ; un seul est allé jusqu'à quatre ans ; après quoi, il est mort de consomption. Le mari abandonne sa femme : celle-ci accepte un second mari non alcoolique. Résultat : deux enfants superbes.

3° Une jeune fille de 19 ans a un enfant ; il est superbe. Elle se marie à un alcoolique ; elle en a cinq enfants : le premier est rachitique, il marche sur des béquilles ; le second est idiot ; le troisième a une luxation congénitale de la hanche ; le quatrième est normal ; le cinquième est arrivé mort avec quatre doigts à chaque main (1).

Le Dr Lonnet rapporte qu'en Bretagne, sur 107 femmes mortes avant 29 ans des suites d'alcoolisme, 8 n'ont pas eu d'enfants ; des 99 autres, il ne reste que 6 enfants maladifs ou estropiés. Les mêmes femmes, avant de s'adonner à l'alcoolisme, avaient eu 28 enfants, tous très vigoureux.

Une statistique de l'hôpital de la Salpêtrière montre que, sur 83 enfants épileptiques, 60 avaient des parents alcooliques.

Aussi, quelle hécatombe de ces petits êtres dans les pauvres logis où voisinent la misère et l'alcool! Pour quelques malheureux qui, par surprise, échappent aux coups meurtriers de la grande Faucheuse, vingt autres dans les premières années de la vie tombent, victimes innocentes, et s'en vont, après un séjour de quelques semaines à l'hôpital, — le temps de goûter à la chaleur d'un bon lit, à la pureté d'un air qui se renouvelle, à la griserie d'une lumière qui inonde et à la saveur d'un mets sain et reconstituant, — grossir le lugubre cortège des cadavres qu'on ouvre sur les dalles de la salle d'autopsie !

« La mort, dit Jules Claretie, joue à travers les faubourgs et les villages et emporte par milliers

(1) Observation présentée par le Dr Brunon, de Rouen.

les petits cercueils. L'alcool épouvantable, avec la négligence, la bêtise, la brutalité, ses collaboratrices, peuplent les cimetières, laissant les voix des philosophes et des moralistes naïfs crier dans le désert : « Prenez garde à l'alcoolisme, « redoutez la dépopulation qui nous tue, l'abêtis« sement de la race qui nous déshonore. »

« Rien n'est plus atroce à voir, dans les amphithéâtres de dissection, que ces tas de pauvres petits nouveau-nés, jetés là comme des portées d'animaux, morts en sortant du ventre de la mère. Tous ces minuscules cadavres font un amas de chair, lugubre à contempler. Comment sont-ils morts ? Pourquoi sont-ils morts ? De quelle ignorance, de quelle misère, ou de quelle incurie sont-ils les victimes ? N'y avait-il pas, pour la Patrie, quelque génie inconnu dans ce charnier qui ne sera plus demain que de la pourriture ? qui sait quelles pensées, quelles inventions, quels rêves sont mort-nés dans ces petits cerveaux d'enfants, pareils à des fleurs d'arbres fruitiers tombées en boutons ? Le déchet quotidien de chair humaine et de vie est énorme dans notre France, prenons-y garde. L'alcoolisme est aussi une invasion, la dépopulation tue comme les obus et fauche comme une mitrailleuse. »

Nous savons que 50 pour 100 des enfants d'alcooliques meurent dans les trois premières années de la vie ; quant aux autres, ils arrivent péniblement à l'âge de 15, 20 ou 25 ans, guettés par des accidents nerveux (hystérie, neurasthénie, imbécillité, démence) ou bien voués aux tares morales les plus tristes : ce sont eux qui forment la plus grosse part du contingent d'apaches, de ces chevaliers du surin qui, la nuit venue, cambriolent les villas, dévalisent les femmes galantes et massacrent les passants attardés. C'est de la fleur de bagne et de guillotine qui pousse dans les faubourgs.

Il arrive aussi que **l'alcoolique transmet à ses enfants une tendance à boire, à s'alcooliser,** confirmant ainsi le vieux proverbe : « Tu bois plus que ton père qui se grisait, et tes fils boiront plus que toi. » Telle est l'observation suivante, signalée par les auteurs, d'une famille dont « le grand-père était ivrogne, le père alcoolique. Douze enfants. Huit meurent de convulsions en bas âge. Restent deux garçons, l'un noceur et vicieux, l'autre alcoolique avec *accidents*, et deux filles : l'une boit et l'autre est hystérique et débauchée. » M. le professeur Renon a soigné une femme de 65 ans, fille d'alcoolique, qui toute sa vie n'a fait que boire. Femme du meilleur monde, portant un grand nom, elle noie ses chagrins dans le vin, s'enivre tous les jours et ne peut pas s'en empêcher.

Enfin, nous avons vu(page 78) que bien souvent **les enfants d'alcooliques sont prédisposés à la tuberculose,** et que si le bacille tuberculeux crée chez eux la méningite, la coxalgie, le mal de Pott ou la phtisie, c'est que l'alcoolisme des parents en a préparé le terrain.

Lisez le livre **Contre l'Alcoolisme** (1) de M. Joseph Reinach, et vous comprendrez alors que l'alcool est le pire ennemi du peuple. C'est lui qui déve-

(1) J. Reinach, *Contre l'alcoolisme*, Paris, 1911, Fasquelle.

loppe dans des proportions effrayantes la criminalité violente, la folie, la tuberculose, la misère, — c'est lui qui diminue la valeur physique et la valeur morale d'une notable fraction de la classe laborieuse, — c'est lui qui entrave, dans de nombreuses régions, l'essor de la prospérité publique, — c'est lui qui augmente le nombre toujours croissant des réformés dans le recrutement de l'armée, — c'est par lui que les hommes meurent relativement jeunes, — c'est lui qui fait des dégénérés, des tarés dès la naissance, des ataxiques, des aliénés, des épileptiques, des hystériques, des vagabonds, des prostituées, — c'est lui qui pousse au crime, — c'est lui qui frappe d'impuissance la troisième et même la deuxième génération issue d'alcooliques, — c'est lui qui fait de la maladie et qui, par cela même, est une cause importante de mortalité infantile, — c'est lui qui dépeuple certaines villes et même certains départements, — c'est lui qui coûte, en boissons consommées, en journées de travail perdues, en morbidité tuberculeuse, en frais d'assistance aux malades et aux aliénés, en frais de répression des crimes et délits et en frais de chômage une somme qui a été évaluée à près de trois milliards par an, — c'est par lui que la proportion des électeurs alcooliques, d'une part, des impulsifs, des névrosés, des imbéciles, des demi-fous, incapables de se conduire eux-mêmes, d'autre part, des mendiants, des souteneurs, des « apaches », de tout une tourbe limitrophe de la criminalité, va sans cesse croissant dans une démocratie de suffrage universel, — et le résultat de l'addition de toutes ces conséquences directes ou indirectes de l'alcoolisme, « c'est le pays lui-même atteint dans sa vitalité et dans l'ensemble de ses forces. Le germe de la dégénérescence physique et intellectuelle de la race a été introduit dans la nation ».

En présence de ce terrible fléau qui décime notre race, quels sentiments de réprobation ne doit-on pas manifester à l'égard de ces empoisonneurs qui, il y a quelques années, par des affiches étalées en bonne place où était travestie la pensée de M. Duclaux, incitaient le peuple à boire sans réserve, et qui maintenant encore distillent goutte à goutte ce funeste poison dans nos veines, dans notre sang ! « Qu'on nous montre, dit le Dr Triboulet, un seul être humain que la consommation de l'alcool à doses choisies ait fait plus fort, mieux portant ; qu'on nous fasse voir la famille, le groupe, le peuple heureux, riche et grand par l'usage de l'alcool ! » Et alors nous pourrons, malgré ses inconvénients, discuter de son utilité ou de sa nocivité. Mais, jamais, nous n'avons constaté cette heureuse influence de l'alcool sur l'individu, sur la famille ou sur un peuple. Et quand nous voyons, au contraire, des individus déchoir au rang de brutes et des familles entières s'abîmer sous la morsure du ver qui les ronge, quand la société n'a plus assez de cabanons pour enfermer les buveurs d'alcool et les empêcher de nuire, et que les prisons, les bagnes et les hôpitaux regorgent de ces misérables criminels ou de ces malheureux impotents, nous avons le droit de dire : « Oui, l'alcool est un poison ; c'est un ennemi impitoyable : faisons-lui une guerre sans merci. »

On peut se demander pourquoi l'alcoolisme a fait chez nous, dans ces trente dernières années, des ravages si effrayants. M. Joseph Reinach trouve, pour expliquer un tel développement, quatre causes principales :

1° D'abord la grande **crise viticole,** qui pendant les premières années de la République, prive de l'usage du vin la majorité des Français. L'alcool, surtout l'alcool industriel du Nord, prend sa place, et quand, après des miracles d'énergie et de science, les propriétaires ont restauré leurs vignobles, et que le vin coule plus abondant dans les caves, cette dernière boisson nationale reprend sa place dans la consommation. Mais l'alcool s'est infiltré dans notre sang ; il continue, malgré le retour du vin clairet sur la table de famille, à désorganiser les tissus, à faire de ses victimes de malheureux dégénérés...

2° En second lieu, la **fabrication intensive de l'absinthe, l'habitude invétérée d'une multitude de Français à boire comme apéritif cette liqueur nocive entre toutes.**

3° En troisième lieu, le **privilège des bouilleurs de cru,** c'est-à-dire le privilège accordé aux propriétaires ou fermiers qui distillent ou sont censés distiller, pour leur usage personnel, les vins, les marcs et les fruits provenant exclusivement de leurs récoltes.

Ce privilège incite à la fraude les bouilleurs de cru, car la plupart d'entre eux distillent les récoltes d'autrui, ce qui est contraire à l'esprit de la loi, et de plus, ils vendent en fraude, c'est-à-dire sans payer de droits, la plus grande partie de leurs eaux-de-vie.

Aussi la conséquence de ce triste privilège est que la campagne elle-même s'achemine progressivement vers l'alcoolisme grâce à ses eaux-de-vie!

4° Enfin, la loi néfaste de 1881, votée sans débat par les deux Chambres, **sur la liberté du commerce des boissons.**

Le Gouvernement du 16 mai avait fermé, pour des raisons politiques, un grand nombre de débits tenus par des républicains. M. de Gasté proposa, en 1879, de supprimer l'autorisation préfectorale pour l'ouverture de nouveaux débits... Ce fut une lourde faute. Il eût été plus sage de réglementer seulement les conditions dans lesquelles pourrait être ouvert un débit.

Aussi, en ce moment, la France compte 477,000 débits, alors qu'en 1830 il n'y en avait que 287,000.

5° Et cependant la **politique** suivie depuis trente ans doit revendiquer elle aussi une part prépondérante dans la propagation du fléau, car les députés, le Gouvernement et les électeurs eux-mêmes n'ont pas toujours accompli leur devoir dans cette grande lutte contre l'alcoolisme.

Combien rares sont les députés vraiment indépendants, qui ont une conscience assez haute de leur responsabilité pour faire passer sans cesse avant tout intérêt personnel l'intérêt général du pays ! Dans une réunion d'électeurs où il doit exposer le programme des réformes à accomplir, quel est le député qui se laisse guider uniquement par l'amour de la France et le désir de lui être utile ? Le plus grand nombre n'est-il pas dominé par la seule pensée de la réélection ? Aussi chacun des discours électoraux n'est le plus souvent qu'une longue énumération de promesses trompeuses ou de surenchères faciles par lesquelles les candidats cherchent à accaparer les voix du plus grand nombre d'électeurs, sans rechercher si ces promesses concordent avec les aspirations du pays tout entier, et si les intérêts particuliers de tel ou tel grand électeur, de telle ou telle localité, ne sont pas en contradiction flagrante avec l'intérêt vital du pays.

Dans la question de l'alcoolisme, combien peu de députés ont le courage de leur opinion. Témoin la réponse qu'un candidat à la députation fit un jour à un médecin des hôpitaux de Paris qui demandait instamment que dans tous les programmes électoraux fût abordée la question de l'alcoolisme et que chaque candidat prît position franchement, crânement, pour ou contre des réformes sérieuses : « Oui, dit-il, assurément l'alcoolisme est un très grand fléau ; on a raison de le combattre à outrance, mais si vous le voulez bien, nous n'en parlerons qu'après les élections. » Voilà bien la mentalité de ces députés dont les aspirations ne peuvent se hausser au-dessus des intérêts particuliers de quelques grands électeurs, et qui, récompensés par une sinécure annuelle importante, s'endorment dans une douce inaction et ne veulent point voir que la France se meurt par l'alcool !

Allez donc dire à un candidat dont les électeurs sont en grande partie des vignerons d'inscrire dans son programme la suppression du privilège des bouilleurs de cru ! Il sait que ce privilège est le résultat d'une inégalité choquante puisque le vigneron pourra distiller à son gré son marc de raisin ou ses prunes et même les fruits de son voisin, tandis que le propriétaire ne pourra en faire autant avec ses pommes de terre ou ses betteraves. Il sait que cet alcool est vendu en grande partie en fraude et qu'ainsi le Trésor est frustré annuellement de plusieurs centaines de millions (en 1900, on estimait à 3 millions et demi d'hectolitres d'alcool les eaux-de-vie consommées en famille ou vendues en fraude, ce qui frustrait le Trésor de 750 millions). Il sait que la famille du vigneron s'alcoolise avec l'eau-de-vie et que ces déplorables habitudes augmentent la fréquence des maladies et entraînent l'affaiblissement de la race. Peu lui importe : sourd aux appels de sa conscience qui se révolte, indifférent à la voix des hygiénistes, il préfère se déclarer hostile à la suppression du privilège des bouilleurs de cru, afin de capter ou de conserver la confiance de ses électeurs ; l'essentiel est qu'il soit élu, le reste est secondaire.

D'ailleurs, il sait aussi que les cabaretiers jouissent d'une influence prépondérante auprès des électeurs et que s'il défend vaillamment leurs intérêts, il aura en revanche, au moment des élections, une puissante milice susceptible de « chauffer » fortement l'opinion en sa faveur ! Si jamais vous avez pu douter de l'influence des cabaretiers en matière de politique, vous n'avez qu'à regarder autour de vous, dans les plus grandes villes comme dans le village le plus humble : le propriétaire d'un café, à part de très rares exceptions, est un homme qui jouit d'une certaine considération dans son milieu, — il voit tant de monde ! — et l'estime de ses concitoyens l'appelle bien souvent à siéger au conseil municipal de sa commune ! En 1897, il y avait au conseil municipal de Roubaix 29 cabaretiers sur 36 conseillers municipaux. Et vous voudriez que le député entre en lutte ouverte contre une influence aussi puissante ? Mais alors son échec est certain, car avec le mode de scrutin actuel le député est esclave de la politique locale, et « la politique locale, dit le Dr Lucien Nass, avec ses rivalités personnelles, ses ambitions, ses rancunes, tient tout entière dans les quelques mètres carrés de la boutique d'un mastroquet ». Aussi, la plupart des candidats, au moment des élections, ne dédaignent pas de s'assurer le concours du plus grand nombre de cabaretiers ; ce qui augmente dans de fortes proportions leurs chances de réussite. Mais, en revanche, ils contractent ainsi une dette de reconnaissance à leur égard et seront tentés ensuite de sacrifier aux intérêts de ces grands électeurs l'intérêt vital du pays. N'a-t-on pas entendu, en effet, à la tribune de la Chambre, un député prétendre que l'absinthe est inoffensive? Voilà jusqu'où peut mener la hantise de la réélection !

Le commerce de l'alcool devient ainsi une des plus puissantes influences qui aiguillent notre politique. C'est ce que redoutait déjà en 1895 lord Roseberry, quand il disait : « Si l'Etat ne se hâte pas de devenir le maître du commerce des liqueurs, le commerce des liqueurs deviendra le maître de l'Etat. »

Ajoutez à cela la lutte intense que mènent les distillateurs, les gros brasseurs, grâce à leur puissante influence, grâce à leur trésor de guerre et au concours de la grande presse, pour entraver l'action bienfaisante des hygiénistes et des philanthropes, pour contrecarrer l'énergique intervention des députés indépendants qui veulent malgré tout faire leur devoir de législateur honnête et consciencieux, et vous comprendrez alors pourquoi les résultats de la lutte antialcoolique sont restés si vains jusqu'à ce jour.

Aussi, le flot monte, monte toujours...

Dans quelque ville qu'on se trouve, on ne peut faire dix pas sans être sollicité par la devanture d'un café ou d'un comptoir. Tel village qui, il y a trente ans, n'avait qu'un débit, en possède cinq à six maintenant, et la clientèle ne chôme pas.

Chacun s'alcoolise à sa façon ; l'ouvrier s'alcoolise chez lui, au comptoir, dans les bars, dans les arrière-boutiques ; le bourgeois et le commerçant s'alcoolisent en famille, au café ; le paysan boit surtout le dimanche et les jours de foire, et le verre d'absinthe lui-même commence à entrer dans les mœurs de la campagne. Le vigneron boit en famille, boit à sa cave et, grâce au privilège des bouilleurs de cru, s'alcoolise avec son eau-de-vie. « Ne pouvant ni l'utiliser, ni le vendre, il faut bien que je boive mon produit » dit-il. Et c'est ainsi que le poison s'infiltre partout, du haut en bas de l'échelle sociale, empoisonnant notre sang, rongeant nos tissus et paralysant nos cerveaux ; c'est ainsi que l'alcoolisme inscrit son empreinte dans la chair même de la nation.

En trente ans, nous sommes devenus le pays le plus alcoolisé de la terre ; et cependant il semble encore que nous ne soyons jamais saturés d'alcool.

Un calcul a permis d'établir qu'en 1900 un électeur consommait à peu près la valeur de *quatre* petits verres d'alcool à 40° par jour, tandis qu'en 1830 le même calcul ne donnait qu'une consommation moyenne de *un* petit verre par jour et par consommateur.

« En moins de cinquante ans, dit Rochard, ce goût pour l'alcool s'est tellement généralisé qu'on peut se demander avec terreur si cet attrait spécial du poison alcoolique n'est pas une fatalité irrésistible, s'il n'en est pas de l'homme qui boit jusqu'à l'avilissement comme des sauvages qui ne peuvent se soustraire au sommeil artificiel, aux rêves et aux hallucinations de l'opium, du tabac et du haschisch. »

Nous ne pouvons nous empêcher de citer, en terminant, les paroles profondes prononcées par M. le professeur Jean Lépine, au Congrès d'Hygiène de Lyon, sur l'alcoolisme en France : « La France a vécu jusqu'ici sous la belle insouciance que procure le souvenir d'un passé glorieux à une nation bien servie par les richesses de son sol et le génie industrieux de ses citoyens. Elle ne connaît pas encore le danger qui la menace, et malgré l'action courageuse de quelques trop rares hommes d'Etat et d'une petite phalange de médecins, elle ne s'est pas encore émue de l'alcoolisme. Elle n'a pas encore vu sa généralisation sournoise et son action dissolvante. Ses représentants ont passé, avant les élections législatives dernières, sous le joug déshonorant des bouilleurs de cru...

« ... La France ne sait pas encore que l'ouvrier de ses grandes villes, que le paysan de ses campagnes sont en train de mourir de faim, parce qu'ils ne mangent pas leur salaire, mais qu'ils le boivent ; parce qu'ils arrivent l'un et l'autre à un budget journalier absolu, consacrant à leur vice le double, le triple de ce qui serait indispensable à leur entretien rationnel... Et si l'on peut voir encore pendant longtemps l'opinion indifférente accorder, non seulement l'impunité, mais une sorte de privilège aux empoisonneurs publics, un jour viendra où la France réveillée trop tard de son indolence, apprendra que si l'alcool vieillit les individus et les achemine vers une mort prématurée, il vieillit de même les nations. »

II. COMMENT ENRAYER LE FLÉAU ?

A. CONSEILS INDIVIDUELS

§ Ier. Faut-il boire du vin ?

Avant de vous donner quelques conseils au sujet de l'alcoolisme, nous devons nous demander si l'usage des boissons qui ne renferment qu'un alcool fortement dilué, comme le vin, la bière et le cidre, est contraire au bon fonctionnement des organes et par conséquent doit être exclu de notre régime, ou bien si, pris à dose modérée, ces liquides ont une réelle valeur physiologique, et, dans ces conditions, doivent nécessairement faire partie de notre alimentation.

En d'autres termes, faut-il supprimer de nos boissons les liquides alcooliques que nous sommes habitués à voir sur notre table, tels que la bouteille de « vin clairet », si chère à nos grands-pères, et nous soumettre, suivant les prescriptions de certains hygiénistes, au régime de l'*eau claire ?* Ou bien, faut-il au contraire, comme l'enseignent quelques auteurs qui attribuent au vin de sérieuses qualités, admettre que l'homme peut absorber impunément une dose quotidienne relativement élevée de ce liquide, et que l'ivresse elle-même, dans certaines occasions, est loin de constituer un danger pour l'organisme ?

L'importance de la question mérite qu'on l'étudie sérieusement sous toutes ses faces et qu'on la juge d'une façon impartiale ; tâchons de nous faire sur ce sujet une opinion saine, raisonnée, basée sur l'expérience et l'observation, et gardons-nous de toutes les exagérations des défenseurs et des détracteurs du vin qui ont mené des campagnes si violentes pour ou contre cette boisson.

De tout temps, le vin fut considéré comme une excellente boisson quand il était pris à dose modérée. « Le vin, disait Hippocrate, est chose merveilleusement appropriée à l'homme, à condition qu'on l'administre avec à-propos et juste mesure, suivant la constitution individuelle. » Horace aimait à déguster son vin de Falerne, et Pline enseignait « qu'un peu de vin fait bien aux nerfs, mais que trop de vin leur fait mal ; cette boisson récrée l'estomac, excite l'appétit, amortit les chagrins et les soucis ».

Il y eut cependant quelques notes discordantes dans ce concert d'éloges.

Fénelon, en effet, écrivait dans ses Aventures de Télémaque, que « le vin est une espèce de poison qui met en fureur... il ne fait pas mourir l'homme, mais il le rend bête... Les hommes peuvent conserver leur santé et leur force sans vin ; avec le vin, ils courent risque de ruiner leur santé et de perdre les bonnes mœurs... Si on a planté trop de vignes, il faut qu'on les arrache... Le vin est la source des plus grands maux parmi les peuples ; il cause les maladies, les querelles,

les séditions, l'oisiveté, le dégoût du travail, le désordre des familles ! » Il faut croire que cette appréciation sévère sur l'usage du vin provenait des excès mêmes auxquels, à cette époque, toutes les classes se laissaient entraîner et dont le résultat se traduisait par la misère dans les familles et par les guerres intestines. Les lignes suivantes, empruntées au curieux récit du voyage en France de l'Italien Locatelli (1664-1665), témoignent de l'intensité de la passion populaire pour le vin à cette époque : « Sans le prix élevé des loyers, sans les octrois et la continuelle cherté du vin, on vivrait à Lyon fort bien et à bon marché. Ses trois cent mille habitants boivent plus de vin qu'on n'en consomme en douze villes d'Italie ; dans presque chaque maison se trouve un cabaret; et, chose curieuse, aucun ne manque de pratiques; qu'on donne à boire aux Français et l'on est sûr de les avoir pour amis. Voilà pourquoi ils n'ont fait en Italie aucun progrès ; ennemis d'abord, ils devenaient à la cave amis de leurs hôtes et souvent ceux-ci les y enterraient après les avoir ensevelis dans le vin. »

Cependant, dans le cours du siècle dernier, la consommation toujours plus importante des boissons alcooliques, à laquelle s'ajoute celle des spiritueux, entraîne chez les buveurs des lésions organiques profondes qui se traduisent par une déchéance physique progressive et par des manifestations cérébrales rappelant la folie.

Les philanthropes et les hygiénistes, préoccupés à juste titre de l'intensité croissante du fléau, non seulement en France, mais dans tous les pays étrangers, fondent des *Ligues* destinées à entreprendre une croisade intransigeante contre l'usage des boissons alcooliques, et, par des écrits, par des conférences, par des affiches, enseignent que l'alcool est un poison, que toute boisson renfermant de l'alcool est funeste à l'organisme et doit être proscrite. Comme le vin contient une certaine quantité d'alcool, il ne peut lui-même trouver grâce devant l'intransigeance de quelques-unes de ces sociétés qui proclament hautement la nocivité de ce liquide, jetant ainsi une sorte de discrédit sur ce produit de notre sol, sur un des principaux éléments de notre richesse nationale.

Mais les efforts tentés par ces *Sociétés antialcooliques* (sociétés de tempérance et sociétés d'abstinence), pour faire de nouveaux adhérents se heurtent, en 1902, à l'intervention inattendue de M. Duclaux, de l'Institut Pasteur, qui, soutenant la thèse de l'alcool-aliment, affirme que l'alcool du vin est indispensable à notre organisme. « Nous devons, disait-il, faire nos excuses à l'alcool pour la façon dont nous l'avons traité jusqu'ici... Les médecins, les hygiénistes, les sociétés qui disent : *Abstenez-vous de vin, de bière*, n'ont aucune raison sérieuse de le faire. Il n'y a aucun argument contre ces boissons quand l'usage en est modéré, et, comme elles représentent une notable partie de la richesse nationale et font vivre des millions d'individus, je dis sincèrement et avec une profonde conviction qu'il est fou de vouloir les éliminer de la consommation et que le phylloxéra n'est pas un moyen d'hygiène. Laissons les buveurs d'eau se contenter de ce liquide, mais ne troublons pas la quiétude des buveurs modérés de vin ou de bière. » Et l'on voit alors, placardées sur tous les murs de Paris, d'immenses affiches mentionnant l'opinion de M. Duclaux, affiches dans lesquelles on fait croire au peuple qu'il peut boire impunément les boissons alcooliques.

Les hygiénistes s'inquiètent cependant de ce mouvement provoqué en grande partie par les marchands de vin et par les cabaretiers, mouvement qui prenait son point de départ dans une opinion scientifique émise avec beaucoup de restrictions, mais qui, aggravée par les déductions intéressées que ces derniers en tiraient, ne tendait à rien moins qu'à développer dans la masse populaire le goût des boissons alcooliques, le besoin de boire, de boire encore... Aussi, des comités se formèrent, la question fut remise à l'étude et peu à peu se dégagea de différents travaux scientifiques ainsi que des observations médicales la notion précise de la valeur du vin comme boisson.

Que faut-il penser de ces opinions contradictoires sur la valeur du vin comme boisson ?

On peut dire, d'une façon générale, que si le vin, pris en excès, nuit à l'organisme et cause de terribles ravages chez l'individu, son usage modéré semble au contraire avoir pour résultat d'augmenter l'énergie musculaire et la force du cœur, de faciliter le travail cérébral et d'atténuer la sensation de fatigue ; d'une façon générale, il favorise la nutrition ; c'est un tonique du système nerveux dont le concours peut être salutaire dans l'exécution des travaux exigeant une grande dépense d'énergie.

D'après le professeur Armand Gautier, le vin constitue un véritable aliment, en ce sens qu'il nous fournit, comme le pain et la viande, une certaine quantité de « cette chaleur et de cette énergie que nécessite l'accomplissement de toutes nos fonctions vitales ».

C'est grâce au vin que les ouvriers des champs réalisent certains travaux pénibles qui sans lui seraient difficiles ou impossibles. Témoin cet exemple souvent cité : Un mulet, fort bel animal, refusait le travail chaque fois qu'on l'attelait à une lourde charrette. Ni temps, ni douceur, ni fouet, ni avoine, rien ne pouvait le faire avancer, lorsqu'un jour on s'avisa d'arroser l'avoine de ses repas d'une bouteille de vin, quantité bien minime vis-à-vis de la masse de l'animal : elle équivalait à peine à un verre de vin pour un homme. Dès lors, et tant que le vin fut mélangé à son alimentation, cet animal fit le meilleur service. Deux ans après il était toujours vaillant.

Le vin peut même augmenter notre résistance aux maladies de toutes sortes, et c'est ainsi que, de deux troupes d'ouvriers ou de jeunes soldats, l'une recevant du vin ou de la bière, et l'autre n'en recevant pas, la première, au bout de l'année, aura eu moins de malades que la seconde. Cette constatation a été faite plusieurs fois en France et en Allemagne.

Enfin, les expériences de Sabrazès et de Mercandier ont prouvé que le vin est un bon antiseptique, et celles de M. Roger n'ont fait que confirmer les dires des deux expérimentateurs. Dans des tubes de verre remplis respectivement de dix centimètres cubes de vin blanc ou vin rouge, M. Roger a versé jusqu'à trente gouttes d'eau souillée, prenant cette eau tantôt à la surface de caves inondées, tantôt dans la partie vaseuse. Dans toutes les expériences, l'action bactéricide du vin s'est exercée de telle façon qu'au bout de sept heures il n'y avait pas un seul microbe dans le vin.

Le Dr Doléris a même remarqué que, dans les familles où l'appendicite était épidémique, les buveurs d'eau exclusifs étaient atteints, alors que les buveurs de vin mélangé d'eau étaient indemnes.

Mais si le vin rend des services pour accomplir des travaux journaliers nécessitant une certaine dépense d'énergie, il ne faut plus compter sur son action pour augmenter la résistance de l'organisme en cas de surmenage intense. Les cyclistes roulant pendant six cents, mille, douze cents kilomètres sans s'arrêter savent très bien que l'absorption de liquides alcooliques leur « coupe les jambes » et qu'ils sont obligés de s'arrêter. A ce point de vue, tous savent qu'une boisson chaude, non alcoolisée, donne plus de force que les meilleurs toniques.

Malgré toutes ces expériences qui semblent vous démontrer d'une façon indiscutable la valeur du vin comme boisson, sachez bien que cette qualité n'existe que dans certaines conditions. Le vin doit être *pris à dose très modérée* : il est généralement admis qu'un homme ne doit en boire par jour qu'un litre au maximum, et encore faut-il que tout cet alcool soit brûlé dans l'intimité de l'organisme, grâce *à un travail plus ou moins violent des muscles*, *grâce à un séjour prolongé dans un air sain, bien oxygéné*, et *grâce au bon fonctionnement de tous les organes*. Si ces conditions ne sont pas remplies, la dose d'alcool contenue dans un demi-litre ou dans un litre de vin, en apparence inoffensive, risque de devenir une substance *nocive* ; car si l'excès d'alcool donne une excitation évidente au début, elle est de courte durée et suivie bientôt d'un certain nombre de troubles organiques tels que : déshydratation des tissus, abaissement de température, ralentissement des phénomènes digestifs et intestinaux, mauvais fonctionnement du foie et du cœur, diminution des échanges respiratoires dans les poumons et des échanges nutritifs dans l'intimité des tissus, affaiblissement du travail cérébral, troubles qui peuvent, par leur répétition, provoquer des lésions. Il n'y a rien d'étonnant à cela, car, bien que dilué, l'alcool contenu dans le vin n'en est pas moins de l'alcool, et tout excès d'alcool peut avoir une action néfaste sur l'organisme en général. Mais les buveurs de vin ne se rendent pas compte de cette action nocive ; nombreux sont ceux qui avouent boire depuis plusieurs années, dans le courant d'une journée, deux, trois, quatre litres de vin, et souvent davantage, sans vouloir néanmoins admettre qu'on puisse les considérer comme de futurs alcooliques : « Mais, monsieur, répondent-ils, je ne bois jamais d'alcool, je ne bois que du vin ! » Et cependant leurs trois, quatre litres de vin à 7 ou 8 degrés représentent la valeur de cinq à six cents grammes d'eau-de-vie ! Et voilà comment un buveur de vin peut, sans s'en rendre compte, devenir alcoolique !

L'abus du vin peut donc produire des lésions d'alcoolisme, mais cette intoxication est beaucoup plus lente et moins grave que l'empoisonnement par l'eau-de-vie et l'absinthe ; elle ne se traduit le plus ordinairement que par des symptômes de gastrite et de cirrhose du foie ; il est bien rare qu'elle aboutisse à des troubles plus graves.

De plus, les signes extérieurs de cet empoisonnement sont bien différents de ceux produits par les boissons distillées ou les boissons à essences, car tandis que l'alcoolisme provoqué par l'abus des spiritueux engendre des troubles cérébraux avec tendance marquée au meurtre, l'ivresse du vin ne se manifeste en général que par des rires et des chansons. Ce qui faisait dire à une bonne vieille interrogée par le Dr Follet, de Lille : « Dans ma jeunesse, quand papa rentrait saoûl, on riait ; maintenant quand mon petit-fils revient ivre, il est terrible et on tremble. »

Certains auteurs prétendent que la majorité des malades dans les hôpitaux parisiens se sont alcoolisés avec du vin seulement et que le rôle de l'absinthe, des liqueurs et des apéritifs est secondaire. Il est fréquent, en effet, disent-ils, de voir des ouvriers boire trois à quatre litres de vin par jour, ce qui représente 320 grammes d'alcool absolu et correspond à plus d'un demi-litre d'eau-de-vie ; or, ils sont bien rares les alcooliques parisiens qui absorbent la même dose d'alcool sous forme de spiritueux. Forel prétend que, sur 100 alcooliques de l'asile d'Ellikon, on en compte 30 qui n'ont jamais bu d'eau-de-vie, ni de liqueurs, mais seulement des boissons dites hygiéniques.

La chose nous paraît surprenante et nous avons peine à croire que l'ouvrier buveur fasse une consommation journalière aussi importante de vin ou de bière, sans se laisser tenter quelquefois, sur l'invitation de camarades plus entraînés au vice alcoolique, par le verre d'eau-de-vie ou le verre d'absinthe ; et ce premier pas une fois franchi sur cette pente fatale, il ne lui est plus guère possible de s'arrêter à mi-chemin.

Aussi, jusqu'à plus ample informé, nous estimons que la majorité des alcooliques sont plutôt des victimes à la fois du vin, de l'eau-de-vie et de l'absinthe, et que leur état de santé est encore aggravé par les conditions déplorables d'hygiène dans lesquelles ils vivent (taudis, surmenage, mauvaise alimentation).

Cependant de nouvelles expériences semblent démontrer que certains sels minéraux contenus dans le vin peuvent avoir par eux-mêmes une influence plus néfaste que celle de l'alcool. Le professeur Lancereaux, membre de l'Académie de médecine, ayant fait ingérer à des chiens et à des lapins pendant assez longtemps des sels contenus dans le vin, aux uns des sulfates et bisulfates de potasse, aux autres des acétates ou des tartrates de potasse, on a reconnu que tous les animaux ayant absorbé des *sulfates* présentaient des altérations cirrhotiques du foie, tandis que les autres restaient indemnes.

Le résultat de ces expériences expliquerait ainsi pourquoi les vins des villes qui ont été travaillés pour la conservation, qui ont été plâtrés, soufrés ou sulfités à plusieurs reprises, sont en général si funestes au consommateur et déterminent presque fatalement chez celui qui en fait un abus des lésions de cirrhose, tandis que certains vignerons absorbent chaque jour, au moment des travaux pénibles, deux ou trois litres et même davantage de leur vin naturel, sans en éprouver aucun malaise et sans que leur foie devienne cirrhotique.

Les vins qui ont été travaillés avec des produits pouvant donner du sulfate de potasse sont toujours dangereux. M. Bordas a trouvé jusqu'à 9 grammes de ce sel dans un litre de vin blanc chez un détaillant !

D'ailleurs, le danger est le même avec les bières sulfitées, et c'est toujours par le sulfate de potasse que ces liquides sont funestes à l'organisme.

On peut donc conclure que le vin pris en trop grande quantité nuit à l'organisme par l'excès d'alcool qu'il y apporte, et cette action néfaste est encore aggravée si ce vin renferme des sulfates de potasse en proportion sensible.

Mais on peut dire aussi que l'*usage modéré du vin naturel*, sans être absolument indispensable à notre organisme, peut cependant lui rendre quelquefois de précieux services. Aussi, nous devons nous garder de toute exagération à l'égard de cette boisson nationale, et si notre estomac la supporte, si notre travail musculaire quotidien en réclame l'usage, goûtons au « bon jus de la treille », « à ce sang divin de la grappe », et savourons-le à nos repas, mais en quantité modérée.

Bon Français, quand je vois mon verre
Plein de son vin couleur de feu,
Je songe en remerciant Dieu
Qu'ils n'en ont pas en Angleterre.

Faut-il être plus indulgent encore ? Faut-il admettre que, dans une circonstance exceptionnelle, mariage, fête, banquet dont il subit la chaleur communicative, le Français se laisse entraîner à doubler, à tripler sa ration de vin et même l'agrémente de quelque liqueur alcoolisée, poussé insensiblement à cette griserie spéciale qui chasse les idées noires et met un peu de rose au cerveau ? Peut-il, en vrai disciple de Rabelais, si l'occasion s'en présente, faire un « brin de cour à dive bouteille », et, suivant l'expression consacrée, « se mettre quelquefois dans les vignes du seigneur ? » Certes, depuis Noé, l'homme se grise et nous craignons bien qu'il n'en soit toujours ainsi, au moins dans notre pays. Le Français, en effet, aime le vin, produit de son sol ; il a une prédilection marquée pour cette liqueur vermeille, qui anime et ravive les esprits aux jours de tristesse, qui inspira autrefois la vieille gaîté gauloise et fut peut-être l'indispensable adjuvant des qualités de notre race. Si nous aïeux nous ont laissé en partage de brillantes qualités de cœur et d'esprit, la médaille avait son revers ; car il nous ont transmis en même temps le besoin de boire, l'amour du vin poussé jusqu'à la griserie.

Eh bien ! condamnons ces écarts, même tout à fait exceptionnels, et ne nous départissons jamais de la ration modérée de vin qui convient à notre organisme. Mettons en garde le jeune homme contre les fêtes, les réunions où il prend peu à peu l'habitude de boire... et de boire jusqu'à l'ivresse, non pas que ces écarts puissent avoir chez cet intempérant occasionnel des conséquences sérieuses, car quelles lésions peuvent déterminer sur un organisme naturellement sobre quelques « beuveries » échelonnées dans le cours d'une année ? L'ivresse intermittente et rare est dans le fonctionnement des organes comme un coup de fouet suivi d'une période de dépression plus ou moins accentuée. Mais il y a un autre inconvénient, nous dirons même un danger : le jeune homme dont le caractère n'est pas fortement trempé, dont la volonté reste chancelante devant le mirage pernicieux de l'alcool, ce jeune homme ne tarde pas à émietter dans les réunions où l'on se grise le ressort moral édifié par l'éducation familiale et l'expérience de la vie ; peu à peu, sa résistance morale s'émousse, et les libations deviennent plus fréquentes ; ce qui n'était autrefois qu'exceptionnel, devient mensuel, bi-mensuel, hebdomadaire, et à ce tournant du chemin de la vie, c'est la pente fatale, la descente rapide vers l'abîme où sombrent toutes les énergies, où s'engloutit la personnalité humaine. Oui, le jeune homme qui commence à boire plus que de coutume crée en lui un besoin et ce besoin se transforme bientôt en habitude. Qu'il sache bien alors, que, suivant le mot du duc de Wellington « l'habitude est dix fois plus forte que la nature ». S'il a le malheur de se pardonner à lui-même, chaque fois qu'il s'abandonne de nouveau à sa passion en disant : « Cette fois-ci ne comptera pas », semblable en cela au fameux ivrogne Rip Van Winkle de la comédie de Jefferson, on peut le considérer comme perdu. La première griserie a pu être une surprise pour la raison et la volonté, mais la récidive est un signe de faiblesse, d'amollissement ; c'est une défaite enregistrée par les cellules et les fibres du cerveau, et cette empreinte, plus marquée à chaque nouvelle chute, diminue graduellement la force de la volonté qui deviendra totalement impuissante devant la tentation.

Jeunes gens, méfiez-vous d'une libation trop copieuse ; sachez voir dans la transparence d'un verre de vin dont vous ne sentez pas le besoin et qui vous paraît inoffensif, tous les dangers d'un entraînement progressif vers la déchéance morale et physique de l'alcoolisme.

Si, d'après M. Carnegie, les non-abstinents valent dix pour cent de moins comme travail que les abstinents, ce n'est pas à cause du verre de vin que les premiers boiront à chaque repas ; c'est que, pouvant boire tous les jours une certaine quantité de vin, ils risquent de se laisser tenter à boire davantage, et s'ils succombent à la tentation, cette dose exagérée de vin diminuera leur puissance physique, affaiblira leur énergie morale, et la somme de travail fournie à la fin de la journée sera moindre.

En résumé :

Les liquides alcooliques comme le vin, la bière et le cidre ne sont pas absolument indispensables au bon fonctionnement de nos organes.

Ils peuvent cependant rendre des services aux ouvriers de la ville et surtout aux ouvriers des champs qui vivent au grand air, quand ils sont pris en quantité modérée et qu'un travail musculaire prolongé exige une forte dépense d'énergie.

Pour les personnes sédentaires, vivant dans les bureaux, le vin est plus nuisible qu'utile.

Il est très rare qu'on ne s'alcoolise qu'avec du vin ; la plupart du temps l'alcoolique boit du vin, des eaux-de-vie et des apéritifs.

Le vin est nocif à la fois par l'alcool qu'il renferme et par le sulfate de potasse qu'y ont laissé la préparation et les procédés de conservation.

Règle générale : Ne buvez jamais plus d'un litre de vin à 6 ou 8 degrés par jour, c'est un maximum, et même vous vous porterez bien mieux en ne dépassant jamais la dose d'un demi-litre.

§ II. Evitez les boissons alcooliques.

Nous vous recommandons d'éviter tout ce qui pourrait vous entraîner au funeste penchant de l'alcoolisme..

Buvez une dose modérée de vin ou de bière à vos repas, et même, si l'occasion s'y prête, à la suite d'un excellent dîner, nous ne voyons pas grand inconvénient à ce que vous preniez un petit verre de liqueur alcoolique comme digestif, à condition toutefois que ce soit exceptionnel ; et encore c'est une simple tolérance. Mais là doit s'arrêter la limite de ce qui est permis.

Aux jeunes gens, nous disons : Ne prenez pas la fâcheuse habitude d'aller au café, et rappelez-vous qu'un premier verre d'alcool contient déjà en lui le germe de l'alcoolisme futur. On ne peut aller au café sans consommer et cette obligation crée graduellement en vous le besoin de boire. De plus, vous êtes tentés d'établir une comparaison, entre le café, local propre, luisant, brillamment illuminé, bien chauffé en hiver, pourvu de journaux, et votre humble petit logement, étroit et sombre, et cette pénible comparaison peut contribuer à vous faire mépriser votre foyer et vous inciter à le déserter trop souvent. Aussi, presque fatalement, si votre cerveau n'est pas asservi à une volonté intelligente et tenace, l'habitude du café vous fera glisser, sans vous en rendre compte d'abord et sans pouvoir vous arrêter ensuite, sur la pente néfaste de l'alcoolisme.

« Et pourtant, dit M. Gache, dans l'*Education du peuple*, soyons francs ; disons si, vraiment, au cabaret, on s'amuse ; si, vraiment, de tous les lieux où la jeunesse des villes gaspille temps, argent et santé, on sort rafraîchi, épanoui, le cœur dilaté, plein d'allégresse, heureux de vivre, impatient de vivre. N'est-ce pas tout le contraire ? »

Oui, c'est vrai, le séjour prolongé au café porte en lui sa rançon immédiate. On en sort la tête lourde, l'intelligence étouffée par les vapeurs de l'alcool et les fumées du tabac, l'estomac ravagé par les apéritifs plus ou moins pernicieux qu'on a absorbés ; le travail devient alors plus lent, plus difficile, on s'y adonne avec moins de vivacité et d'agrément, et au moment de se mettre à table, la nourriture paraît défectueuse, insipide ; on ne sent plus en soi le vigoureux appétit qui vous prend aux narines quand, après une longue promenade au grand air, on se trouve en face d'une bonne soupe aux choux dont les vapeurs embaument l'atmosphère. Au lieu de passer vos heures de liberté au café, allez dans les champs faire provision de grand air ; ce sera le meilleur apéritif que vous puissiez prendre !

Aux hommes faits, nous disons : Ne buvez pas et n'allez pas au café, afin de garder un organisme sain, afin d'avoir des enfants robustes, mais aussi parce que l'enfant vous regarde.

Un des grands défauts de la jeunesse, c'est de croire qu'il faille imiter l'homme plutôt dans ses vices, dans les manifestations de l'instinct, que dans l'accomplissement du devoir ou dans les actes de vertu, d'abnégation et de désintéressement. Un jeune Breton auquel on demandait un jour : « Que feras-tu, quand tu seras un homme ? » répondit triomphant : « Je ferai comme papa, je me saoulerai. » En effet, quel est l'enfant qui, voyant les hommes fumer, aller au café, assister à des fêtes, à des banquets, n'aspire pas à être grand pour pouvoir en faire autant ? Croyez-vous que l'enfant ne sera pas autrement impressionné par la vue du buveur qui chaque jour se délecte avec son absinthe à la terrasse d'un café que par la vue de l'ouvrier qui a la sagesse de rentrer tranquillement chez lui après son travail ? Il faut partir de ce principe que le cerveau de l'enfant est une substance éminemment malléable et que chez lui les impressions sont d'autant plus fortes qu'elles sont produites par des faits matériels se rapportant davantage à la satisfaction des appétits. C'est dans ce sens que l'on peut dire que le mauvais exemple est plus contagieux que le bon. « Si nous fumons, dit encore M. Gache, si nous buvons, si nous faisons cent autres sottises qui, de prime abord, nous répugnent, qui, pendant longtemps nous soulèvent le cœur, et qui nous dégradent pour toujours ; si nous sacrifions notre santé et l'avenir de ce qui nous est le plus cher : la santé des enfants qui naissent de nous, l'émancipation de nos camarades, le triomphe de la démocratie par la justice et la vertu, c'est parce que des mauvais sujets nous ont fait croire que, pour être un homme, il suffit de leur ressembler. »

L'homme mûr devrait au contraire chercher à

donner le bon exemple aux enfants ; il devrait avoir l'ambition de faire rentrer dans le droit chemin les malheureux jeunes gens qui commencent à s'en écarter et qui se font un point d'honneur de boire plus que les autres. Que de fois ne voit-on pas des buveurs provoquer leurs camarades au café, assurant qu'ils sont capables de boire autant d'alcool qu'eux tous réunis et tomber raides morts après absorption de quelques verres d'eau-de-vie, foudroyés par la congestion ? C'est le fait-divers banal parce que fréquent et qui se termine presque fatalement par la mort de ces fanfarons.

Pourquoi ne se trouverait-il point des gens plus sensés, pour leur dire, à ces malheureux, que l'alcool tôt ou tard aura raison de leurs bravades, que pour un seul qui arrive malgré ses excès à une certaine vieillesse sans gros ennuis au point de vue de la santé, cent autres tombent le long du chemin de la vie, les uns de cirrhose du foie, de gastrite ulcéreuse, de dégénérescence du cœur, les autres de tuberculose, plus heureux encore quand ils ne sombrent pas dans le crime, le suicide ou la maison d'aliénés.

Nous aimerions que les ouvriers les plus sérieux, les plus intelligents, ayant une moralité plus haute et une compréhension plus charitable de leurs devoirs au point de vue social, prennent à tâche de ramener dans la bonne voie les camarades plus faibles qui se laissent emporter sur la pente savonnée de l'alcoolisme. Nous sommes certain que leurs sentiments de généreuse fraternité leur feraient trouver les mots qui vont au cœur, les raisons qui convainquent, afin de détourner les imprudents du danger. Et alors, quelle satisfaction, quelle saine fierté éprouveraient ces ouvriers sérieux, s'ils pouvaient voir leurs camarades, autrefois clients attitrés du comptoir, reprendre sagement le chemin de la maison à la sortie de l'atelier ou du magasin, et, au lieu de laisser chaque jour quelques gros sous dans la caisse du mastroquet, verser à leur ménagère toute heureuse le salaire intégral de la semaine, fruit d'un patient labeur ! Ce qui permettrait ainsi d'avoir un logement plus sain, plus agréable, d'ajouter quelques plats mieux soignés à l'ordinaire de la semaine et de vêtir plus chaudement les enfants pendant la mauvaise saison. Nous avouons qu'en règle générale, les alcooliques sont incurables, et que le proverbe est toujours vrai : Qui a bu, boira. Ainsi l'alcoolique que nous arrêtons à la devanture du café y rentre à notre insu par la porte de derrière. De ce côté assurément, il y a peu à espérer. Mais alors ce sont les jeunes gens que l'on doit surveiller, à la campagne aussi bien qu'en ville ; ce sont eux que l'on doit moraliser, conseiller, protéger, quand on constate chez eux un penchant à boire, à se griser. Voilà, à notre avis, comment on peut combattre l'alcoolisme et comment chacun de nous, dans sa sphère d'action, doit se pénétrer de son devoir de fraternité.

En tout cas, nous vous en conjurons, ne buvez jamais d'absinthe ! On vous proposera certainement, dans de nombreuses circonstances, d'imiter les camarades; on insistera bien souvent en disant: « Une bonne absinthe ne fait jamais de mal ; faites-la aussi légère que vous voudrez ! » on se moquera même peut-être de vous si vous refusez. Laissez faire ! Résistez jusqu'au bout. L'abstention, en pareille occurrence, est encore le meilleur moyen de parer au danger. Que si, par hasard, vous vous laissez tenter par des sollicitations trop pressantes, ayez au moins la sagesse d'user de cette mixture suivant la méthode préconisée par M. Henri Bourette :

Versez avec lenteur l'absinthe dans le verre ;
Deux doigts, pas davantage, ensuite saisissez
Une carafe d'eau bien fraîche, puis versez,
Versez tout doucement d'une main très légère.

Que petit à petit votre main accélère
La verte infusion ; puis augmentez, pressez
Le volume de l'eau, la main haute, et cessez
Quand vous aurez jugé la liqueur assez claire.

Laissez-la reposer une minute encor :
Couvez-la du regard comme on couve un trésor.
Aspirez son parfum qui donne le bien-être !

Enfin pour couronner tant de soins inouïs,
Bien délicatement prenez le verre, — et puis
Lancez, sans hésiter, le tout par la fenêtre (1).

B. REMÈDES SOCIAUX

§ Ier. Historique de la lutte antialcoolique.

Puisque l'alcoolisme cause tant de ravages sur les organismes et que, grâce à lui, la famille se réduit à un groupement de dégénérés, d'abrutis,

---

(1) Cité par M. le médecin-major Petit. *Conférences sur l'alcoolisme.*

d'éclopés ou de candidats à la tuberculose, puisque par son action néfaste, les hôpitaux regorgent de malades, les asiles de malheureux aliénés et les bagnes de criminels, puisqu'enfin, par l'alcool, un vent de mort et de folie, tous les jours plus violent, courbe les cerveaux défaillants et fauche les corps affaiblis, atteignant la nation dans ses sources vives et compromettant la défense nationale, nous avons le devoir de nous demander quels sont les remèdes qu'on a cherché à opposer aux progrès de ce fléau, et pourquoi tous les efforts qui ont été tentés dans ce sens sont restés à peu près vains.

Nous vous mentionnerons les mesures qui ont été prises, d'une part, par le Gouvernement, et d'autre part, par l'initiative privée et les groupes parlementaires.

En 1873, **le GOUVERNEMENT** fait voter la **loi contre l'ivresse.** D'après cette loi, sont passibles d'une amende de 1 à 5 francs ceux qui sont trouvés en état d'ivresse manifeste dans les rues, chemins, places, cafés, cabarets ou autres lieux publics. Les récidives, si elles sont commises dans l'année font l'objet d'une pénalité qui s'aggrave graduellement et peut aller jusqu'à la prison et à la privation des droits politiques. D'autre part, sont réprimés : 1° le fait de la part des débitants, de recevoir des gens ivres et de servir des boissons alcooliques à des mineurs de moins de 16 ans ; 2° le fait, de la part de toute personne, d'avoir enivré un mineur de 16 ans.

Cette loi, que l'on trouve affichée dans tous les débits, est à peu près tombée en désuétude ; l'ivrogne la contemple avec un sourire ironique et les agents contemplent avec un sourire complice l'ivrogne qui titube dans la rue en fredonnant une chanson, au grand amusement des enfants. Mais de procès-verbaux, il n'en est plus question. En 1875, on en comptait environ 90,000 pour contravention à la loi contre l'ivresse ; dix ans plus tard, il n'y en avait plus que 45,000, et maintenant ils sont tout à fait rares. Et pourtant, les ivrognes sont-ils plus clairsemés ? Il est permis d'en douter.

En 1897, on vote une loi autorisant les communes à procéder à la suppression totale ou partielle de tous les droits d'octroi sur les boissons hygiéniques dans les villes. La chose en soi est excellente, car le propriétaire trouve ainsi plus facilement l'écoulement de son vin, et l'ouvrier peut se procurer cette boisson à meilleur compte. Cependant on aurait depuis cette époque des tendances à consommer plus de vin qu'il ne conviendrait.

En 1897, on ajoute aux programmes des études secondaires un chapitre spécial, relatif à l'éducation antialcoolique, qui comprend trois parties :

La première comporte l'étude des boissons alcooliques et des boissons à essences avec leurs méfaits (ivresse) et leur influence sur la race.

La deuxième traite de l'influence de l'alcoolisme sur l'appauvrissement et la misère de l'individu et de sa famille, sur la richesse publique, sur la criminalité, sur les suicides, sur les accidents.

La troisième traite de l'influence de l'alcoolisme sur la folie, sur l'affaiblissement de l'intelligence et de la volonté.

En 1901, le ministre de l'Instruction publique

adresse aux recteurs une circulaire leur recommandant de développer l'enseignement antialcoolique : « L'enseignement antialcoolique ne doit pas être considéré comme un accessoire. Je désire qu'il prenne dans nos programmes une place officielle au même titre que la grammaire ou l'arithmétique. »

A la même époque, une circulaire ministérielle interdit dans les cantines des casernes, camps et établissements militaires, la vente d'aucune eau-de-vie ou liqueur à base d'alcool, ni d'aucune des multiples préparations connues sous le nom d'apéritifs.

En 1903, le ministère Rouvier essaye de supprimer le privilège des bouilleurs de cru, mais il succombe devant les protestations indignées des grands électeurs qui « dédaigneux des déficits budgétaires et de la santé publique, sacrifient l'intérêt général du pays à l'alcool de leurs prunes, de leurs cerises, de leurs pommes, de leurs poires et de leurs raisins, alors que les producteurs de grains, de pommes de terre et de betteraves, par suite d'une inégalité choquante dans un pays démocratique n'ont pas le droit de fabriquer d'alcool (1) ».

Enfin, dernièrement, le Parlement reconnaît implicitement la nécessité d'une action plus vigoureuse contre l'alcoolisme puisque, sur la proposition de M. Schmidt, député des Vosges, il vote une subvention de dix mille francs à la Ligue nationale contre l'alcoolisme. « C'est une décla-

(1) L. Renon. *Le Péril alcoolique.*

ration de principe, dit M. Léon Bourgeois ; à partir d'aujourd'hui on peut dire qu'il n'y a plus de neutralité de l'Etat sur la question antialcoolique. »

D'ailleurs, le 7 mars 1909, M. Chéron, sous-secrétaire d'Etat à la Guerre, parlant au nom du Gouvernement, dans un banquet à Cherbourg, ne craint pas de dire : « La liberté absolue et sans contrôle des débits de boissons a fait, depuis trente ans, perdre plus d'hommes à la France que bien des guerres réunies. Puisque ce sont là des réalités, pourquoi ne pas réagir contre elles ? La sauvegarde de la vie humaine, dans un peuple auquel tant de savants illustres ont tracé la voie, ne devrait-elle pas être à tout instant la première des questions à l'ordre du jour ? »

A côté de cette action gouvernementale, si hésitante jusqu'à nos jours, nous devons vous signaler encore les efforts tentés par l'*initiative privée* et les *groupes parlementaires*.

Vers 1872, l'Académie de médecine publie un *Avis au peuple* sur les dangers de l'abus des boissons alcooliques.

A partir de cette époque, plusieurs *sociétés antialcooliques* se créent, dont le but est de faire une propagande intensive contre l'abus de l'alcool par des conférences, par des brochures, par des affiches, par l'établissement de restaurants de tempérance, par l'entente avec les sociétés d'habitations à bon marché pour que les rez-de-chaussée de ces maisons soient loués non plus aux classiques marchands de vins, mais aux restaurants de tempérance.

Mentionnons les principales :

La Société française de tempérance, fondée en 1873 par Théophile Roussel.

L'Union française antialcoolique, fondée en 1895 par MM. Legrain, Marillier, Sérieux, Mathieu et Triboulet.

L'Association de la Jeunesse française tempérante, fondée en 1896 par le Dr Roubinovitch.

La Société de la Croix-Blanche, société catholique fondée par le Dr Lancry.

La Société française de la Croix-Bleue, société protestante fondée en 1897 par le pasteur Rochat, de Genève.

Les deux premières sociétés ont fusionné sous le titre de *Ligue nationale contre l'alcoolisme*, avec une revue mensuelle : l'*Etoile Bleue.*

Sous les auspices de ces Sociétés furent organisés à Bruxelles, à Paris, à Vienne, plusieurs *Congrès internationaux* pour l'étude des moyens les plus propres à lutter contre l'alcoolisme.

En 1903, se réunit, à la Faculté de médecine de Paris, le premier *Congrès national français* qui prépara la création de l'Alliance d'hygiène sociale, née sous la présidence de Casimir Périer. Ce Congrès émit à l'unanimité les vœux suivants :

1° Que la loi limite le nombre des débits de boissons ; qu'elle interdise l'annexion d'un débit accessoire à un établissement commercial et aux débits de tabac ;

2° Qu'elle ne reconnaisse pas les dettes pour la vente au détail et la consommation des boissons distillées ;

3° Qu'elle rende les débitants, dans l'établissement desquels un buveur se serait enivré, civilement responsables, s'il y a lieu, des crimes et des délits commis par ce buveur ;

4° Que le privilège des bouilleurs de cru soit supprimé ;

5° Que l'Etat favorise l'emploi industriel de l'alcool, notamment par la diminution des droits sur l'alcool dénaturé ;

6° Que la chancellerie recommande aux parquets de requérir la déchéance de la puissance paternelle, dès que des cas d'ivrognerie habituelle auront été signalés par les agents de la sûreté publique ou les représentants des sociétés antialcooliques ;

7° Qu'il soit créé, en vertu de la loi sur les aliénés soumise aux délibérations du Parlement, un certain nombre d'asiles spéciaux pour alcooliques ;

8° Que l'article 2 de la loi du 23 janvier 1873 sur l'ivresse publique soit modifié, de manière à permettre aux tribunaux de prescrire l'isolement dans ces asiles, pour une durée à déterminer, des inculpés visés par le sus dit article ;

9° Que des subventions soient accordées sur un crédit spécial aux sociétés antialcooliques.

A côté des louables efforts de ces sociétés antialcooliques, nous nous en voudrions de ne pas mentionner l'action prépondérante de certains parlementaires qui, au risque de perdre leur mandat, ne craignirent pas, soit à la tribune du Parlement, soit dans leurs écrits, soit dans des conférences, de dénoncer le péril alcoolique et de proposer des mesures énergiques pour enrayer le fléau.

Il y a une vingtaine d'années, plusieurs députés,

à la tête desquels se trouvait M. Joseph Reinach, présentèrent un projet de loi tendant à limiter le nombre des débits ; plus tard, en 1899, M. Siegfried présenta au Sénat la même proposition en précisant que le nombre des débits se réduirait à 1 pour 300 habitants. Mais ce projet resta dans les cartons jusqu'en novembre 1904, époque à laquelle le Sénat le fit échouer comme attentatoire à la liberté et le renvoya à la Commission.

« Mais, dit M. Joseph Reinach, je reprendrai ma proposition sur la limitation du nombre des débits, malgré les journaux qui, chaque jour, nous clouent au pilori, malgré les adversaires qui vont nous traquer, et faire contre nous une campagne jusque dans nos circonscriptions. »

En 1907, les deux groupes parlementaires antialcooliques de la Chambre des députés et du Sénat présentèrent un projet de loi portant *interdiction de la fabrication et de la vente des liqueurs à base d'absinthe*. Ce projet fut repoussé tout d'abord par la Commission d'hygiène, mais cette dernière revint en partie sur sa décision. Aussi M. Schmidt, député des Vosges, a-t-il déposé, le 13 juillet 1909, à la Chambre, son rapport sur les propositions de loi relatives à l'interdiction de l'absinthe. La commission sénatoriale qui s'occupe en ce moment de cette question, après avoir enquêté auprès de toutes les personnalités compétentes, a décidé de proposer à l'assemblée un texte de loi interdisant toutes les liqueurs contenant du *thuyon* ; cette substance entre dans la composition de certaines absinthes et de diverses liqueurs, et il est reconnu qu'elle est très nocive.

La commission a décidé que les fabricants de

liqueurs n'auraient droit à aucune indemnité, car ils peuvent fabriquer des liqueurs sans *thuyon* ; quant aux cultivateurs, on leur donnera des délais pour transformer leur culture. M. Ouvrier a été nommé rapporteur de cette proposition de loi.

Voilà en quelques lignes l'historique de la lutte antialcoolique en France jusqu'à nos jours, de cette lutte qui, hélas ! n'a donné que des résultats bien insignifiants.

Nous estimons que cet échec tient à deux causes principales : d'abord à ce fait que la consommation d'alcool est une source importante de revenus pour la nation, et en second lieu à l'ignorance complète dans la masse populaire du péril alcoolique.

Le grand argument qu'apportent les défenseurs de l'alcool consiste à soutenir que, grâce à la consommation de l'alcool, le Trésor voit tomber annuellement dans ses caisses plus de quatre cents millions et que, si on supprime cet appoint, il faudra trouver d'autres ressources ; or, on est toujours incertain, avant toute expérience, du résultat que pourront produire de nouvelles mesures fiscales.

Nous répondrons d'abord que, malgré toutes les mesures qui pourront être prises, on continuera à consommer de l'alcool ; et, d'un autre côté, grâce à la suppression du privilège des bouilleurs de cru, grâce au monopole de la rectification de l'alcool par l'Etat, nous estimons que le Gouvernement trouvera des ressources supérieures à celles qu'il retire de l'état de choses actuel.

D'ailleurs, un gouvernement soucieux des vrais intérêts de la nation, un gouvernement qui verrait plus loin que le vote de confiance qui le maintient au pouvoir, ne devrait-il pas avoir pour premier objectif d'enrayer, par quelque moyen que ce soit, la marche envahissante du fléau ? Est-ce que la santé de la nation ne devrait pas passer, dans les préoccupations ministérielles, avant l'équilibre du budget ? Nous ne croyons pas que l'établissement des nouvelles mesures relatives à la consommation de l'alcool et préconisées par les hygiénistes, nécessiterait la création de nouveaux impôts ; *nous sommes même persuadé du contraire.* Mais même, dans cette hypothèse, nous estimons que ces impôts nouveaux seraient facilement acceptés par la majorité, si leur création était motivée par la suppression du privilège des bouilleurs de cru, par la suppression de l'absinthe ou par la limitation du nombre des débits. Pour l'homme intelligent, qui réfléchit à toutes les conséquences de l'alcoolisme et qui, dédaignant toute considération personnelle, familiale ou corporative, ne songe qu'à la grandeur de la patrie, à la santé de la nation, n'est-ce pas un devoir de donner carte blanche à un gouvernement qui entrerait résolument dans la voie des réformes ? Au point de vue social, l'alcool doit être, ainsi que l'indique M. Joseph Reinach, une source de force et de lumière, non une source de profits pour l'Etat aux dépens de la race.

Que le Gouvernement veuille bien s'inspirer de l'admirable exemple donné dernièrement par M. Lloyd George, chancelier de l'Echiquier, quand, ayant constaté dans ses recettes une diminution notable du produit de l'alcool (dix millions de gallons) à la suite d'une surtaxe de 3 sh. 9 votée l'année dernière, il disait : « Si je dois, avant tout, m'occuper des recettes budgétaires, je ne me crois pas tenu, comme chancelier de l'Echiquier, à négliger tout le reste et à ne pas m'occuper de l'ivrognerie... Dix millions de gallons de boissons hautement alcoolisées retirées de la consommation ! Il est difficile de mesurer le bénéfice qu'en retirera la santé publique et l'avantage qui en résultera pour le confort et le bien-être des intérieurs populaires. En présence de pareils faits, je dis qu'un chancelier de l'Echiquier qui, pour répondre à l'appel de certains intérêts, modifierait une taxe aussi bienfaisante dans ses résultats, commettrait un crime envers la société. »

Un ministre des finances qui a le courage de tenir pareil langage, a droit à toute notre admiration.

En second lieu nous croyons que la masse populaire ignore totalement le péril alcoolique, qu'elle assiste à la déchéance de l'individu, de la famille et de la race sans se rendre compte que l'alcool en est la principale cause ; elle ne voit pas que des familles entières meurent de faim parce que le père se gave d'alcool, que des enfants souffrent, hôtes habituels de l'hôpital, et succombent au printemps de la vie parce que leurs parents sont empoisonnés par l'alcool, que des jeunes gens sont destinés à l'horreur du bagne ou du cabanon, parce que l'alcool du père a marqué son empreinte dans leur chair.

Aussi notre devoir est-il de dénoncer le péril

alcoolique ; notre devoir est de réveiller le peuple de sa torpeur, de le galvaniser pour qu'un puissant courant de tempérance et de sobriété s'oppose à cette soif de l'alcool ; notre devoir est d'obliger les parlementaires à entrer résolument dans la voie des réformes.

Cette lutte, assurément, demandera de la vigueur, de la persévérance, si l'on en juge par l'importance des intérêts qui sont en jeu et l'ardeur tenace des adversaires : d'un côté, les philanthropes, les hygiénistes, les médecins, préoccupés à juste titre de la santé chancelante de la nation et de l'avenir de la race ; de l'autre, l'armée formidable des distillateurs, des brasseurs, des marchands de vins, des cabaretiers auxquels le vice alcoolique fait un gâteau de roi. En tout cas, pour obtenir la victoire, le Gouvernement doit s'affirmer, dès le début, partisan résolu de réformes radicales, car « c'est le pays lui-même, dit M. Joseph Reinach, qui crie aujourd'hui vers l'Etat, qui demande à être sauvé du plus effroyable péril dont la vitalité d'un peuple ait été à jamais menacée... L'intérêt général, la vérité prennent tôt ou tard leur revanche... Un jour viendra, ce sera la masse électorale elle-même qui se retournera contre les pouvoirs imprévoyants ou pusillanimes qui n'auront pas su préserver à temps le corps et l'âme de la race. »

Le Gouvernement, cependant, commence à s'émouvoir des terribles conséquences de l'alcoolisme sur l'individu, sur la famille et sur la nation tout entière ; aussi faut-il espérer que, malgré les puissantes oppositions, il n'hésitera pas un instant à entrer résolument en lice sur la question antialcoolique et qu'il saura prendre les mesures nécessaires pour enrayer la marche du fléau.

§ II. Réformes proposées.

Pour arrêter le flot envahissant de l'alcoolisme, divers moyens ont été préconisés dans le cours de ces dernières années : nous nous contenterons de les résumer.

1° *Suppression de l'absinthe et des spiritueux.*

Est-il nécessaire de rappeler à ce propos que les chambres fédérales de la Suisse ont voté définitivement la loi exécutive concernant la prohibition de l'absinthe, loi par laquelle toute fabrication, importation et vente d'absinthe ou toute imitation est interdite sur tout le territoire suisse à partir du 7 octobre dernier ?

Et la Hollande, n'a-t-elle pas voté, elle aussi, semblable loi le 6 décembre 1909 ?

Ce que la Suisse et la Hollande ont pu mener à bien, pourquoi ne le ferions-nous pas en France ?

Pourquoi se contenter de demi-mesures dans cette importante question ? Ne sait-on pas que la meilleure des absinthes est encore un poison ? Et si le Gouvernement ne se sentait pas suffisamment aidé, encouragé dans cette lutte qui est cependant pour la nation entière une question de vie ou de mort, s'il montrait quelque hésitation à prendre la responsabilité de supprimer radicalement la cause d'aussi grands maux, pourquoi ne demanderait-il pas l'avis de la nation tout entière en un vaste référendum ? Et même nous serions d'avis que toutes les femmes soient appelées à voter sur cette question ; car, dans une famille, quel est le membre qui est le plus intéressé à la disparition ou au maintien de l'absinthe, si ce n'est la femme ? Quand l'ouvrier s'achemine lentement sous la poussée de l'alcool et de l'absinthe jusqu'au gouffre où sombre la personnalité physique et morale des individus, sans qu'un effort quelconque puisse être tenté utilement pour enrayer sa chute, peut-on songer sans frémir au long calvaire de cette femme qui voit le maigre salaire de son époux s'évanouir au comptoir, la misère s'installer peu à peu dans son foyer, les meubles disparaître, un à un, de son modeste logement, les fournisseurs refuser du pain, et ses enfants, mal nourris, mal vêtus, s'étioler dans un réduit sans feu sous les coups répétés de la maladie ? Et lorsque la brute rentre à la maison, l'estomac brûlé d'absinthe et le cerveau obnubilé, et que dans un moment de folie rouge, sa main s'arme d'un couteau, qui est là pour recevoir le premier coup si ce n'est la malheureuse créature que le mariage a rivée à la vie de cet inconscient guetté par le bagne ou le gâtisme ? Et même ignore-t-elle bien souvent, heureusement pour elle d'ailleurs, que si tel de ses enfants est coxalgique, si tel autre est chétif, souffreteux, ou présente de temps à autre des convulsions, c'est encore l'alcoolisme de son mari qui lui apporte ce surcroît de souffrances, c'est l'alcoolisme du père qui ronge jusqu'à la chair de ses enfants ! Pauvre femme ! Pauvre mère ! Aussi nous n'hésitons pas à dire : la femme est la principale victime de l'absinthisme ; elle doit donc pouvoir donner son avis, au sujet du maintien ou de la suppression de l'absinthe.

Le Gouvernement aura certainement quelque hésitation à voter cette réforme, et pourtant d'autres nations, en présence d'un péril aussi grand que celui de l'alcoolisme, n'ont pas craint de prendre des mesures qui nous sembleraient, à nous autres Français, attentatoires à la liberté. Témoin ce fait : Au moment de la grève générale des ouvriers suédois, en 1909, le gouvernement interdit radicalement la vente des spiritueux. Pas un débit de boissons n'est resté ouvert dans le pays entier. Seuls les restaurants gardaient le droit de servir une quantité modérée de bière et seulement avec de la nourriture...

Quelle bonne leçon de courage civique nous fut ainsi donnée par la Suède ! et comme nous devrions puiser dans de pareils exemples un nouveau réconfort, une nouvelle assurance de victoire, pour combattre le fléau qui nous ronge !

2° *Limiter le nombre des débits.*

Ce projet de loi a été voté dernièrement par le Sénat, mais à une faible majorité ; espérons que la Chambre des députés, quand elle sera consultée sur cette même proposition, saura se dégager des mesquines questions d'intérêts électoraux pour ne se préoccuper dans son vote que des intérêts supérieurs du pays.

On reproche à ce projet de loi d'être un « bien petit moyen » dans la lutte antialcoolique : « l'ivrogne, en effet, n'est pas arrêté par la distance ; il n'hésite pas à faire 30 ou 40 mètres de plus, si c'est nécessaire, pour satisfaire sa triste passion ».

Nous reconnaissons la justesse de cet argument; mais examinons la question à un autre point de vue.

Parmi les cafetiers, nous en avons qui ont toutes les apparences d'une santé parfaite, et d'autres qui sont manifestement alcooliques. La proportion de ces derniers est certainement plus grande que celle des alcooliques dans d'autres situations équivalentes. Mais dans le nombre des cafetiers qui ont toutes les apparences d'une bonne santé, beaucoup déjà sont plus ou moins atteints par l'empoisonnement alcoolique ; ils n'ont encore aucun malaise, parce que leurs différents organes, estomac, foie, cerveau, cœur, reins, arrivent à compenser, par un travail plus intense, le défaut de fonctionnement créé par des lésions disséminées et de peu d'étendue, mais ils sont sur la pente de l'alcoolisme, et quelques mois ou quelques années de libations faciles développeront, s'ils n'y prennent garde, les lésions commencées et feront de ces intempérants de vrais alcooliques.

Puisque le cabaret pousse à l'alcoolisme celui qui en est propriétaire, pourquoi ne pas en limiter le nombre ?

D'ailleurs, l'atmosphère du café, avec sa fumée de tabac et ses relents d'absinthe et d'alcool, est-elle donc si favorable à la santé de la famille, au développement physique des enfants du cafetier ? Est-ce que la femme elle-même ne se laisse pas tenter quelquefois par le mirage pernicieux de l'alcool, et cette tentation n'est-elle pas plus grande dans un cabaret que dans tout autre magasin ?

Et les amis eux-mêmes du cafetier ne subissent-ils pas un entraînement progressif vers les libations fréquentes ? Entrez chez un de vos amis, sellier, coiffeur, charcutier, bijoutier, etc., et vous le quitterez après quelques minutes d'entretien ; mais saluez, en passant, le cafetier sur sa porte, et vous ne pourrez vous soustraire à l'invite traditionnelle : *Est-ce qu'on prend un verre ?* Vous acceptez d'abord avec contrainte, plus tard, c'est vous-même qui faites l'invitation, et graduellement c'est une habitude qui s'établit.

Limitons donc le nombre des débits ; nous aurons moins de prédisposés à l'alcoolisme, moins d'amis de cafetiers enclins à boire, et moins de familles vivant dans l'atmosphère insalubre du cabaret.

Assurément, il est bien difficile de réduire momentanément le chiffre des cafés existants, puisque le fait acquis constitue une propriété. Cependant, tout en laissant ceux qui existent à leurs propriétaires, ne pourrait-on pas empêcher la création de nouveaux débits, ou bien ne permettre cette création que dans des conditions de nécessité locale vraiment évidente, lorsque le conseil municipal de la commune et le conseil d'hygiène de l'arrondissement auraient donné leur assentiment ? En Suède, n'est-on pas arrivé à voter une loi qui ne permet de créer un café que dans la proportion de 1 pour 13,000 habitants ? Aussi, la consommation alcoolique a-t-elle fortement diminué dans ce pays ?

Et pourquoi n'augmenterait-on pas la licence

des cabarets, suivant l'importance de la ville ? Si, en effet, on arrive à limiter le nombre des cabarets, ceux qui existent seront susceptibles d'avoir une clientèle plus nombreuse, puisque la concurrence sera moindre, et pourront par conséquent supporter facilement une augmentation de leur licence. Aux Etas-Unis, pays où fleurit cependant la liberté, on n'a pas craint d'élever le prix de la licence des cabaretiers. Ainsi, à Philadelphie, la licence coûte 5,000 francs. Aussi, en dix ans, le nombre des licences est tombé de 5,773 à 1,638, c'est-à-dire de près des deux tiers.

De plus, puisqu'on veut bien considérer le café comme le *salon du pauvre*, nous estimons qu'on devrait exiger pour chaque cabaret un local propre, suffisamment spacieux, bien aéré, bien éclairé ; mais nous demandons qu'on supprime les comptoirs, les bouges infects, les arrière-boutiques enfumées, mal odorantes où l'ouvrier, gavé d'alcool, s'empoisonne encore par l'air qu'il respire. Puisque l'hygiène est indispensable à la vie, pourquoi ne pas l'exiger au cabaret ?

Enfin, il serait à souhaiter que les maires fassent observer strictement la loi au sujet des zones d'interdiction pour l'ouverture de nouveaux débits.

Mais si on limite le nombre des cabarets proprement dits, on doit au contraire protéger et même favoriser toute initiative tendant à créer des cafés et des restaurants de tempérance, c'est-à-dire des établissements où l'on vendrait du vin, de la bière, du cidre, de la limonade, des sirops, du thé, du chocolat, du café, etc., en somme des boissons dites hygiéniques, mais aucun apéritif, aucune eau-de-vie, aucune liqueur. Plusieurs restaurants de tempérance ont été ainsi créés à Paris et dans certaines grandes villes.

3° *Suppression du privilège des bouilleurs de cru.*

D'après ce projet, l'Etat achèterait aux particuliers les vins, les marcs et les fruits provenant exclusivement de leurs récoltes et se chargerait lui-même de les distiller. Ce qui nous amène ainsi au :

4° *Monopole de l'alcool par l'Etat.*

Ayant à sa disposition tous les fruits susceptibles de produire de l'alcool, l'Etat les distillerait dans ses usines, en ferait lui-même la rectification, et le vendrait ensuite aux marchands en gros et en détail dans des flacons spéciaux.

Enfin, à cette lutte contre l'alcool s'ajouterait la *lutte contre le taudis par la création de nombreuses sociétés d'habitations à bon marché et de jardins ouvriers ; on devrait aussi changer le mode d'élection des députés* pour les rendre plus indépendants, et s'occuper davantage de l'*éducation hygiénique de l'enfant et de toute la classe ouvrière.*

Oui, rappelons souvent aux ouvriers que, s'ils sont pauvres et malheureux, c'est en grande partie à l'alcool qu'ils le doivent.

« La hausse extrême des salaires, dit Jules Simon, ne mettrait fin au paupérisme qu'à la condition d'être accompagnée d'une réforme profonde dans les mœurs. Les salaires actuels, employés avec intelligence et surtout avec probité, suffisent à la rigueur pour assurer le nécessaire à une famille, toutes les fois qu'elle n'est pas atteinte par la maladie ou la crise. Chose terrible, le pain manque plus souvent, dans les ménages d'ouvriers, par la faute du père que par la faute de l'industrie. Dans la seule journée du lundi, le cabaret absorbe le quart de l'argent gagné dans la semaine, peut-être même la moitié, et les ouvriers les mieux payés, qui pourraient vivre à l'aise et faire vivre honorablement une famille, sont presque partout les plus adonnés à l'ivrognerie. C'est l'ordre et le travail, plus encore que le bon salaire, qui assurent le bien-être. Aussi le mal est surtout un mal moral, et le problème à résoudre est celui-ci : sauver l'ouvrier par lui-même. Il y a un plus grand service à lui rendre que de lui donner du travail et de l'argent, c'est de lui inspirer l'amour du travail et le goût de l'économie. Si jamais l'atelier est plein et le cabaret vide, la misère sera vaincue. Tous les autres biens viendront par surcroît (1). »

Toutes les réformes que nous venons de signaler constituent un programme bien vaste ! Aura-t-on à cœur de l'étudier à fond, et, qui, plus est, de le réaliser dans ses parties essentielles ? Faut-il au contraire désespérer de tout effort dans ce sens. « On ne fera, dit le Dr Jacques Bertillon, ni ceci, ni cela, ni autre chose ; on ne fera rien, on ne prendra pas de mesures contre l'alcoolisme ! Laissez faire, laissez passer ! Laissez tomber le bâtiment avarié, sans rien tenter pour le sauver.

---

(1) Jules Simon. *L'Ouvrière*, Préface (Hachette et Cie édit.).

La formule est simple ; elle est d'une application peu fatigante... C'est la lâcheté érigée en doctrine...

« Ne combattez pas la tuberculose, car il faudrait toucher à l'alcool, à l'alcool, *richesse nationale*, au cabaretier respecté ! »

Nous ne sommes pas aussi pessimiste que le Dr Jacques Bertillon et nous estimons que, malgré l'âpreté de la lutte, la victoire nous est acquise ; car notre cause est trop juste, notre cause est trop belle pour qu'elle ne suscite pas de magnifiques efforts. L'ennemi est nombreux, sa vaillance se mesure à l'ensemble des prérogatives rémunératrices qu'il détient, son verbe est puissant ; aussi ne lâchera-t-il sa proie qu'à la dernière extrémité ; mais quand la France entière, réveillée enfin de son lourd sommeil alcoolique, comprendra qu'il y va de sa vie, de son honneur, de son destin dans le monde, elle se ressaisira, et chassera honteusement ces vendeurs du Temple qui, préoccupés de leurs gros sous, mettaient leurs intérêts matériels au-dessus de la grandeur de la nation.

FIN

INDEX BIBLIOGRAPHIQUE

Traité de médecine. — CHARCOT, BOUCHARD et BRISSAUD. (Masson, éditeur.)

La lutte antituberculeuse. — Dr H. DEHAU et R. LEDOUX-LEBARD. (Masson, éditeur.)

Précis d'hygiène publique et privée. — Dr LANGLOIS. (Octave Doin, éditeur.)

Tuberculose et Hygiène. — Dr L. GUINARD. (Masson, éditeur.)

Lectures sur la tuberculose. — Dr ARLEDETTI. (Maloine, éditeur.)

Hygiène rurale. — Dr Raoul LAFFON. (Baillière, éditeur.)

La Tuberculose est curable. — Dr E. RIBARD. (G. Naud, éditeur.)

Traitement de la Tuberculose pulmonaire. — Dr A. GAUSSEL. (Masson, éditeur.)

Les maladies populaires. — Dr Louis RÉNON. (Masson, éditeur.)

Conférences sur l'alcoolisme. — Dr A. PETIT. (R. de Rudeval, éditeur, Paris.)

La rançon du progrès. — Pierre BAUDIN et Dr L. NASS. (Félix Juven, éditeur.)

L'Hygiène, revue mensuelle illustrée. (Manzi, Joyant et Cie, éditeurs.)

L'Aide Sociale, revue mensuelle. — Directeur, Edouard FUSTER.

TABLE DES MATIÈRES

LA TUBERCULOSE :

L'ALCOOLISME :

31214 — Imprimerie Générale X. PERROUX, à Mâcon.

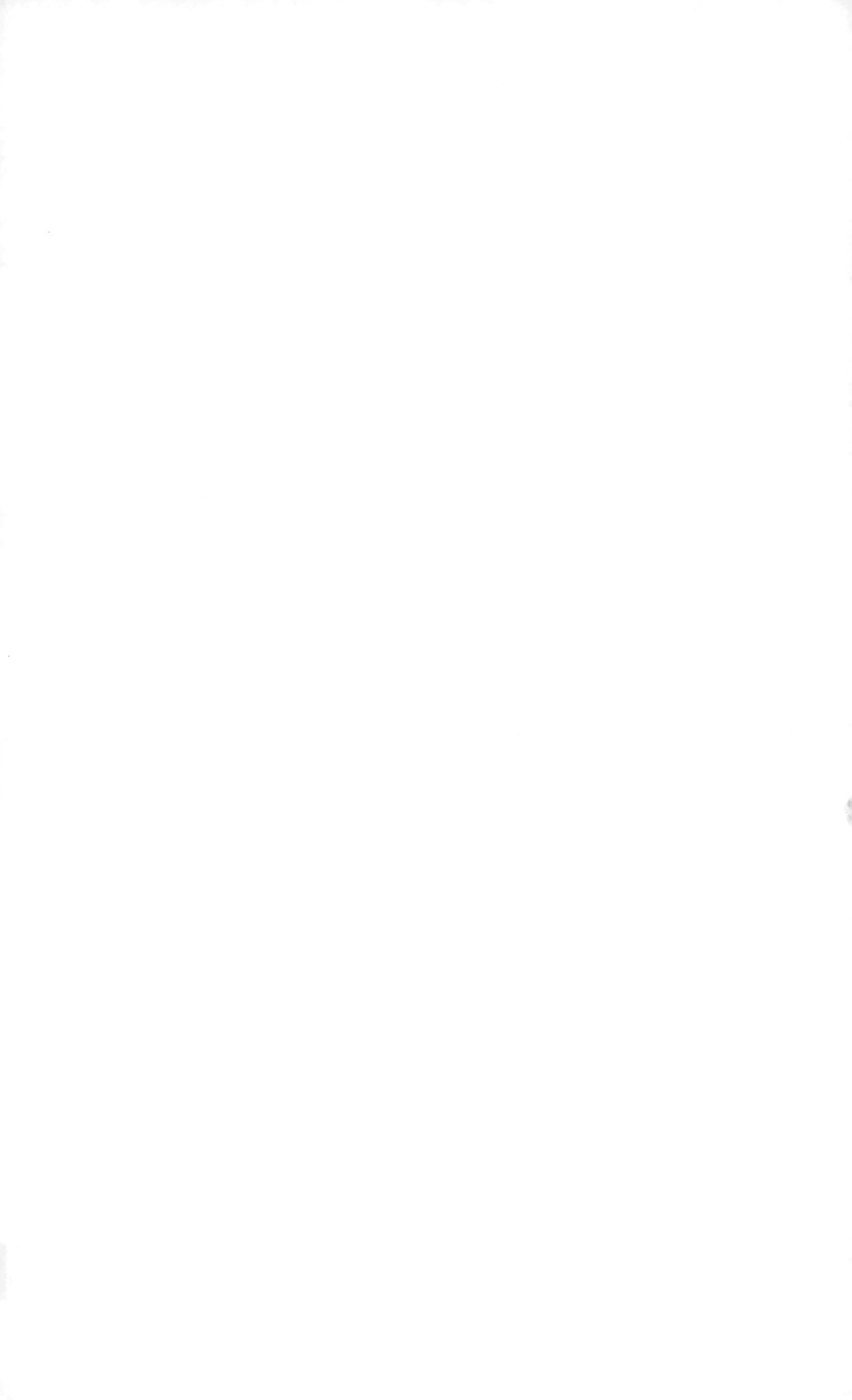

www.ingramcontent.com/pod-product-compliance
Ingram Content Group UK Ltd.
Pitfield, Milton Keynes, MK11 3LW, UK
UKHW020128220726
13923UKWH00001B/56